全国高职高专护理类专业“十三五”规划教材

（供老年护理专业用）

老年营养与健康

主　编　赵　琼　黄晓燕

副主编　刘　玲　雷春萍

编　者　（以姓氏笔画为序）

邓福忠（重庆医药高等专科学校）

刘　玲（四川中医药高等专科学校）

孙　铮［山东第一医科大学（山东省医学科学院）］

何　苗（江苏医药职业学院）

陈灿映（信阳职业技术学院）

赵　琼（重庆医药高等专科学校）

黄晓燕（常州卫生高等职业技术学校）

覃　麟（遵义医药高等专科学校）

雷春萍（重庆三峡医药高等专科学校）

管　爽（济南护理职业学院）

穆金海（宁夏职业技术学院）

中国健康传媒集团

中国医药科技出版社

内容提要

本教材为“全国高职高专护理类专业‘十三五’规划教材”之一，系根据本套教材的编写指导思想和原则要求，结合专业培养目标和本课程的教学目标、内容与任务要求编写而成。本教材具有专业针对性强、紧密结合岗位知识和职业能力要求、理论与临床密切联系、对接护士执业资格考试要求、免费搭载与纸质教材配套的在线学习平台等特点；内容主要包括营养学基础知识、健康老年人膳食指导、老年患者的营养支持与常见病营养指导、老年人常用家庭药膳、营养在老年健康促进与疾病预防中的作用等。本教材为书网融合教材，即纸质教材有机融合电子教材，教学配套资源（PPT、微课、视频等），题库系统，数字化教学服务（在线教学、在线作业、在线考试）。

本教材主要供高职高专院校老年护理及相关专业使用，也可作为基层医务工作者、青年教师的参考书。

图书在版编目（CIP）数据

老年营养与健康／赵琼，黄晓燕主编．—北京：中国医药科技出版社，2019.7

全国高职高专护理类专业“十三五”规划教材

ISBN 978－7－5214－1006－8

Ⅰ.①老…　Ⅱ.①赵…　②黄…　Ⅲ.①老年人－饮食营养学－高等职业教育－教材　Ⅳ.①R153.3

中国版本图书馆 CIP 数据核字（2019）第 112235 号

美术编辑　陈君杞

版式设计　南博文化

出版　**中国健康传媒集团**｜中国医药科技出版社

地址　北京市海淀区文慧园北路甲 22 号

邮编　100082

电话　发行：010－62227427　邮购：010－62236938

网址　www.cmstp.com

规格　889×1194mm 1/16

印张　20 1/2

字数　445 千字

版次　2019 年 7 月第 1 版

印次　2022 年 7 月第 2 次印刷

印刷　三河市万龙印装有限公司

经销　全国各地新华书店

书号　ISBN 978－7－5214－1006－8

定价　53.00 元

数字化教材编委会

出版说明

为贯彻落实国务院办公厅《关于深化医教协同进一步推进医学教育改革与发展的意见》(〔2017〕63号)等有关文件精神，不断推动职业教育教学改革，推进信息技术与医学教育融合，加强医学人才培养，使职业教育切实对接岗位需求，教材内容与形式及呈现方式更加切合现代职业教育需求，培养具有整体护理观的护理人才，在教育部、国家卫生健康委员会、国家药品监督管理局的支持下，在本套教材建设指导委员会和评审委员会顾问、苏州卫生职业学院吕俊峰教授和主任委员、南方医科大学护理学院史瑞芬教授等专家的指导和顶层设计下，中国医药科技出版社组织全国100余所以高职高专院校及其附属医疗机构为主体的，近300名专家、教师历时近1年精心编撰了“全国高职高专护理类专业‘十三五’规划教材”。

该套教材于2018年出版了包括护理类专业理论课程主干教材共计27门，主要供全国高职高专护理、助产专业教学使用。针对当前老年护理教学实际需要，我社及时组织《老年护理与保健》《中医养生》《现代老年护理技术》《老年营养与健康》四本教材的编写工作，作为该套护理类专业教材的补充品种，并即将付梓出版。

本套教材定位清晰、特色鲜明，主要体现在以下方面。

一、内容精练，专业特色鲜明

本套教材的编写，始终满足高职高专护理类专业的培养目标要求，即：公共基础课、医学基础课、临床护理课、人文社科课紧紧围绕专业培养目标要求，教材内容精练、针对性强，具有鲜明的专业特色和高职教育特色。

二、对接岗位，强化能力培养

本套教材强化以岗位需求为导向的理实教学，注重理论知识与护理岗位需求相结合，对接职业标准和岗位要求。在教材正文适当插入临床案例(如 “故事点睛”或“案例导入”)，起到边读边想、边读边悟、边读边练，做到理论与临床护理岗位相结合，强化培养学生临床思维能力和护理操作能力。

同时注重护士人文关怀素养的养成，构建“双技能”并重的护理专业教材内容体系；注重吸收临床护理新技术、新方法、新材料，体现教材的先进性。

三、对接护考，满足考试需求

本套教材内容和结构设计，与护士执业资格考试紧密对接，在护士执业资格考试相关课程教材中插入护士执业资格考试“考点提示”，为学生学习和参加护士执业资格考试奠定基础，提升学习效率。

四、书网融合，学习便捷轻松

全套教材为书网融合教材，即纸质教材有机融合数字教材、配套教学资源、题库系统、数字化教学服务。通过“一书一码”的强关联，为读者提供全免费增值服务。按教材封底的提示激活教材后，读者可通过PC、手机阅读电子教材和配套课程资源（PPT、微课、视频、动画、图片、文本等），并可在线进行同步练习，实时反馈答案和解析。同时，读者也可以直接扫描书中二维码，阅读与教材内容关联的课程资源（“扫码学一学”，轻松学习PPT课件；“扫码看一看”，即刻浏览微课、视频等教学资源；“扫码练一练”，随时做题检测学习效果），从而丰富学习体验，使学习更便捷。教师可通过PC在线创建课程，与学生互动，开展在线课程内容定制、布置和批改作业、在线组织考试、讨论与答疑等教学活动，学生通过PC、手机均可实现在线作业、在线考试，提升学习效率，使教与学更轻松。此外，平台尚有数据分析、教学诊断等功能，可为教学研究与管理提供技术和数据支撑。

编写出版本套高质量教材，得到了全国知名专家的精心指导和各有关院校领导与编者的大力支持，在此一并表示衷心感谢。出版发行本套教材，希望得到广大师生欢迎，并在教学中积极使用本套教材和提出宝贵意见，以便修订完善。让我们共同打造精品教材，为促进我国高职高专护理类专业教育教学改革和人才培养做出积极贡献。

中国医药科技出版社

2019年6月

全国高职高专护理类专业“十三五”规划教材

建设指导委员会

张义伟（宁夏医科大学）
张亚光（河南医学高等专科学校）
张向阳（济宁医学院）
张绍异（重庆医药高等专科学校）
张春强（长沙卫生职业学院）
易淑明（益阳医学高等专科学校）
罗仕蓉（遵义医药高等专科学校）
周良燕（雅安职业技术学院）
柳韦华［山东第一医科大学（山东省医学科学院）］
贾　平（益阳医学高等专科学校）
晏廷亮（曲靖医学高等专科学校）
高国丽（辽宁医药职业学院）
郭　宏（沈阳医学院）
郭梦安（益阳医学高等专科学校）
谈永进（安庆医药高等专科学校）
常陆林（广东江门中医药职业学院）
黄　萍（四川护理职业学院）
曹　旭（长沙卫生职业学院）
蒋　莉（重庆医药高等专科学校）
韩　慧（郑州大学）
傅学红（益阳医学高等专科学校）
蔡晓红（遵义医药高等专科学校）
谭　严（重庆三峡医药高等专科学校）
谭　毅（山东医学高等专科学校）

全国高职高专护理类专业“十三五”规划教材

评审委员会

前言

QIANYAN

中国已于1999年底正式步入老龄化社会的行列，随着老年人口不断增多，老年人健康问题已成为一个社会热点，国家出台了一系列的相关政策促进健康老龄化，如《中国防治慢性病中长期规划（2017—2025年）》《国民营养计划（2017—2030）年》《“健康中国2030”规划纲要》《“十三五”健康老龄化规划》等。营养是生命的物质基础，许多老年人的传统习惯与现代营养观念存在一定差距，由营养问题带来的慢性病日趋严峻。现代医学生除了应掌握专业技术知识外，还应具备营养学基本知识和技能。本教材编委由全国10所院校从事多年营养教学经验和营养临床经验的专家构成，追踪营养学学科前沿发展、最新国家相关政策和相关的行业发展动态，在资料采集和数据参考中除引用最新的指南、法规、标准、专家共识和年鉴等外，还融入了目前一些社会热点问题，如保健食品的选择、养生药膳的制作指导等。特别是在学习目标中融入了思政内容，深入挖掘《老年营养与健康》课程中的德育元素，以配合思政课教育，提高学生的思想道德品质。

本教材围绕“平衡膳食，合理营养”的原则，结合老年人的特殊生理和病理特点，以“营养评估－营养指导－营养评价”为主线，内容共分5个模块，15个项目，其中包括4个实训项目。本教材由赵琼、黄晓燕担任主编，具体编写分工为：模块一由赵琼、雷春萍、覃麟编写；模块二由穆金海、管爽、黄晓燕、赵琼编写；模块三由何苗、刘玲、赵琼、孙铮、陈灿映编写；模块四由邓福忠编写；模块五由穆金海编写。

本教材为书网融合教材，即纸质教材有机融合电子教材，教学配套资源（PPT、微课、视频等），题库系统，数字化教学服务（在线教学、在线作业、在线考试），便于学生拓展视野，调动学生的学习主动性和积极性；每一项目末尾附有习题，便于学生自我检测学习效果。本教材充分考虑老龄化社会背景下社会和家庭的实际需求，教学内容和岗位工作内容紧密衔接；同时，对接注册营养（技）师职业岗位的营养学的基本理论和知识、膳食设计与管理、营养咨询和教育等工作内容，是一本实践性和应用性极强的教材。本教材主要供老年护理及相关专业使用，也可作为基层医务工作者、青年教师的参考书。

教材编写过程中得到了各编委所在院校的大力支持，在此表示诚挚的谢意！但由于编者水平有限和时间紧迫，书中难免有疏漏之处，请各兄弟院校师生和读者批评指正，以便进一步修订、完善。

编　者

2019年6月

目录

MULU

模块一 营养学基础知识

模块二 健康老年人膳食指导

模块三 老年患者的营养支持与常见病营养指导

模块四　老年人常用家庭药膳

模块五　营养在老年健康促进与疾病预防中的作用

模块一　营养学基础知识

项目一　绪　论

学习目标

1. **掌握**　营养、营养素、植物化学物、膳食营养素参考摄入量的概念；EAR、RNI、AI、UL 的用途；营养素的种类。

2. **熟悉**　必需营养素、宏量营养素、微量营养素的概念。

3. **了解**　人口老龄化与老年营养学的概念。

4. 具备初步的膳食营养管理能力。

5. 具有关心老年人健康状况，为老年人服好务，优待老年人的意识。

故事点睛

旁白：一个夏天的清晨，在某个城市的广场上，聚集了上百人的老年人，有的六七十岁，有的八九十岁；有的跳着广场舞，有的坐在轮椅上让人推着晒太阳……突然走来一个六十岁左右的老人，步伐矫健，背着一个双肩包，手里拿着 iPad 不停地拍着照片，一会拍景色，一会拍跳舞的老人。过了好一阵，一对青年男女手里拿着馒头急匆匆地从广场上穿过，一边走一边吃，还不时地望一望跳舞的老人们。

人物：在班上随机抽取若干名学生进行角色扮演：老年人、青年。

请问：

1. 人口老龄化将给社会带来怎样的影响？

2. 应如何应对人口老龄化？

扫码"学一学"

任务一　人口老龄化与老年营养学

老龄通常定义为接近人类平均寿命的年龄。《中华人民共和国老年人权益保障法》所指的老年人是指六十周岁以上的公民。《中国居民膳食指南（2016）》所指的老年人和高龄老人分别指 65 岁以上和 80 岁以上的成年人。国际上通用的标准是：当一个国家或地区 60 岁以上老年人口占总人口数的 10% 或 65 岁以上老年人口占总人口数的 7% 而 14 岁及以下人口占总人口数的30%并逐渐缩小，即意味着这个国家或地区处于老龄化社会。根据第五次全国人口普查的资料，1999 年底我国 60 岁以上老年人口占总人口数的比例已达到 10%，我国已经步入了老龄化社会的国家行列，而且老龄化进程在不断加快，呈现出基数大、增长快、差异多、高龄化、空巢化的态势。截至 2017 年年末，我国 60 周岁及以上人口占总人口的 17.3%，其中 65 周岁及以上人口占总人口的 11.4%，老年人口抚养比达到 15.9%。我国从 20 世纪 70 年代起大力推行计划生育政策，2020—2030 年，随着计划生育一代普遍进入老年期，全国老年人口平均子女数将下降到 2 个以下，子女养老负担将不断增长，养老问题已成为我国政府关注的重大问题。

“民以食为天”，食物不仅仅是维持、促进健康的一种工具，与基因、性别、年龄等疾病危险因素相比，膳食因素是可以改变的，对疾病可产生积极或消极的影响，增加或减少患病风险。由于老年人各项生理功能减退，代谢也发生了明显的变化，对慢性非传染性疾病敏感性增加，老年人的健康问题尤其是老人的合理营养与膳食已引起广大医务工作者的高度重视。人一生的营养与健康会影响他如何变老，而老龄化进程也会反过来对营养状况造成影响，营养与生活方式的改善对于防治老年易发的慢性非传染性疾病有着重要作用。所以，开展老年人的膳食引导，科学指导老年人正确补充营养、进行合理饮食，对提高老年人生活质量和健康水平至关重要。营养学是研究人体营养规律以及改善措施的科学。包括基础营养、食物营养、人群营养、公共营养、临床营养等。营养学对社会、家庭、行业、健康、政策等各方面都具有深远影响。老年营养学是将营养学的基本原理应用于老年人的生活实践和保健防病的科学。

世界卫生组织（World Health Organization，WHO）将健康定义为“不仅是没有疾病或不虚弱，而且是身体的、精神的健康和社会幸福的完美状态”。维多利亚宣言提出健康的四大基石是：“合理膳食，适量运动，戒烟限酒，心理平衡。”可见，日常生活中，膳食营养是否合理与老年人的健康关系极大，早在《黄帝内经·素问》中就指出：“五谷为养、五果为助、五畜为益、五菜为充。”这就是我国最早的平衡膳食理论。老年人要得到充足的营养，就要做到食物多样、合理搭配，否则就要影响健康。老年营养与健康就是在现代营养学的基础上，结合老年人的生理特点，利用平衡膳食理论，指导老年人进行合理营养，以达到增强机体抗病力，减慢衰老，促进健康，延长寿命，提高生命质量的学科。

知识链接

老年人口抚养比

老年人口抚养比（elderly dependency rate，ODR）是从经济角度反映人口老化的社会后果的指标之一，也称老龄人口抚养系数，简称老年系数，是指总人口中非劳动年龄人口数中老年人口数对劳动年龄人口数之比，用以表明每 100 名劳动年龄人口要负担多少名老年人。ODR =（65 岁以上人口数/劳动年龄人口数）×100%。我国规定男性劳动年龄人口为 16 ~60 周岁；女性为 16 ~55 周岁。

任务二 营养与营养素相关概念

扫码“学一学”

一、营养

营养（nutrition）是指人体从外界环境摄取食物，经过消化、吸收和代谢，利用其有益物质，供给能量，构成和更新身体组织，以及调节生理功能的全过程。

二、营养素与抗营养素

营养素（nutrient）是指食物中具有特定生理作用，能维持机体生长、发育、活动、生殖以及正常代谢所需的物质。包括蛋白质、脂类、碳水化合物、矿物质、维生素和水六大类。近年来，不少学者发现多糖类的膳食纤维对人体有非常重要的生理功能，被誉为“第七大营养素”。

抗营养素也称抗营养因子，是指食物中不利于机体所需营养成分吸收的成分。也就是机体在吸收所需营养成分过程中，抗营养素会对抗吸收。这些抗营养素可以是营养素，也可以是非营养素。如机体摄入过多的钙将会影响铁的吸收，机体必需的营养素钙就成了抗营养素。又如植物性食物中的草酸也会影响钙的吸收，草酸是非营养素成分。

考点提示

营养和营养素的定义及营养素的种类。

三、必需营养素

必需营养素（essentialnutrient）是指人体必需，但体内不能合成或合成不足，需要从食物中获得的营养素。如维生素、矿物质、必需氨基酸、必需脂肪酸等。

四、宏量营养素

宏量营养素（macronutrient）又称常量营养素，是指人体内含量及需要量相对较多的营养素。包括蛋白质、脂类和碳水化合物，它们的共同特点是都能提供能量，且人体需要量较大，故把它们称为“三大产能营养素”。

五、微量营养素

微量营养素（micronutrient）是人体内含量及需要量相对较少的营养素，主要指维生素和矿物质。

六、植物化学物

植物化学物（phytochemicals）是在植物性食物中存在的、传统营养素以外的一大类生物活性物质。这些物质除个别是维生素的前体物质外均为非营养素成分，但对人体具有一定的保健作用，一般包括酚类、萜类、含硫化合物、植物多糖等。酚类化合物（包括类黄酮）在柑橘类、苹果、梨、红葡萄、樱桃、黑莓、桃、杏等水果和胡萝卜、芹菜、西红柿、菠菜、洋葱、西蓝花、莴苣、黄瓜等蔬菜，以及谷物、豆类、茶叶、葡萄酒、咖啡豆、可可豆中含量较多。萜类化合物主要存在于柑橘类水果（特别是果皮精油）、食品调料、香料和一些植物油、黄豆中。含硫化合物多存在于西蓝花、卷心菜、甘蓝等十字花科蔬菜和葱、蒜中。植物多糖按其来源分为香菇多糖、银耳多糖、甘薯多糖、枸杞多糖等，在菌藻类中含量较多。

植物化学物具有多种生理功能，主要表现在以下几个方面：抗氧化作用、调节免疫力、抗感染、降低胆固醇、延缓衰老等，因此它具有保护人体健康和预防诸如心血管疾病和癌症等慢性疾病的作用。

扫码“学一学”

任务三　膳食营养素参考摄入量的相关概念

美国国家研究院（NRC）于 1943 年发布了第一个推荐的膳食营养素供给量（recommendeddietary allowances，RDAs）。随着科学研究和社会实践的发展，国际上自 20 世纪 90 年代初期就逐渐开展了关于 RDA 的性质和适用范围的讨论。英国、欧洲共同体和北欧诸国先后使用了一些新的概念或术语。美国和加拿大的营养学界进一步发展了 RDA 的包容范围，形成了比较系统的新概念“膳食营养素参考摄入量（dietary reference intakes，DRIs）”。中国营养学会研究了这一领域的新进展，决定引入 DRIs 这一新概念，制订中国居民膳食营养素参考摄入量。由于 DRIs 概念的发展，在营养学界沿用了数十年的 RDA 已经不能适应当前多方面的应用需要了。为了便于读者理解及避免在使用时与原 RDA 混淆，决定不再使用“推荐的每日膳食营养素供给量（RDA）”，而用“推荐营养素摄入量（recommended nutrient intakes，RNIs）”来表达推荐的每日营养素摄入量。

膳食营养素参考摄入量（dietary reference intakes；DRIs）是评价膳食营养素供给量能否满足人体需要、是否存在过量摄入风险以及有利于预防某些慢性非传染性疾病的一组参考值，包括：平均需要量、推荐摄入量、适宜摄入量、可耐受最高摄入量以及建议摄入量、宏量营养素可接受范围等。DRIs 的应用包括评价膳食和计划膳食两个方面。

考点提示
膳食营养素参考摄入量的概念。

一、营养素需要量

营养素需要量（nutritionrequirement）是机体为了维持“适宜的营养状况”在一段时间内平均每天必须“获得的”该营养素的最低量，有时也称为“生理需要量”。“适宜的营养状况”是指机体处于良好的健康状态并且能够维持这种状态。“获得的”营养素量可能是指摄入的营养素量，也可能是指机体吸收的营养素量。个体对某种营养素的需要量受年龄、性别、生理特点、劳动强度等多种因素的影响。群体的需要量是通过个体的需要量研究得到的，在任何一个人群内个体需要量都是处于一种分布状态。

（一）基础需要量

基础需要量（basalrequirement）是指为预防可检出的有关功能损害所需每天平均摄入的营养素量。

机体如果由膳食中摄入某种营养素不足时，首先动用组织中储存的该营养素，维持其相关的生理功能。当组织中储存的需摄入营养素的量不能满足个体需要，营养素已经耗空而仍得不到外界的补充，机体就可能出现临床上可以察知的功能损害，如血液化学方面的改变。缺乏再进一步发展，就会出现明显的与该营养素有关的症状、体征，发生营养缺乏病。可见，维持“良好的健康状态”可以有不同的层次标准，机体维持“良好的健康状态”对营养素的需要量也可以有不同的水平。

预防明显的临床缺乏症的需要，满足某些与临床疾病现象有关或无关的代谢过程的需要，以及维持组织中有一定储存的需要是 3 个不同水平的需要。

（二）平均需要量

平均需要量（estimated average requirement，EAR）指群体中各个体营养素需要量的平均值。该摄入水平可以满足某一特定性别、年龄及生理状况群体中 50% 成员的需要，而不能满足另外 50% 的个体对该营养素的需要。EAR 是制定 RNI 的基础。针对人群，EAR 可以用于评估群体中摄入不足的发生率；针对个体，可以检查其摄入不足的可能性。

二、推荐摄入量

推荐摄入量（recommended nutrient intake，RNI），相当于推荐每日膳食营养供给量（recommended dietary allowance，RDA），是可以满足某一特定性别、年龄及生理状况群体中绝大多数个体需要的营养素摄入水平，这里的绝大多数指的是 97% ~98% 的个体。若长期摄入 RNI 水平，可以满足身体对该营养素的需要，还能保证健康和维持组织中有适当的储备。RNI 的主要用途是作为个体每日摄入该营养素的目标值和评价该营养素摄入是否充足的参考值。

RNI 是以 EAR 为基础制订的。如果已知个体需要量，则 RNI 定为 EAR 加两个标准差，即 RNI = EAR +2 SD。如果关于需要量变异的资料不够充分，不能计算 SD 时，一般设 EAR 的变异系数为 10%，这样 RNI = 1.2 × EAR。

三、适宜摄入量

适宜摄入量（adequate intake，AI）是通过观察或实验获得的健康人群某种营养素的摄入量，不是通过研究营养素的个体需要量求出来的。在个体需要量的研究资料不足时，不能计算 EAR，因而不能计算 RNI，这时，可用 AI 来代替 RNI。AI 的主要用途也是作为个体营养素摄入量的目标值。AI 与 RNI 相似之处是二者都用作个体摄入量的目标，能够满足目标人群中几乎所有个体的需要。AI 和 RNI 的区别在于 AI 的准确性远不如 RNI，可能明显的高于 RNI，当健康个体摄入量达到 AI 时，出现营养缺乏的危险很小；如果摄入超过 AI，则有可能产生毒副作用。

四、可耐受最高摄入量

可耐受最高摄入量（tolerable upper intake level，UL）是指平均每日可以摄入营养素的最高量。此量对一般人群中的几乎所有个体都不至于造成损害。UL 是日常摄入量的高限，并不是一个建议的摄入水平，对许多营养素来说还没有足够的资料来制定其 UL，所以没有 UL 值并不意味着过多摄入这些营养素没有潜在的危险。UL 主要用于指导营养强化食品和膳食补充剂的安全消费。当营养素摄入量在 RNI 和 UL 之间是安全的。当摄入量超过 UL，进一步增加时，损害健康的危险性随之增大。但对大多数营养素而言，健康个体摄入量超过 RNI 或 AI 水平不会有更多的益处。

如图 1 - 1 所示，当日常摄入量为 0 时，营养缺乏的概率为 100%。就是说如果一个人在一定时间内不摄入某种营养素就一定会发生该营养素缺乏病，如果一群人长期不摄入，他们将全部发生营养缺乏病。随着摄入量的增加，摄入不足的概率相应降低，发生缺乏的危险性逐渐减少。当摄入量达到 EAR 水平时，发生营养素缺乏的概率为 50%，即有 50%

的机会缺乏该营养素；摄入量达到 RNI 水平时，摄入不足的概率变得很小，也就是绝大多数的个体都没有发生缺乏症的危险。摄入量达到 UL 水平后，若再继续增加就可能开始出现毒副作用。所以，RNI 和 UL 之间是一个“安全摄入范围”，日常摄入量保持在这一范围内，发生缺乏和中毒的危险性都很小。机体有很强的调节作用，不一定每天都必须准确的摄入每日的需要量。

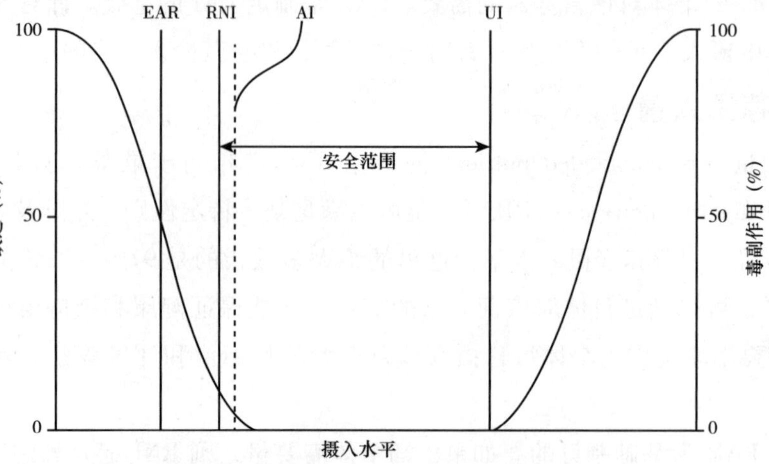

图 1－1　营养素摄入过少和过多的危险性

五、宏量营养素可接受范围

宏量营养素可接受范围（acceptable macronutrient distribution range，AMDR）是指为预防产能营养素缺乏，同时又降低慢性病风险而提出的每日摄入量的下限和上限。常用占总能量摄入量的百分比表示，如果个体的摄入量高于或低于推荐范围，可能引起必需营养素缺乏或罹患慢性病的风险增加。

六、建议摄入量

预防非传染性慢性病的建议摄入量（proposedintakesforpreventingnon－communicablechronicdiseases，PI－NCD）简称建议摄入量（PI），是指为预防非传染性慢性病而建议的必需营养素的每日摄入量。膳食营养素摄入量过高导致的慢性病一般包括肥胖、高血压、血脂异常、脑卒中、心肌梗死以及某些癌症。PI－NCD 是以慢性病的一级预防为目标，提出的必需营养素的每日摄入量。当慢性病易感人群某些营养素的摄入量达到 PI 时，可以降低发生慢性病的风险。目前提出 PI 值的营养素有维生素 C、钾和钠。

七、特定建议量

特定建议量（specificproposedlevels，SPL）为维持人体健康而对必需营养素以外的食物成分建议的每日摄入量。近几十年的研究证明传统营养素以外的某些膳食成分，具有改善人体生理功能、预防慢性病的生物学作用，其中多数属于植物化合物，特定建议值（SPL）就是指膳食中这些成分的摄入量达到这个建议水平时，有利于维护人体健康。

应当特别强调的是：DRIs 是应用于健康人的膳食营养标准，它不是一种应用于患有急性或慢性病的人的营养治疗标准，也不是为患有营养缺乏病的人设计的营养补充标准。

小 结

本项目主要介绍了我国人口老龄化的现状和特点及营养学的相关概念，包括营养、营养素、植物化学物，膳食营养素参考摄入量的概念，同时介绍了膳食营养素参考摄入量包含的各个指标的概念及主要用途。通过本项目的学习，应对营养学的基本概念、营养学的研究内容，老年营养与健康的主要任务有大致的了解。

习 题

一、选择题

【A1/A2 型题】

1. 主要的产热营养素是（　　）

A. 蛋白质、维生素、矿物质

B. 脂类、碳水化合物、蛋白质

C. 碳水化合物、维生素

D. 脂肪、蛋白质

E. 矿物质、水

2. 被誉为第七大营养素的是（　　）

A. 蛋白质　　B. 维生素　　C. 矿物质

D. 脂肪　　E. 膳食纤维

3. 膳食营养参考摄入量包括（　　）

A. EAR、PI 和 RNI　　B. AI、AMDR 和 UL　　C. A 和 B 都是

D. A 和 B 的总称　　E. 以上都不对

4. 在 DRIs 中，可以满足某一特定人群（某一特定性别、年龄及生理状况）中半数个体的需要量的摄入水平是（　　）

A. 平均需要量　　B. 推荐摄入量　　C. 适宜摄入量

D. 可耐受最高摄入量　　E. 建议摄入量

5. 在 DRIs 中，可以满足某一特定人群（某一特定性别、年龄及生理状况）中绝大多数个体的需要量的摄入水平是（　　）

A. 平均需要量　　B. 推荐摄入量　　C. 适宜摄入量

D. 可耐受最高摄入量　　E. 建议摄入量

6. 在 DRIs 中，通过观察和实验获得的健康人群某种营养素的摄入量是（　　）

A. 平均需要量　　B. 推荐摄入量　　C. 适宜摄入量

D. 可耐受最高摄入量　　E. 建议摄入量

7. 在 DRIs 中，平均每日可以摄入该营养素的最高量是（　　）

A. 平均需要量　　B. 推荐摄入量　　C. 适宜摄入量

D. 可耐受最高摄入量　　　　E. 建议摄入量

8. 对于平均需要量，下列表述正确的是（　　）

A. 这一摄入水平能够满足该群体中 50% 的成员的需要，同时使另外 50% 的个体对该营养素的需要超标

B. 这一摄入水平能够使该群体中 50% 成员的需要超标，或不能满足另外 50% 的个体对该营养素的需要

C. 这一摄入水平能够满足该群体中 50% 的成员的需要，不能满足另外 50% 的个体对该营养素的需要

D. 这一摄入水平能够满足该群体中 98% 的成员的需要

E. 以上都不是

9. 对于推荐摄入量，下列表述正确的是（　　）

A. 这一摄入水平能够满足该群体中 98% 的成员的需要，而另外 2% 的个体对该营养素的需要超标

B. 这一摄入水平能够使该群体中 98% 成员的需要超标，或不能满足另外 2% 的个体对该营养素的需要

C. 长期摄入 RNI 水平，可以满足身体对该营养素的需要，保持健康和维持组织中有适当的储备

D. 这一摄入水平能够满足该群体中所有成员的需要

E. 以上都不是

10. 对于适宜摄入量，下列表述错误的是（　　）

A. 通过观察或实验获得的健康人群某种营养素的摄入量

B. 当某种营养素的个体需要量研究资料不足，没有办法计算出 EAR 时可以使用 AI

C. AI 的主要用途是作为个体营养素摄入量的目标

D. AI 的准确性远高于 RNI

E. AI 的的值有可能高于 RNI

11. 对于可耐受最高摄入量，下列表述错误的是（　　）

A. 平均每日可以摄入该营养素的最高量

B. 这一摄入水平在生物学上一般是可以耐受的

C. 对一般人群中的几乎所有个体似乎都不至于损害健康

D. 表示达到这一水平可能有益

E. 英文缩写是 UL

【A3/A4 型题】

（12～13 题共用题干）

张某，女，70 岁，退休工人，其女儿觉得妈妈应该吃点营养补充剂，于是给她买了番茄红素。

12. 番茄红素属于（　　）

A. 营养素　　　　B. 有毒成分　　　　C. 抗营养素

D. 膳食纤维　　　　E. 植物化学物

13. 如果说明书介绍每天最多吃两粒（UL），张某觉得每天吃 3 粒效果会更好，则（　　）

A. 有可能出现毒副作用　B. 安全　C. 效果会更好
D. 效果会减弱　E. 以上都不对

二、思考题

老张很注重自己的健康状况，喜欢锻炼、阅读，特别喜欢看古代的医学巨著，一天，他在《黄帝内经·素问》中发现了“五谷为养，五果为助，五畜为益，五菜为充”的理论，很感兴趣，但不懂是什么意思。

请问：

1. 五谷、五菜、五畜、五果分别是哪些食物？
2. 这种思想相当于现在的什么说法？

（赵　琼）

扫码“练一练”

项目二　营养素和热能与老年健康

学习目标

1. **掌握**　氨基酸模式、蛋白质互补作用、必需脂肪酸、膳食纤维的定义，各种营养素的食物来源。

2. **熟悉**　各种营养素的特点、生理功能及摄入量标准。

3. **了解**　各种营养素的营养价值评价。

4. 能初步分析老年人膳食营养素摄入的合理性。

案例导入

一位75岁的老年人，最近几个月迷上养生杂志，为避免脂肪和胆固醇摄入过多，近来饮食中基本没吃瘦肉和肉制品，而是以谷类和蔬菜为主。老人在饮食调整初期体重有所下降，觉得保健养生初有成效，但他最近反复感冒、自觉疲乏等。

请问：

1. 该老年人的饮食是否科学？

2. 该老年人易发生哪些营养素的缺乏？

扫码“学一学”

任务一　蛋白质

恩格斯曾说“生命是蛋白质的存在形式”，表明蛋白质是一切生命活动的物质基础，是人体的必需营养素。蛋白质是以氨基酸为基本单位，通过肽键连接起来的一类含氮大分子有机化合物。蛋白质的化学元素组成包括：碳（50%～55%）、氢（5%～7%）、氧（19%～24%）、氮（13%～19%），部分蛋白质还含有微量磷、硫、碘和铁等元素，蛋白质中的氮是人体氮的唯一来源。

一、蛋白质的生理功能

蛋白质是决定生物体结构和功能的重要物质。由于构成蛋白质的氨基酸数量、种类和排列结构不同，蛋白质的种类和功能也千差万别。蛋白质的主要功能如下。

（一）构成人体组织

蛋白质占正常人体重的16%～19%，占细胞内物质（除水分）的80%，是人体所有组织、器官的重要组成成分，如皮肤、骨骼、肌肉、大脑和肝肾等均含有蛋白质。

（二）参与生长发育和组织修复

构成人体细胞、组织和器官的各种蛋白质处于不断更新的动态平衡中。如儿童生长发育，需要不断累积蛋白质；疾病恢复期、手术康复期等机体修复时需要大量蛋白质；血浆蛋白质的半衰期仅10天左右。所以，人体需不断地摄入足量蛋白质以满足机体蛋白质的累积与更新。通常情况下正常成人每日体内约有3%的蛋白质更新，特殊情况该比例还应增加。

（三）调节机体生理功能

机体各种重要生理活动的进行，都离不开生理活性物质的参与和调节。而蛋白质就是体内构成这些生理活性物质的重要成分，参与机体的各种生理活动。如口腔中分泌的唾液里含有溶菌酶和淀粉酶，前者具有广谱杀菌作用，属于人体非特异性免疫功能，后者具有促进消化作用；参与机体特异性免疫的抗体、补体等均是蛋白质；参与氧气和营养素的运输，如血液中的血红蛋白、运铁蛋白等；参与维持胶体渗透压，如血液中的白蛋白等；蛋白质和其衍生物还构成某些激素，如生长激素、垂体激素和胰岛素等，发挥着重要生理功能。

（四）供给能量

蛋白质在体内可以分解供能，是人体三大产能营养素之一，蛋白质提供了人体每日所需的10%～15%的能量，每克蛋白质提供4kcal（16.7kJ）的能量。蛋白质是重要的生命物质，所以在通常情况下不会分解产能，但是当其他产能营养素提供的能量不足时，机体为了满足生命活动能量的需要，就会动用膳食中大量蛋白质或分解机体内蛋白质供能。因此，蛋白质供能只是它的次要功能。

二、必需氨基酸与氨基酸模式

人体蛋白质由二十余种氨基酸构成，其中8种氨基酸是体内不能合成或合成速度不能满足机体需要，必须由食物提供的氨基酸，称为必需氨基酸，包括亮氨酸、异亮氨酸、赖氨酸、蛋氨酸、苯丙氨酸、苏氨酸、色氨酸、缬氨酸等，另外组氨酸对于婴幼儿也是必需氨基酸。苯丙氨酸可转变为酪氨酸，蛋氨酸可转变为半胱氨酸，如膳食中能直接提供酪氨酸和半胱氨酸，则人体对苯丙氨酸和蛋氨酸的需要可分别减少50%和30%，因此酪氨酸和半胱氨酸也被称为半必需氨基酸或为条件必需氨基酸。

氨基酸模式是指蛋白质中各种必需氨基酸的构成比例。通常将蛋白质中的色氨酸含量定为1，分别计算食物蛋白质中其他必需氨基酸的相对比值，即得出食物蛋白质的氨基酸模式。食物蛋白质氨基酸模式越接近人体蛋白质氨基酸模式，其人体利用程度就越高，食物蛋白质营养价值相对越高。全鸡蛋蛋白质氨基酸模式与人体最接近，在实验中常以它作为人体参考蛋白。参考蛋白是指可用来测定其他蛋白质质量的标准蛋白。

考点提示
氨基酸模式的定义。

三、蛋白质分类

（一）完全蛋白质

食物蛋白质的营养价值取决于其氨基酸模式。食物蛋白质必需氨基酸种类齐全，氨基酸模式越接近人体蛋白质氨基酸模式，其蛋白质利用程度就越好，营养价值越高，此类食物蛋白质称为完全蛋白质，又称优质蛋白质，能维持生命、促进生长发育和参与组织更新与修复。包括蛋、奶、肉、鱼等动物蛋白和大豆蛋白等。

（二）半完全蛋白质

必需氨基酸的种类齐全，但相互比例不适宜，与人体蛋白质氨基酸模式差异较大，其中一种或几种必需氨基酸相对含量较低，导致其他必需氨基酸在人体内不能被充分利用而浪费，造成该种蛋白质营养价值降低，这类蛋白质称为半完全蛋白，不是膳食理想的蛋白质来源，作为蛋白质唯一来源时虽可维持生命，但不能满足生长发育和组织更新修复需要。大多数植物蛋白质属半完全蛋白质，如小麦和大麦中的麦胶蛋白。这些蛋白质中含量相对较低的必需氨基酸称为限制氨基酸，如谷类的限制氨基酸是赖氨酸。

不同蛋白质氨基酸模式不一样，其限制氨基酸也不同，因此，将不同食物混合食用，必需氨基酸互相补充，从而达到以多补少，提高食物蛋白质营养价值的目的。这种通过食物的混合食用达到差异性互补，称为蛋白质的互补作用。例如豆类和谷类同时混合食用，可以互相弥补蛋氨酸和赖氨酸的不足，从而提高其自身的蛋白质利用率和营养价值。

（三）不完全蛋白质

必需氨基酸的种类不全，作为蛋白质唯一来源时既不能维持生命也不能满足生长发育和组织更新修复需要，这类蛋白质称为不完全蛋白，如动物结缔组织、肉皮和猪蹄中的胶原蛋白，玉米胶蛋白，豌豆豆球蛋白等。

四、蛋白质互补原则

为了充分改善膳食蛋白质的营养价值，发挥蛋白质互补效应，膳食搭配时应遵循以下三个原则：①食物间其种属关系越远，互补效果越好，而同种属间食物的互补效应较弱，如动物性食物和植物性食物间混合食用互补效果较好；②搭配的种类越多越好，所以在饮食中要强调食物的多样化而不仅仅是量；③食物间食用的时间间隔越短越好，最好同时食用，一般不间隔 2 个小时为佳。

五、氮平衡

营养学上将机体摄入氮的量和排出氮的量之间呈现的数量关系称为氮平衡（nitrogen balance），氮平衡关系式如下：

$$B = I - (U + F + S)$$

式中，B 表示“氮平衡”，I 表示“摄入氮”，U 表示“尿中排出的氮”，F 表示“粪便中排出的氮”，S 表示“皮肤损失的氮”。

机体氮平衡分为三种状态：零氮平衡、正氮平衡和负氮平衡。$B = 0$ 时，机体排出的氮量等于摄入的氮量，即为总氮平衡或零氮平衡，健康成人应当维持较零氮平衡高 5% 的氮供给量；$B > 0$，排出的氮量小于摄入的氮量时，为正氮平衡，如生长发育期的儿童、孕妇及恢复期的患者，以满足机体对蛋白质的额外需要；$B < 0$，排出的氮量大于摄入的氮量时，称为负氮平衡，多见于老年人、饥饿或消耗性疾病患者，应尽可能减轻或改善这种状态。

考点提示

老年人氮平衡状态。

六、食物蛋白质营养价值评价

（一）蛋白质的含量

食物中蛋白质的含量是衡量蛋白质营养价值的基础。常用凯氏定氮法测定食物中的氮含量，食品蛋白质的换算系数一般为 6.25，即含氮量乘以 6.25 可得到食物蛋白质的含量。

（二）蛋白质消化率

蛋白质消化率是反映食物中的蛋白质消化吸收程度的指标。其消化率越高，食物蛋白质营养价值越高。食物中蛋白质消化率常受到蛋白质在食物中存在形式、结构、膳食纤维、矿物质含量及加工方式等因素的影响。动物性蛋白质的消化率一般高于植物性蛋白质。如全鸡蛋的蛋白质消化率为97%，玉米和大米则为85%和88%，大豆粉的消化率仅为86%，但将大豆加工成豆腐后去除了蛋白质抑制因子，其蛋白质消化率可提高到90%以上。

（三）蛋白质利用率

指蛋白质经消化吸收后最终被人体合成利用的程度，其利用率越高，蛋白质营养价值越好，反之蛋白质利用率越低，蛋白质营养价值越低。反映蛋白质利用率的指标常用生物价、蛋白质净利用率、蛋白质功效比值和氨基酸评分。

七、蛋白质缺乏或过量与老年人健康

（一）蛋白质-热能营养不良

随着年龄的增长，机体蛋白质逐渐丢失，到老年时就会出现蛋白质缺乏，如果长期食物中蛋白质尤其优质蛋白质供给不足时，可影响蛋白质相关的各种生理功能，显现衰老状态，包括：负氮平衡加重、衰老加速、贫血、血浆蛋白浓度降低；无力、少语、懒动、精神不佳、易疲劳；抵抗力降低容易发生呼吸道和消化道感染；组织更新、修复与疾病康复速度减缓，如皮肤粗糙松弛、头发干黄断裂、伤口愈合速度减慢等。蛋白质缺乏常导致热能不足，故称蛋白质-热能营养不良。临床表现有水肿型和消瘦型两种。

1. 水肿型　指个体能量摄入基本能满足机体生命活动需要，但蛋白质摄入严重不足，尤其是优质蛋白质即必需氨基酸的摄入严重不足时出现的营养不良性疾病。主要表现为因血浆中蛋白质浓度较低，不足以维持胶体渗透压而出现的各组织的水肿或积液，如腹水、下肢水肿等，以及伴随的其他生理活动蛋白质不足。

2. 消瘦型　老年人因为各种原因引起的食物总量摄入不足，会出现蛋白质和能量的摄入均不能满足机体需要，而出现营养不良性疾病。患者体重减轻，皮下脂肪过度消耗，而表现为消瘦，严重者甚至皮下脂肪消失呈“老人面容”。

老年人食欲减退、味觉迟钝、咀嚼能力变弱、消化吸收能力较差、肠蠕动变缓，再加上蛋白质合成与分解呈现负氮平衡，更应该合理饮食，避免不科学的忌口而导致或加重蛋白质营养不足。

> 考点提示
> 蛋白质缺乏的类型。

（二）蛋白质摄入过多

过多蛋白质的摄入同样也会对健康有害，尤其是老年人。动物性蛋白质摄入过多，会增加肥胖、高血脂、高胆固醇血症、动脉粥样硬化、便秘和结肠直肠癌等疾病的患病风险。过多的氨基酸在体内代谢分解，尤其是半完全蛋白和不完全蛋白分解产生的不能充分利用的氨基酸，会增加肾脏负担，同时随着尿液的排泄还会加速钙的丢失，从而诱发骨质疏松。

八、老年人蛋白质参考摄入量和食物来源

中国营养学会发布的中国居民膳食营养素参考摄入量（2013版）中指出老年人每日蛋白质平均需要量男性为60g，女性为50g；每日推荐摄入量男性为65g，女性为55g。老年人尤其要保证优质蛋白质的充足供给，其量应不低于蛋白质总摄入量的1/3。

蛋白质的良好来源是优质蛋白质，即完全蛋白，主要由动物性食物提供。动物性食物分为红肉和白肉。对于老年人多选择白肉，如鱼、虾、家禽等，以降低胆固醇和饱和脂肪酸摄入过量的风险。植物蛋白中的大豆蛋白也是一个优质蛋白质的良好来源，加工或发酵后食用效果更佳。

动物性食物中蛋白质质量好、含量较高，但胆固醇和饱和脂肪酸含量高；而植物性食物则相反，但可以增强肠道蠕动、降血脂、血糖。因此，老年人应科学饮食、合理搭配，发挥蛋白质互补作用。

考点提示

优质蛋白质的食物来源。

扫码“学一学”

任务二　脂　类

一、脂类的分类

脂类是脂肪和类似脂肪物质的统称，包括三酰甘油、磷脂和固醇类。其共同特点是溶于有机溶剂不溶于水，同时还可以溶解于其他脂溶性物质。人体内的脂类中 99% 为脂肪，膳食脂类中脂肪含量也高达 95%。脂类是人体的必需营养素，也是三大产能营养素或三大宏量营养素之一，是人体的重要组成部分。

（一）脂肪

脂肪，又称油脂、甘油三酯或中性脂肪，是由 1 分子甘油和 3 分子脂肪酸脱水结合而成。

依据脂肪酸中不饱和双键的数量分为三类：饱和脂肪酸（Saturated fatty acid，SFA），指脂肪酸的碳链中没有不饱和双键的脂肪酸；单不饱和脂肪酸（Monounsaturated fatty acid，MUFA），指脂肪酸的碳链中有且只有 1 个双键的脂肪酸；多不饱和脂肪酸（Polyunsaturated fatty acid，PUFA），指脂肪酸的碳链中含有两个或两个以上双键的直链脂肪酸，多不饱和脂肪酸按第 1 个双键的位置不同，通常有 n－3 和 n－6 多不饱和脂肪酸。n－3 多不饱和脂肪酸中对人体最重要的两种是二十二碳六烯酸（Docosahexaenoic Acid，DHA）和二十碳五烯酸（Eicosapentaenoic Acid，EPA）。

按脂肪酸中碳原子个数和碳链的长短也可以分为三类：短链脂肪酸（short－chain fatty acids，SCFA），也称挥发性脂肪酸，所含碳原子数小于 6；中链脂肪酸（Midchain fatty acids，MCFA），所含碳原子数在 6～12 之间；长链脂肪酸（Longchain fatty acids，LCFA），其碳链上所含碳原子数一般在 14～24 之间，一般食物所含的大多是长链脂肪酸。

按羧酸的空间结构又分为顺式和反式脂肪酸。

（二）类脂

类脂是类似脂肪或油的有机化合物的总称。包括磷脂和固醇类等物质，其在人体内的脂类中含量不足 1%。

1. 磷脂　包括磷酸甘油酯和鞘磷脂。

2. 固醇　包括动物固醇和植物固醇。

二、脂肪的生理功能

（一）供给和储存能量

脂肪是三大产能营养素之一，每克脂肪提供 9kcal（37.7kJ）的能量，是 1g 碳水化合物或蛋白质所释放的能量两倍以上，所以脂肪是人体能量的重要来源。当人体摄入能量过剩时，也会转变为脂肪在体内储存起来。当机体需要能量时（如运动、饥饿），脂肪可以分解供能。但脂肪不能转变为葡萄糖，不能为大脑和心脏等只能利用葡萄糖分解供能的重要脏器和组织供能。

（二）构成机体成分，保护脏器

正常人体内，脂肪占体重的10%～20%，而肥胖者比例会更高甚至达30%以上，除在细胞组织内以机体组成成分存在外，其余脂肪以存储形式存在于脂肪细胞中，主要分布于腹腔、皮下和肌纤维之间。分布于皮下、脏器周围和腔隙间的脂肪，发挥保护内脏，起支撑和缓冲作用，减少内部器官之间摩擦、缓冲外界压力和避免脏器下垂等作用。

（三）维持体温

脂肪不易导热，尤其是皮下脂肪可有效阻止体内热能散失，保持体温和储存热能，能在寒冷季节减少热量的丢失。

（四）提供必需脂肪酸

提供多不饱和脂肪酸和必需脂肪酸。多不饱和脂肪酸有助于降低心脑血管疾病，维持脑细胞的活性，增强记忆力和思维能力。

（五）膳食中脂肪的作用

1. 提供和促进维生素吸收　脂肪是脂溶性物质的良好溶剂，所以脂肪类食物不仅能提供脂溶性维生素（如维生素A、维生素D、维生素E和维生素K等），还可以很好地促进膳食中脂溶性维生素的吸收。

2. 改善食物感官　脂肪可改善食物的感官性状包括色、香、味，增强口感，增进食欲。

3. 增加饱腹感　膳食中的脂肪可以延长食物在消化道内停留时间，延迟胃排空时间，增加饱腹感。

三、必需脂肪酸与其他重要脂肪酸

（一）必需脂肪酸

1. 定义　必需脂肪酸是指机体生命活动必不可少，但体内不能合成，必须由食物供给的脂肪酸，包括n－3系列的α－亚麻酸（$C_{18:3}$）和n－6系列的亚油酸（$C_{18:2}$），普遍存在于植物油中。

2. 生理功能

（1）合成磷脂的重要成分　磷脂是构成细胞膜、核膜、线粒体膜等生物膜的主要成分，所以必需脂肪酸与生物膜的结构完整性和功能正常发挥有着密切关系。

（2）参与胆固醇代谢　脂肪酸与体内大约70%的胆固醇酯化形成酯类。亚油酸与胆固醇结合酯化后进行转运与代谢，所以亚油酸有降胆固醇、预防动脉粥样硬化的作用。

（3）作为前列腺素前体物　亚油酸可以在体内转化，最后可以衍生为前列腺素（PG）。前列腺素可作用于许多脏器，从而发挥多种生理功能。例如扩张血管、控制脂肪分解、抑制血栓形成、调节睡眠、引起炎性疼痛和调节多种激素释放等。

（4）合成EPA和DHA　EPA和DHA都是n－3系列脂肪酸，机体需要的一部分EPA和DHA可以由α－亚麻酸（$C_{18:3}$）在体内转化而来。

（二）二十二碳六烯酸

1. 概述　二十二碳六烯酸（DHA，$C_{22:6}$，n－3），又称“脑黄金”“聪明因子”，是大脑中最丰富的两种长链不饱和脂肪酸之一。

2. 生理功能

（1）健脑明目　DHA 是大脑和视网膜的重要构成成分，促进大脑和视力发育，改善记忆力。DHA 是视网膜中最丰富的多不饱和脂肪酸，为维持视紫红质正常功能所必需，对增强视力有良好作用。

（2）预防心血管疾病　DHA 可以降血压，降低血液黏稠度和血胆固醇，从而降低心血管事件发生率。

（3）抗癌作用　有研究表明，DHA 能明显抑制肿瘤的发生、生长和转移，对预防前列腺癌、乳腺癌、结肠癌等有积极意义。

3. 食物来源　深海鱼（如沙丁鱼、鲱鱼等）的鱼油中含有丰富的 DHA。另外，动物性食物如蛋黄、鱼和牛奶等也含有 DHA；植物性食物如大豆、芝麻和葵花籽等也含有适量 DHA。

（三）二十碳五烯酸

1. 概述　二十碳五烯酸（EPA，$C_{20:5}$，n－3）在体内可由亚麻酸转化而来，但在人体中的转化速度较慢，不能满足人体的需要，因此必须有外源性 EPA 作为补充，以满足机体的需要。

2. 生理功能　EPA 具有促进生长发育，抗凝血、预防心血管疾病，降血脂、预防动脉粥样硬化，抗癌，抗炎等功能。

> **考点提示**
> 必需脂肪酸的种类。

3. 食物来源　EPA 主要来源于深海鱼油，如沙丁鱼。

（四）反式脂肪酸

1. 定义　反式脂肪酸（trans fatty acids，简称 TFA）是一类化学结构中包含一个或多个非共轭双键构型的不饱和脂肪酸，其分子中双键上两个碳原子结合的两个氢原子分别在碳链的两侧，其空间构象呈线性。与之相对应的是顺式脂肪酸，其分子中双键上两个碳原子结合的两个氢原子在碳链的同侧，其空间构象呈弯曲状。

2. 来源

（1）氢化植物油　通过对油脂的氢化加工，可形成多种双键位置和空间构造不同的脂肪酸异构体。在现代食品工业用途非常广泛，人造奶油、起酥油等制成如蛋糕、面包、曲奇饼、雪糕等；油炸食品中的应用，如炸鸡块等。

（2）植物油经高温加热产生　植物油中的顺式脂肪酸在加热温度过高时，部分不饱和脂肪酸会转变为饱和脂肪酸，同时产生部分反式脂肪酸。

（3）动物来源　在自然界中牛、羊等反刍动物的奶及奶制品和脂肪中含有微量的天然反式脂肪酸。

3. 危害　目前研究认识到反式脂肪酸具有促进动脉硬化，增加患心血管疾病的危险；导致患 2 型糖尿病的风险增加；会抑制幼儿生长发育；促进全身性炎症发生；引起大脑功能衰退等危害。

四、磷脂

（一）定义

磷脂是指含有磷酸的一种脂类，由磷酸、脂肪酸、甘油和含氮碱基组成。磷脂又分为磷酸甘油酯（如卵磷脂、脑磷脂和心磷脂等）和鞘磷脂（如神经鞘磷脂等），是生命重要的基础物质，尤以卵磷脂最为重要，占脑细胞干重的70%～80%。

（二）生理功能

1. 构成机体成分 磷脂是构成细胞膜的重要物质，存在于人体每个细胞，尤其是脑和神经系统等重要脏器。

2. 供能 为机体提供能量。

3. 促进物质交换 帮助脂溶性维生素、激素等脂溶性物质顺利通过细胞膜，促进细胞内外的物质交换。

4. 作为乳化剂 可以使体液中的脂肪均匀悬浮，有利于体内脂肪的吸收、转运和代谢。

5. 预防疾病 有利于胆固醇的溶解，同时降低血液黏度，预防心血管疾病。

6. 改善神经功能 外源性磷脂的吸收可释放出胆碱，有利于神经递质乙酰胆碱的合成，从而起到改善神经功能的作用。

（三）食物来源

1. 动物性食物 蛋黄、瘦肉、动物肝脏、肾脏、脑等含有丰富的磷脂。其中，蛋黄中含卵磷脂最多。

2. 植物性食物 植物性食物中，大豆含磷脂最为丰富，其他植物如植物种子及花生、芝麻、葵花籽、麦胚、亚麻等也含有一定量的磷脂。

五、胆固醇

动物固醇即胆固醇，只存在于动物体内，是最重要的固醇，人体胆固醇的来源包括体内肝脏合成的内源性和膳食供给的外源性胆固醇，且以内源性来源为主。植物固醇主要来自于植物油，如菜固醇和麦角固醇等。

胆固醇有很重要的生理功能，可参与构成细胞膜，还是合成胆酸和激素的前体物质，如果过分忌食含胆固醇的食物，很容易引起营养平衡失调。但当其过量时便会导致高胆固醇血症，对机体产生不利的影响。现代研究已发现，动脉粥样硬化、静脉血栓形成、胆石症等与高胆固醇血症有密切的相关性。

膳食胆固醇主要来源于肥肉、蛋黄、内脏等动物性食物，通常胆固醇高的食物也富含饱和脂肪酸，即饱和脂肪酸与胆固醇食物来源相同。适量摄入动物性食品，对补充身体必需的营养成分是有益的，但如大量无节制摄入，也将增加心脑血管疾病等慢性病风险。植物性食物为主的膳食模式，其在的膳食纤维、植物固醇等可以影响胆固醇的吸收或降低血液胆固醇的水平。

2013年中国营养学会在“中国居民膳食营养素参考摄入量”制定中去除了每日低于300mg胆固醇的摄入量上限数值，由于缺乏研究数据，也未制定新数值。取消每日300mg胆固醇摄入上限，是指可以适当放宽，而非无节制、无限制摄入胆固醇。针对已经患有高胆固醇血症的人群，特别是动脉粥样硬化患者，必须强调严格控制膳食饱和脂肪酸和胆固醇的摄入。

六、脂类营养价值评价

（一）消化率

油脂中不饱和脂肪酸越多，熔点相对越低，消化吸收率越高，熔点高于50℃的脂肪不易消化。如植物油在室温下呈液态，其消化率可高达97%～98%。而食草动物的脂肪，含硬脂酸多，熔点高，较难乳化和消化。

（二）必需脂肪酸的含量

食物中必需脂肪酸含量越高，营养价值越高。一般植物油中亚油酸和α－亚麻酸含量高于动物脂肪，其营养价值也高于动物脂肪。

（三）脂溶性维生素的含量

脂溶性维生素为维生素A、维生素D、维生素E、维生素K，其含量越高，营养价值越高。维生素A和维生素D存在于多数动物的肝脏脂肪中，以鲨鱼肝油的含量为最多，奶油次之，猪油内不含维生素A和维生素D，所以营养价值较低。维生素E广泛分布于动植物脂肪组织内，特别是各类胚芽油中。

（四）脂类的稳定性

脂肪在长时间放置或受理化性质影响会发生腐败变质，称酸败或哈喇。酸败的油脂有异味且营养价值降低，甚至引起中毒。油脂的稳定性与不饱和脂肪酸和维生素E含量有关，含量越高越稳定。

（五）各种脂肪酸的比例

机体对饱和脂肪酸、单不饱和脂肪酸和多不饱和脂肪酸的需要不仅要满足一定的数量，还要满足一定的比例，推荐三者的比例应为1∶1∶1较为适宜。

七、脂肪缺乏或过量与老年人健康

脂类摄入不足会出现皮下脂肪减少、皮肤衰老加速、脏器下垂、脂溶性维生素和必需脂肪酸供给不足而出现相应的临床表现，如皮肤湿疹样病变、脱发、记忆力及视力衰退加速等。脂类摄入过量会引起超重、肥胖以及高血脂、动脉粥样硬化、冠心病，并会导致某些癌症发病率升高。

八、老年人脂类的参考摄入量和食物来源

我国营养学会建议膳食脂肪供给应为总能量的20%～30%，不超过30%，也不能低于20%。其中，老年人对于饱和脂肪酸、单不饱和脂肪酸、多不饱和脂肪酸的摄入比例分别为不超过总能量的8%～10%，10%～15%和10%左右。亚油酸提供的能量范围是总能量的5%～10%，α－亚麻酸和亚油酸供给比为6∶1。

脂类的动物性来源包括动物油脂、内脏、瘦肉、蛋类及其制品、奶类及其制品等，其中富含饱和脂肪酸。植物性来源包括植物油及各类坚果，主要含有多不饱和脂肪酸，是必需脂肪酸的主要来源。EPA和DHA都来源于深海鱼尤其是鱼油，DHA还来源于鸡蛋。蛋黄、肝脏、大豆和坚果是磷脂的良好来源。

考点提示

脂类的供能比及食物来源。

扫码“学一学”

任务三　碳水化合物

一、分类

碳水化合物也称为糖类，是由碳、氢、氧三种元素组成的生物大分子，化学分子式缩写为（$C_6H_{12}O_6$）$_n$。根据化学分子式中n的取值不同，分为糖、寡糖、多糖三类。

糖，包括单糖、双糖和糖醇。单糖是最简单的糖，不能再水解成分子更小的糖，常见的单糖有葡萄糖、果糖和半乳糖。双糖是由两个相同或不同的单糖分子脱水缩合而成的糖苷，常见的双糖有蔗糖、乳糖和麦芽糖。糖醇是单糖的衍生物，常见的糖醇有木糖醇、甘露醇和山梨醇等。

寡糖，又称低聚糖，有 3 ~ 10 个单糖聚合而成，包括低聚果糖、棉籽糖、水苏糖和大豆低聚糖等。甜度相对较低，且不被人体消化吸收，但却具有有益于肠道正常菌群的功效。

多糖是由 10 个以上的单糖分子羟基脱水缩合而成，一般不溶于水，且无甜味，无还原性，可被不断水解，水解最小片段为单糖，包括淀粉和非淀粉多糖。淀粉包括直链淀粉、支链淀粉和糖原，前者主要存在于谷类和根茎类食物中，是人类膳食碳水化合物的主要来源；其中糖原几乎只存在于动物性食物中，又称动物淀粉。非淀粉多糖，包括纤维素、半纤维素、果胶类和其他活性多糖。

二、生理功能

（一）供给和储存能量

碳水化合物是人体最经济最主要的能量来源。碳水化合物提供了人体每日 50% ~65% 的能量来源。1g 碳水化合物能提供约 4kcal 能量。葡萄糖分解供能是心脏和大脑的唯一能量来源。碳水化合物以糖原的形式储存在肌肉和肝脏中。两餐之间或饥饿时人体分解肝脏中的肝糖原转化为葡萄糖释并放入血液分解供能。剧烈运动时，肌肉中的肌糖原也可以分解供能。

（二）机体重要的组成物质

碳水化合物是构成机体组织的重要物质。几乎每个细胞都含有碳水化合物，主要以糖脂、糖蛋白和蛋白多糖的形式分布在细胞膜、细胞器膜、细胞质以及细胞间质中，如神经组织的糖脂、结缔组织的黏蛋白、细胞膜表面的糖蛋白等。碳水化合物还在遗传物质中发挥重要作用，如脱氧核糖核酸（DNA）和核糖核酸（RNA）。

（三）节约蛋白质作用

人体每天的生理活动和体力活动等消耗的能量由三大产能营养素供给，当膳食中供给充足的碳水化合物时，机体首先动用碳水化合物分解供能，有效减少了蛋白质分解，提高了蛋白质的利用率。当长期能量供给不足时，机体甚至会分解实体组织中的蛋白质（如肌肉）来提供能量以维持最基本的生命活动。

（四）抗生酮作用

当碳水化合物不足，机体分解脂肪供能。但碳水化合物缺乏时脂肪酸不能被彻底氧化而会产生酸性的酮体，达到一定程度时即产生酮血症和酮尿症，打破体液酸碱平衡，又称酮症酸中毒。因此，由于疾病等原因不能进食者，每天也必须通过其他途径摄入 50 ~ 100g 碳水化合物以防止酮症酸中毒。

考点提示

碳水化合物的主要生理功能。

（五）解毒作用

糖类代谢可产生葡萄糖醛酸，葡萄糖醛酸与体内毒素（如：细菌毒素、砷等）结合，增强毒物的水溶性，经肾脏代谢排出体外，从而发挥减毒或解毒作用。碳水化合物还可以通过增强肝脏的代谢达到解毒作用。

三、膳食纤维

考点提示
膳食纤维的主要生理功能。

膳食纤维是指不能被肠道消化吸收和被机体利用的多糖，对健康的作用却非常重要，被誉为“第七大营养素”，包括非淀粉类多糖和木质素，如纤维素、半纤维素、果胶类、木质素和各种活性多糖，如香菇多糖、茶多糖和壳聚糖等。生理功能包括：①增强胃肠蠕动，预防便秘，促进食物残渣排出；②增加饱腹感，减少食物的摄入量；③降血脂、降血糖。膳食纤维减少食物在胃肠道停留的时间，从而减少了脂质和碳水化合物的吸收；④预防结肠癌。足量的膳食纤维的摄入，减少了过量蛋白质进入肠道，促进肠蠕动功能，缩短了食物残渣中有害物质在肠道的停留时间，从而起到预防肠癌的作用。

四、血糖生成指数

血糖生成指数（GI）是指在一定时间内，人体食用某种食物后体内血糖水平与食用相当量的标准食品（通常为葡萄糖）后血糖水平之比；也指人体食用一种食物后引起的血糖水平某种程度的升高反应。

（一）低GI食物

指血糖生成指数低于55的食物，如牛奶、苹果、梨、果糖、大豆、魔芋、山药等。该类食物在胃肠道中停留时间长，碳水化合物缓慢释放，葡萄糖进入血液后血糖水平上升速度较慢、形成的峰值低、且下降速度也慢、血糖水平维持较长，避免引起血糖的剧烈波动，可以有效的维持血糖水平预防高血糖和低血糖。

（二）中等GI食物

指血糖生成指数大于等于55但小于70的食物，如蔗糖、菠萝、葡萄干、大米粥或小米粥、土豆等。

（三）高GI食物

指血糖生成指数高于70的食物，如蜂蜜、西瓜、大米饭、馒头、油条、胡萝卜等；该类食物进入胃肠道后消化快、吸收好，碳水化合物释放快，葡萄糖进入血液后血糖上升速度快，峰值高，血糖波动水平较大，易导致高血压、高血糖。

因此，利用食物血糖生成指数，合理安排膳食，有利于调节和控制人体血糖水平。常见食物的GI值见附录3。

五、碳水化合物缺乏或过量与老年健康

碳水化合物摄入不足时，容易发生低血糖，导致蛋白质消耗增加，脏器供能不足，尤其大脑和心脏，严重碳水化合物不足时，甚至会引起酮症酸中毒。

过多碳水化合物的摄入，增加了高血糖、高血脂的风险，过量的碳水化合物还可以转变为脂肪，增加了肥胖的风险。过多的膳食纤维会影响其他营养素的吸收，尤其是矿物质。

六、老年人碳水化合物的参考摄入量和食物来源

碳水化合物的参考摄入量常用其提供能量占总能量的百分比表示，中国营养学会推荐老年人碳水化合物的供能比为50%～65%。

粮谷类是我国人群碳水化合物的主要来源。另外，薯类、糖果、糕点等食物也提供碳

水化合物。膳食纤维广泛地存在于植物性食物中。

扫码“学一学”

任务四　能　量

人体每天必需从食物中获取足够的能量，以满足基本的生命活动、组织修复与发育和其他脑力、体力活动的需要。机体的能量主要来源于食物中的三大产能营养素：蛋白质、脂肪和碳水化合物。

一、能量单位及能量系数

能量的单位有焦耳（J）、卡（k）及千卡（kcal）。换算公式为：

1kcal = 4. 18kJ　　1000kcal = 4. 18MJ

1kJ = 0. 239kcal　　1MJ = 239kcal

> **考点提示**
> 三大产能营养素的能量系数。

能量系数指每克产能营养素在体内分解释放的能量，蛋白质为16. 8kJ（4kcal）、脂肪为37. 7kJ（9kcal）、碳水化合物为16. 8kJ（4kcal）。

二、人体能量的来源

从食物和饮料中摄入的能量是人体能量摄入的唯一来源。能量主要由碳水化合物、脂肪和蛋白质三大产能营养素产生，碳水化合物是主要的能量营养素。粮谷类、薯类和根茎类食物富含碳水化合物；蛋白质尤其是优质蛋白质主要由动物性食物和大豆提供；脂肪则存在于动物性食物、坚果和食用油中。目前，一般建议碳水化合物供能占总能量的50% ~ 65%，脂肪供能占20% ~30%，蛋白质供能占10% ~15%。根据我国居民饮食习惯，热能的主要来源是粮谷类，其次为食用油脂、动物性食品及坚果。除此之外，食物中的乙醇也能提供能量，1g乙醇可提供7kcal的能量，是一种能量较高的食物。过量饮酒有害健康，不能作为能量的来源，也不建议没有饮酒习惯的老年人饮酒。

三、机体的能量消耗

（一）基础代谢

是指为维持基本生命活动，机体处于适宜温度（18 ~25℃），清晨、安静、空腹、静卧、清醒状态时，维持呼吸、循环、脏器活动和细胞功能，人体所需的能量消耗。基础代谢受多种因素影响，包括年龄、性别、营养状况、气候等。

（二）体力活动

除基础代谢外，人体从事各种体力活动所消耗的能量构成了人体总能量消耗的重要部分。体力活动能量的消耗取决于劳动强度、劳动持续时间、劳动熟练程度、肌肉发达程度等有关因素，其中又以劳动强度影响为主。人体活动水平或劳动强度的大小直接影响机体能量的需要量。中国营养学会专家委员会制定的2013年版DRIs，将中国人群成人身体活动强度（physical activity intensity，PAL）分为三级（表1 -1），如果有明显的体育运动或重体力休闲活动者，PAL增加0. 3。可用基础能量消耗（BEE）与PAL的乘积来估算成年人能量需要量（EER）。

表1-1 中国营养学会建议的中国成年人身体活动水平分级

活动水平	PAL	生活方式	从事的职业或人群
轻度	1.5	静态生活方式/坐位工作，很少或没有重体力的休闲活动；静态生活方式/坐位工作，有时需要走动或站立，但很少有重体力的休闲活动	办公室职员或精密仪器机械师；实验室助理、司机、学生、装配线工人
中等	1.75	主要是站着或走着工作	家庭主妇、销售人员、侍应生、机械师、交易员
重度	2.0 (+0.3)	重体力职业工作或重体力休闲活动方式；体育运动量较大或重体力休闲活动次数多且持续时间较长	建筑工人、农民、林业工人、矿工、运动员

注：有明显体育运动量或重体力休闲活动者（每周4~5次，每次30~60分钟），PAL增加0.3。

（三）食物热效应

食物热效应（thermic effect of food，TEF）又称食物特殊动力作用（Specific Dynamic Action，SDA），指机体在摄取食物过程中对食物的咀嚼、吞咽、消化、吸收和利用等过程引起的能量额外消耗的现象。三大产能营养素的食物热效应耗能不同，碳水化合物热效应耗能为其产能的5%~6%，脂肪为4%~5%，蛋白质则为30%~40%，而一般混合膳食则为10%。

（四）其他

如生长发育能量消耗是婴幼儿、青少年所特有的；孕期胎儿发育及孕母自身能量储备；恢复期的患者，组织修复也会增加能量消耗；精神紧张和脑力劳动等。

考点提示
机体的能量消耗。

四、能量与老年人健康

能量摄入不足将导致体重降低，摄入过量又会导致超重和肥胖等健康问题，肥胖又会增加患病的危险，包括心脑血管疾病、高血压和糖尿病等。所以，机体必须保持能量摄入和消耗的平衡。老年人由于基础代谢降低，活动少，对能量消耗减少，所以应适当减少能量摄入，以维持健康体重为宜。

扫码“学一学”

任务五 矿物质

一、分类

人体内除碳、氢、氧、氮以有机化合物形式存在以外，其他以无机物形式存在的元素统称为矿物质，也称无机盐或灰分。矿物质按其在体内的含量又分为常量元素（含量大于体重的0.01%）和微量元素（含量小于体重的0.01%）。常量元素包括钙、钠、磷、氯、钾、镁、硫等，也称必需常量矿物质。微量元素也称痕量元素，分为三类，见表1-2。

表1-2 微量元素分类

微量元素分类	所含微量元素
必需微量元素	铁、锌、碘、硒、钼、铜、铬和钴，共8种
可能必需的微量元素	锰、硅、镍、硼和钒，共5种
具有潜在毒性，但在低剂量时，对人体可能有益的微量元素	氟、铅、镉、汞、砷、铝、锂、锡，共8种

二、常量元素

(一) 钙

1. 生理功能　钙是人体含量最多的无机元素，正常人一般体内含钙量约为1.2kg，占人体干重的1.5%～2.0%。99%的钙以难溶性羟磷酸钙盐沉积在骨骼和牙齿中，其余1%以游离或结合形式存在于体液和软组织中称为混溶钙池。机体混溶钙池中的钙与骨骼中的钙保持着动态平衡，以维持混溶钙池中的钙浓度的相对稳定，满足机体相应生理活动的需要。随着年龄的增长，40～50岁以后骨吸收大于骨形成，骨组织中钙量逐渐减少，尤其是停经后妇女因为雌激素水平下降，骨骼中钙丢失加重，要加强钙的日常补充。混溶钙池中的钙具有维持神经和肌肉的活动，参与凝血过程，调节体内某些酶的活性，维持酸碱平衡、液体渗透压和生物膜通透性等功能。

> **考点提示**
> 常量元素、微量元素的定义。

2. 吸收　食源性钙的消化吸收受多种因素影响：①促进钙吸收的因素。维生素D、某些氨基酸、乳糖和以及适当的钙磷比例等；②抑制钙吸收的因素。植物性食物中的膳食纤维、草酸和植酸以及动物性食物中的脂肪酸等。

知识拓展

喝骨头汤不补钙

骨钙主要以磷酸氢钙和羟磷灰石两种形式存在，新生骨中磷酸氢钙比陈旧骨多，骨骼成熟过程中逐渐转变成羟磷灰石。磷酸氢钙和羟磷灰石都微溶于水，熬骨头汤时很难将钙溶解在汤中，而骨头汤中饱和脂肪酸、嘌呤、盐、胆固醇等都比较高，但骨头汤有一定的保健价值，所以，有相关疾病的老年人应在医师或营养师指导下正确食用，如将表面的油脂打干净再吃等。还应改变喝汤弃肉的不良习惯，肉的营养价值远远高于汤汁。

3. 缺乏与过量　钙摄入不足时，主要影响骨骼，出现成人的骨质疏松、软骨病等，儿童则出现佝偻病。摄入过多时会出现肾结石、脏器钙化、奶碱综合征（包括高钙血症、碱中毒和肾功能障碍），并且可以干扰其他矿物质的摄入和利用，如铁元素和锌元素等。

4. 来源与摄入量　奶和奶制品是钙的最好来源，其次还包括豆类及其制品、坚果、虾皮、海带、芝麻酱等。老年人应当有充足的膳食钙摄入。老年人每日钙的推荐摄入量（RNI）为1000mg/d，可耐受最高摄入量（UL）2000mg/d。

> **考点提示**
> 影响钙吸收的因素、钙的膳食来源。

(二) 磷

1. 生理功能　机体约有1%由磷组成，含量为600～700g。体内的磷有85%以难溶性磷酸盐形式存在骨骼和牙齿中，作为机体磷的储存库；其余的磷以磷蛋白或磷脂的形式存在于体液和软组织中，组成机体重要生命物质（如核酸、磷脂等），通过环磷酸腺苷等能量载体参与机体能量转化与代谢，磷酸盐作为体内中性缓冲体系，发挥维持机体酸碱平衡等作用。

2. 吸收　机体内磷需保持动态平衡，所以磷的摄入、吸收和排泄取决于体内外磷的平衡。另外，膳食的钙磷比也会影响其吸收和排泄。

3. 缺乏与过量 膳食中磷分布广泛，正常进食者一般不会发生磷缺乏。由于机体内磷的动态调节，所以一般不会出现磷摄入过量的情况。但在某些医疗活动过程中可能会引起高磷血症，如静脉注射大量磷酸盐。

4. 来源与摄入量 磷广泛存在于人们的日常膳食中，动物性食物如瘦肉、动物内脏、奶、蛋和植物性食物如豆类、芝麻酱、海带、紫菜、坚果类都富含磷元素。65 岁以上老年人每日磷的推荐摄入量（RNI）为700mg/d，80 岁以上老年人每日磷的推荐摄入量（RNI）为670mg/d，可耐受最高摄入量（UL）为3000mg/d。

（三）镁

1. 生理功能 正常人体内含20～38g镁，60%～65%沉积于骨骼和牙齿中；27%分布于软组织，主要在细胞内，不足1%分布于细胞外液。镁是体内很多酶的辅助因子，能激活多种酶的活性；参与能量代谢、氨基酸活化，维持DNA双螺旋结构的稳定性，参与肌肉收缩等生理作用。

2. 吸收 膳食中的镁在整个肠道均可吸收，但一般膳食中镁含量高时，吸收率低，相反含量低时，吸收率高。蛋白质促进镁的吸收，过多的膳食磷和草酸、植酸等会抑制镁的吸收。饮水也会促进镁的吸收。

3. 缺乏与过量 由于饥饿、蛋白质－热能营养不良及长期肠外营养等情况可引起镁的摄入不足，胃肠道感染、慢性乙醇中毒及肾病等也可引发镁的缺乏。缺镁可引起神经肌肉兴奋性亢进，可出现肌肉震颤、手足抽搐、反射亢进、共济失调等临床症状，严重者会出现谵妄、精神错乱甚至惊厥、昏迷。正常机体，镁的代谢调节正常时则一般不会出现镁元素中毒。血中镁升高或镁中毒往往发生在肾功能不全、草酸中毒、糖尿病酮症酸中毒早期等疾病情况，早期镁过量主要表现为腹泻，后期症状会加重并伴随胃肠道和神经系统症状，甚至会影响呼吸肌和心电活动。

4. 来源与摄入量 镁元素也广泛分布于各种食物中，如动物性食物：瘦肉、奶和蛋等；植物性食物：蔬菜、谷类和坚果等。一般不会发生缺乏，但摄入过多含镁膳食补充剂会引起腹泻。65 岁以上老年人每日镁的推荐摄入量（RNI）为320mg/d，80 岁以上老年人每日镁的推荐摄入量（RNI）为310mg/d，可耐受最高摄入量（UL）未制定。

（四）钾

1. 生理功能 正常人含钾约50mmol/kg，主要存在于细胞内，占98%，少量在细胞外。钾作为细胞内的主要阳离子，以维持胞内外电压差、细胞膜静息电位和细胞内正常渗透压。另外，钾还具有维持心肌和骨骼肌的应激性与收缩功能、参与神经传导、参与碳水化合物和糖的合成与分解代谢，保持渗透压、酸碱平衡等功能。

2. 吸收 机体的钾主要来源于食物供给，但90%是经肾脏排出，肾脏是维持机体血钾动态平衡的主要调节器官。另外，粪便和汗液中会有少量钾的排出。

3. 缺乏与过量 摄入不足或丢失过多会引起机体缺钾，但一般健康人正常饮食者不会出现低钾现象。缺钾可见于禁食；丢失过多如胃肠道疾病、腹泻、频繁呕吐；肾脏疾病引起尿液中钾的大量丢失；大量排汗，没有及时补充钾元素。缺钾主要表现为肌肉无力或瘫痪、心律失常、横纹肌裂解症及肾功能障碍等。体内血钾浓度过高会引起高钾血症，出现相应中毒症状，主要影响神经、肌肉的电生理活动，表现为抑制效应，如疲乏、四肢无力、心动过缓和心音减弱等。

4. 来源与摄入量　钾元素也广泛分布于各种食物中，如蔬菜、水果、肉类、奶及其制品、茶和咖啡等，且蔬菜和水果是钾的最好来源。老年人钾元素的适宜摄入量（AI）为2000mg/d。

（五）钠

1. 生理功能　钠是人体重要的细胞外阳离子，约占机体阳离子的90%。通常情况下成人女性体内大约含钠3200mmol（77g），男性含钠约4170mmol（100g），约占体重0.15%。钠主要存在于细胞外液，占总量的44%～50%；还有40%～47%在骨骼中；细胞内液中含量较低，占9%～10%。钠具有调节体内水分，维持机体水分的恒定；与细胞内液中的钾离子一起维持细胞内外渗透压；维持机体酸碱平衡，通过在肾小管与H^+的交换来实现；构成钠泵，实现钠钾离子的主动转运；维持血容量和细胞膜电位，参与神经和肌肉的电活动等功能。

2. 吸收　人体钠的主要来源是食物，在小肠上段吸收。钠的排泄主要在肾脏，无汗、无腹泻时，98%以上的钠由肾脏代谢排出。钠与钙都在肾小管重吸收，并形成竞争，所以饮食中摄入高钠时，会加大钙的丢失。钠还可以从汗液中排出，大量排汗时应注意钠盐的补充。

3. 缺乏与过量　正常情况下一般不会出现钠离子的缺乏，并且正常人在钠摄入不足时肾脏有保钠效应。但禁食、少食、限钠饮食等情况引起钠元素摄入过少或排汗、呕吐、腹泻等情况引起钠元素丢失过多的时候，机体也会出现钠元素的缺乏，引起低钠血症。钠元素摄入过多，与血压的升高密切相关。

4. 来源与摄入量　膳食中的钠元素主要来源于氯化钠（即食用盐，NaCl），且钠元素普遍存在于各种食物中。老年人摄入过多常伴随着高血压。65岁以上老年人钠元素的适宜摄入量（AI）为1400mg/d，80岁以上老年人钠元素的适宜摄入量（AI）为1300mg/d，低于青年人群。

三、微量元素

（一）铁

1. 生理功能　铁是人体含量最多的必需微量元素，体内有3～5g，有两种形式：功能性铁和贮存铁。功能性铁，是机体铁的主要存在形式，其中60%～75%在红细胞血红蛋白中，以血红蛋白铁形式存在，参与血管内氧的转运、交换和全身机体组织细胞的呼吸与能量利用过程；铁还参与红细胞的形成和成熟，还是许多酶和免疫活性物质的成分。贮存铁以铁蛋白和含铁血黄素的形式存在，存储于肝脏、肾脏和骨髓中，含量为25%～30%。

2. 吸收　膳食中的铁有两种，非血红素铁（三价的氧化铁）和血红素铁（二价的还原铁）。其中食物中三价铁的吸收受膳食因素的影响较大，而二价铁则不受影响。其中血红素铁主要存在于动物性食物中，如红肉中铁的吸收率为30%，鱼肉中铁的吸收率为15%；非血红素铁主要存在于植物性食物中，如玉米中铁的吸收率仅为1%，所以有些植物性食物中含铁量虽然很高，但其中所含的铁离子是三价铁，食物中铁的吸收利用率就很低，作为膳食铁补充来源的意义就较小。

促进铁吸收的因素包括蛋白质及肉因子、维生素C、机体缺铁或需铁量增加。抑制铁吸收的因素包括草酸盐、植酸盐、脂肪酸、其他矿物盐、胃酸分泌过少或服用抗酸药、膳食纤维、卵黄高磷蛋白等。部分食物中铁元素含量较高，但铁离子是三价铁，且同时含有影响铁吸收的因素，或者与影响铁吸收的物质同时食用时吸收率并不高，实际该食物的铁离子营养价值并不高。如鸡蛋中铁离子含量并不低，尤其是蛋黄中高达6.5mg/100g，但由于有卵黄高磷蛋白影响铁离子的吸收，吸收率不到3%，所以鸡蛋中铁的生物利用率较低。

3. 缺乏与过量 长期铁摄入不足，会引起机体缺铁，主要表现为缺铁性贫血。铁缺乏主要发生在机体铁需要量增加或存在铁丢失的情况，而膳食铁补充不足的时候，如儿童、妊娠、慢性胃溃疡、月经量过多等。缺铁性贫血的临床表现除头晕、乏力、心悸、面色苍白、毛发干枯脱落、指（趾）甲缺乏光泽、脆而易断等常见症状以外，缺铁还会影响工作效率和抗寒能力，降低机体的活动和劳动耐力，使免疫能力下降，易发感染等。对幼儿来讲，缺铁还会影响其身体发育和智力发育，可出现近期和远期神经功能和心理行为障碍，烦躁、易激惹、注意力不集中、学习记忆力降低等。

铁摄入过量，也会对机体造成危害，如服用大剂量治疗铁剂后可能发生急性铁中毒，出现胃肠道出血性坏死、凝血不良、代谢性酸中毒和休克，其致死剂量相当大，为200～250mg/kg。机体无主动排铁功能，若通过各种途径进入人体的铁量过多，使得体内铁的储存过多，可引发铁的潜在有害作用，如血色素沉着症表现出器官纤维化，受影响最大的是肝、胰、心脏和关节。引起铁过多的主要原因是口服铁剂和输血。

4. 来源与摄入量 膳食中铁的来源有血红素铁（Fe^{2+}）和非血红素铁（Fe^{3+}）两种形式。血红素铁主要存在于动物性食物中，吸收率受膳食影响小，可达30%，是铁的良好来源，如肝脏、全血、肉类等。非血红素铁存在于植物性食物中，进入体内需转化后才能被利用，虽然食物中铁含量高但吸收率受多种膳食因素影响而较低，多低于10%，如海带、黑木耳、黄豆、绿色蔬菜等。牛奶是贫铁食物。老年人每日铁的推荐摄入量（RNI）为12mg/d，可耐受最高摄入量（UL）为42mg/d。

> **考点提示**
> 膳食中铁离子的分类和膳食铁元素的来源。

（二）锌

1. 生理功能 锌是人体必需微量元素，广泛分布于人体各组织和器官，如肝、肾、肌肉和视网膜等。参与许多酶的合成和催化过程，促进生长发育和组织再生与修复，参与维持正常味觉，促进生殖器官发育和功能维持，维护生物膜的结构和功能，保护皮肤健康。

2. 吸收 动物性食物中锌含量和吸收利用率都较高，维生素D也可以促进锌的吸收；植物性食物中含有的植酸、鞣酸和膳食纤维等不利于锌的吸收，还有其他矿物质过多也会竞争性的抑制锌元素的吸收。

3. 缺乏与过量 锌元素摄入不足在我国膳食结构中发生率较高，会引起生长发育迟缓、味觉障碍、伤口愈合延迟、免疫力降低易感染、生殖系统发育缓慢等。盲目过量补锌制剂或者食用因镀锌罐头污染锌的食物等可引起锌过量或中毒。成人一次性摄入2g以上的锌会发生急性锌中毒，引起上腹疼痛、腹泻、恶心、呕吐等症状。长期补充大量锌（>100mg/d）可致贫血、免疫功能下降等慢性损害。

4. 来源与摄入量 动物性食物是锌的良好来源，尤其是贝类、红肉、动物内脏；其次为坚果类、谷类胚芽和麦麸。一般植物性食物锌含量较低。老年人男性每日锌的推荐摄入量（RNI）为12.5mg/d，可耐受最高摄入量（UL）为40mg/d。老年人女性每日锌的推荐摄入量（RNI）为7.5mg/d，可耐受最高摄入量（UL）为40mg/d。

> **考点提示**
> 膳食中锌元素的来源。

（三）硒

1. 生理功能　成人体内硒含量为3～20mg，广泛分布于机体各组织器官和体液中，肝脏、肾脏、肌肉和血液是机体硒的贮存库，体内的硒基本都与蛋白质结合，构成“含硒蛋白”。硒是谷胱甘肽过氧化物酶的必需组分，通过清除过氧化氢和氧自由基发挥作用；具有保护心血管和心肌；增强非特异和特异性免疫力；重金属解毒；维持正常生育功能；保护视力；抗氧化、抗衰老和抗癌等作用。克山病可能也与硒元素缺乏有关。

2. 吸收　许多外界因素可影响硒在体内的吸收、转运、储存、分布和排泄，其中主要影响因素是膳食中硒的化学形式和含量。另外，还和机体状况有关，如年龄、性别、健康状态等。植物性食物中硒元素的含量受当地土壤中硒元素含量的影响，所以硒元素引起的疾病也归入到地方病。

3. 缺乏与过量　硒缺乏已被证实是导致克山病的重要原因。克山病是一种扩张性心肌病，以多发性灶状坏死为主要病变，临床特征为心肌凝固性坏死，伴有明显心脏扩大、心功能不全和心律失常，重者发生心源性休克或心力衰竭。发病原因与当地水土中严重缺硒有关。另外，硒缺乏还和大骨节病等有关。硒摄入过量也会引起中毒，出现头发和指甲脱落，皮肤损伤及神经系统异常，如肢端麻木、抽搐等。

4. 来源与摄入量　硒元素主要存在动物内脏及海产品中，其次是肉类、奶类及奶制品、粮谷类等。老年人每日硒的平均需要量（EAR）为50μg/d，推荐摄入量（RNI）为60μg/d，可耐受最高摄入量（UL）为400μg/d。

四、酸性食品与碱性食品

将完全燃烧后食物所产生的灰分溶于水，根据所形成的溶解液的pH可确定食物的酸碱性。最终形成的溶解液的pH如果呈酸性即为酸性食品，如呈碱性即为碱性食品，而与食物成分本身呈现的pH无关，如酸味水果富含有机酸，但因含有丰富的矿物质，最终代谢产物为碱性，所以大多数水果为碱性食物。

碱性食物常含有钙、钠、钾、镁等元素，多为植物性食物，如蔬菜、坚果、水果、藻类和豆类；动物性食物中碱性食物较少，如奶类及其制品等。

酸性食物常含有较多氮、碳、硫等元素，多为动物性食物，如动物内脏、肌肉；少数植物性食物如植物种子（五谷类）等为酸性食物。

知识链接

正确认识“酸碱平衡”

正常人内环境维持弱碱性，pH正常范围是7.35～7.45，当pH低于7.35为酸中毒，高于7.45为碱中毒。由于人体内的体液缓冲系统调节能力很强，可很大程度抵消外源性酸碱对pH的影响，而且呼吸系统排出二氧化碳，泌尿系统排出酸性物质作为补充参与了机体pH稳定的维持，保证各种代谢过程有条不紊地进行。因此，无论是食物来源的酸碱性还是代谢产生的各种物质，它们对机体pH的影响都极其有限，人体也没有“酸碱体质”一说。《中国居民膳食指南》强调食物多样和平衡膳食，使人们在享受丰富食物的同时，汲取充足而合理的营养，没有必要顾忌食物是“酸性”还是“碱性”。

扫码“学一学”

任务六　维生素

维生素是维持机体正常生理功能和代谢所必需的一类低分子有机化合物。维生素在体内既不供给能量也不构成机体组织，需要量也较少，但由于人体不能合成或合成量太少，必须由食物提供（除维生素 D）。当饮食中某种或某些维生素长期供给不足时，会引起体内相应维生素的缺乏而引起机体功能紊乱甚至引起疾病。除了食物本身维生素含量不足外，加工和储存过程，机体吸收能力等都会影响维生素的最终摄入量。

维生素按其溶解性分为脂溶性维生素（维生素 A、维生素 D、维生素 E、维生素 K）和水溶性维生素（B 族维生素和维生素 C）。脂溶性维生素的特点有：化学分子中仅含碳、氢、氧元素；能溶于脂肪，不溶于水；有维生素前体；与脂类物质共同吸收，外界食物脂肪酸败时也会影响其营养价值；进入体内后不能经尿液排出（除维生素 K），可在体内贮存有利于短时间摄入不足时机体所需，摄入过量会在体内蓄积引起脂溶性维生素中毒。水溶性维生素的特点有：化学分子含有碳、氢、氧等，还含有氮、钴、硫等；易溶于水，不溶于脂肪；易吸收；一般不在体内贮存，多余的维生素会经尿液排出体外，所以摄入过少时，体内没有储备会较快出现该维生素的缺乏。

考点提示
维生素的分类。

一、脂溶性维生素

（一）维生素 A

维生素 A，又称作视黄醇，包括维生素 A 和维生素 A 原。一些有色蔬菜水果中含有类胡萝卜素，一部分可以在体内转化为维生素 A，因此这些类胡萝卜素也称为维生素 A 原。β－胡萝卜素是胡萝卜素中最具维生素 A 生理活性的。维生素 A 是不饱和醇，在体内可以进一步氧化为视黄醛，再一步氧化为视黄酸。而最终在体内发挥生物学效应的不是维生素 A，而是它在体内的最终氧化产物视黄酸。维生素 A 是脂溶性维生素，可以在体内储存，90%～95%的维生素 A 储存于肝脏，其余少量储存在机体的脂肪组织。

1. 生理功能　视网膜上的感光物质视紫红质，是由视蛋白与维生素 A 在体内的氧化物产物 11－顺式视黄醛结合形成的，是机体暗适应的必备物质，可维持正常视力尤其是夜视力；促进呼吸道、消化道、泌尿道等位置上皮细胞的完整性，增加相应组织的抗感染能力；促进蛋白质合成，同时促进了幼儿生长发育并维持正常的生殖能力。

2. 缺乏与过量　维生素 A 的缺乏会使暗适应能力下降，严重时甚至可以导致夜盲症，俗称“鸡母眼”；眼结膜干燥角化，角膜软化甚至穿孔、失明；皮肤干燥、毛囊角化过度；儿童生长发育迟缓，易反复发生呼吸道、消化道感染。过量会引起蓄积中毒，维生素 A 摄入过多引起维生素 A 过多血症。有色蔬菜、水果摄入过多引起类胡萝卜素摄入过多，导致高胡萝卜素血症，是因为机体将类胡萝卜素转化为维生素 A 的速度不够，体内类胡萝卜素堆积引起；表现为皮肤和皮下组织黄染，与肝脏病变黄染有区别；一般停止摄入富含类胡萝卜素的食物后，2～6 周黄染逐渐消退，一般不需要特殊治疗。

3. 食物来源　维生素 A 的良好来源主要是动物肝脏、蛋类、乳类、鱼肝油等。类胡萝卜素广泛存在于深色（深绿色、黄色、红色等）蔬菜和水果中，如胡萝卜、南瓜、莜麦菜等。

4. 供给量　老年人维生素 A 男性推荐摄入量（RNI）为 800μg RAE（视黄醇当量）/d，女性推荐摄入量（RNI）700μg RAE/d，可耐受最高摄入量（UL）为 3000μg RAE/d。

（二）维生素 D

维生素 D 是一族类固醇衍生物，因其具有抗佝偻病的作用，故又被称为“抗佝偻病维生素”。现在已知至少 10 种维生素 D，其中最重要的是维生素 D_2、维生素 D_3，化学名分别为麦角钙化醇和胆钙化醇。

1. 生理功能　能促进肠黏膜细胞合成钙结合蛋白，从而促进钙磷吸收；通过促进肾脏近曲小管对钙和磷的重吸收达到调节钙磷代谢；促进骨吸收，促进骨骼和牙齿正常生长、发育。

2. 缺乏与过量　婴幼儿期缺乏可导致骨骼畸形，甚至佝偻病，如鸡胸、O 型腿、X 型腿；成人期表现为骨软化症，尤其妊娠、哺乳妇女和老年人缺乏则会出现骨痛、肌肉无力，严重时发生骨质疏松。过量会引起蓄积中毒，常因为摄入强化维生素 D 的食品或维生素 D 补充剂蓄积中毒。

3. 食物来源　主要存在于动物性食物，如鱼肝油、肝脏、蛋黄、奶油、奶酪等。经常晒太阳是人体廉价获得充足有效的维生素 D_3 的最好来源。儿童和老年人每周 2 ~3 次的短时户外活动接触阳光就能满足维生素 D 需要。

4. 供给量　推荐摄入量（RNI）为 10μg/d，可耐受最高摄入量（UL）为 50μg/d。

（三）维生素 E

维生素 E 又称生育酚，具抗氧化作用。α－生育酚是自然界分布最广泛和活性最高的维生素 E 形式。

1. 生理功能　保护生物膜防止氧化应激损伤，维持红细胞的完整性，保护蛋白质和酶中巯基，促进生长发育和生殖系统发育。

2. 缺乏与过量　缺乏时红细胞膜脆性增加，可发生溶血，尤其是新生儿溶血，还可增加动脉粥样硬化、癌症等疾病风险。在脂溶性维生素中，维生素 E 的毒性相对较小。大剂量摄入维生素 E 有可能出现中毒症状，如肌无力、视觉模糊、复视、恶心、头痛等。

3. 食物来源　各种油料作物和植物油富含维生素 E，如花生、玉米、大豆和芝麻等。此外坚果类、谷物胚芽、鱼肝油中也含维生素 E。

4. 供给量　老年人维生素 E 的适宜摄入量（AI）为 14mgα－TE/d，可耐受最高摄入量（UL）为 700mgα－TE/d。

（四）维生素 K

维生素 K 是肝脏中凝血酶原和其他凝血因子合成必不可少的物质又称为凝血维生素。

1. 生理功能　维持正常凝血功能，也参与骨骼代谢，预防骨量减少引起的相应骨骼疾患。

2. 缺乏与过量　缺乏时会出现不正常凝血，如凝血时间延长、牙龈出血、鼻衄、胃出血及皮下出血等症状。一般不会出现维生素 K 的摄入过量。

3. 食物来源　绿叶蔬菜是维生素 K 的最好食物来源。

4. 供给量　老年人维生素 K 的适宜摄入量（AI）为 80μg/d。

二、水溶性维生素

（一）维生素 B_1

维生素 B_1 又称硫胺素、抗脚气病因子和抗神经炎因子，在酸中稳定，遇碱会破坏，在碱性环境中不耐热。

1. 生理功能 构成脱羧辅酶参与能量代谢，每日需要量会随能量摄入量增加；抑制乙酰胆碱酯酶活性，维持神经、消化、肌肉、循环的正常功能。

2. 缺乏与过量 硫胺素缺乏症又称为脚气病，其早期症状较轻，有疲乏、食欲差、忧郁、急躁、沮丧、腿麻木和心电图异常，典型缺乏的表现一般分为以下三类。

（1）干性脚气病 以多发性周围神经炎为主，出现指（趾）端麻木、肌肉酸痛、压痛，尤以腓肠肌为甚，感觉减退或感觉异常，可出现针刺感、蚁走感、烧灼感，向上发展累及腿伸屈肌、手臂肌群疲乏无力，甚至失去活动能力。

（2）湿性脚气病 以下肢水肿和心脏症状为主，右心室可扩大，有心悸、心动过速，常致心力衰竭。

（3）混合型脚气病 严重患者可同时出现神经炎和心血管系统症状。

硫胺素摄入过多可从尿中排出体外，故一般不会造成中毒，超过 RNI100 倍以上的剂量可能出现头痛、惊厥、心律失常的表现。

3. 食物来源 维生素 B_1 的主要来源有葵花籽仁、花生、大豆粉和瘦猪肉；其次为粗粮、小麦粉等谷类食物；鱼类、蔬菜和水果中含量较少。

4. 供给量 老年人维生素 B_1 男性推荐摄入量（RNI）为 1.4mg/d，女性推荐摄入量（RNI）为 1.2mg/d。

（二）维生素 B_2

维生素 B_2 又称核黄素，耐热，但碱性环境中易失活。

1. 生理功能 构成辅酶参与物质代谢、参与细胞的正常生长、维生素 B_2 参与色氨酸转变为烟酸和维生素 B_6 转变为磷酸吡哆醛的过程；参与体内的抗氧化防御系统，提高机体对环境应激的适应能力；还与肾上腺皮质激素的产生、骨髓中红细胞的生成以及铁的吸收、储存和动员有关。

2. 缺乏与过量 缺乏表现有舌炎、地图舌、唇炎、口角炎、口腔溃疡、脂溢性皮炎、阴囊炎、角膜炎等，又称作“口腔生殖综合征”。一般核黄素不会引起过量中毒，大量服用时可致尿液呈黄色。

3. 食物来源 维生素 B_2 的良好来源包括动物内脏、蛋、奶，其次为豆类和新鲜的绿色蔬菜。

4. 供给量 老年人维生素 B_2 男性推荐摄入量（RNI）为 1.4mg/d，女性推荐摄入量（RNI）为 1.2mg/d。

（三）烟酸

烟酸也称为维生素 PP、尼克酸和抗癞皮病因子。

1. 生理功能 在体内以烟酰胺的形式构成辅酶Ⅰ（NAD）和辅酶Ⅱ（NADP），这两种辅酶在生物氧化的过程中起着传递氢的作用，参与体内的物质代谢和能量代谢。以非辅酶形式存在的烟酸还是葡萄糖耐量因子（GTF）的组成成分，具有增强胰岛素效能、增加葡萄糖的利用和促进葡萄糖转化为脂肪的作用。烟酸还具有降低血胆固醇的功能，对于维持神经、消化系统和皮肤的正常功能起着重要的作用，缺乏时可出现相应的症状。

2. 缺乏与过量 长期严重缺乏可引起癞皮病或称糙皮病，出现皮炎、舌炎、唇炎、腹泻及神经性痴呆等症状，主要发生在长期食用玉米或高粱的人群。典型症状为皮炎（dermatitis）、腹泻（diarrhea）及痴呆（depression），又称“三 D”症。过量摄入烟酸的副作用有头痛、皮肤发红、眼部不适、高尿酸血症等，长期大量服用可能对肝脏有损害。

3. 食物来源　烟酸广泛存在于各种食物中，如豆类、粮食、动物性食物等。

4. 供给量　65 岁以上老年人烟酸的推荐摄入量（RNI）为男性 14mgNE/d，女性 11mgNE/d，可耐受最高摄入量（UL）为 35mgNE/d；80 岁以上老年人烟酸的推荐摄入量（RNI）为男性 13mgNE/d，女性 10mgNE/d，可耐受最高摄入量（UL）为 30mgNE/d。

（四）叶酸

1. 生理功能　作为生化反应的辅酶，传递一碳单位；参与体内氨基酸的代谢；参与嘌呤和胸腺嘧啶合成；参与含铁血红蛋白及甲基化合物如肾上腺素等的合成。

2. 缺乏与过量　缺乏叶酸可引起巨幼细胞贫血和白细胞减少。对孕妇及胎儿危害较大：胎儿易出现宫内发育迟缓甚至早产和新生儿低体重，严重者会出现脊柱裂和无脑畸形为主的神经管畸形。叶酸是水溶性的，但大剂量服用膳食补充剂或叶酸强化食品时也会引起摄入过量，摄入过量时会干扰微量元素锌的吸收引起锌缺乏，干扰抗惊厥药物的药效，诱发患者病情加重。

3. 食物来源　叶酸食物来源广泛，如绿色蔬菜、水果、坚果、豆类、动物内脏、肉、蛋、奶类等。

4. 供给量　老年人叶酸的推荐摄入量（RNI）为 400μg/d，可耐受最高摄入量（UL）为 1000μg/d。

（五）维生素 C

维生素 C 又称为抗坏血酸，具有很强的还原性，不稳定，易被氧化破坏，在酸性环境中相对稳定。

1. 生理功能　参与体内羟化过程，与胶原蛋白的合成、类固醇的合成与转变、胆固醇羟化为胆酸有利于其排出、神经递质（如去甲肾上腺素和 5－羟色胺）的合成等生理过程有关；参与体内氧化还原过程，促进叶酸、铁等的吸收，减少重金属等有毒物质的吸收。

2. 缺乏与过量　长期维生素 C 缺乏引起坏血病，表现为疲劳、倦怠，毛细血管脆性增加，牙龈肿胀、出血，伤口愈合缓慢等。维生素 C 毒性较低，但长期大剂量食物以外的补充，也会带来不良的健康效应，如增加尿路结石的风险，改变宫颈黏液性质阻碍精子穿透等。

3. 食物来源　主要来源是新鲜的蔬菜和水果。维生素 C 含量高的食物有沙棘、青枣、猕猴桃、草莓、柑橘等。

4. 供给量　老年人维生素 C 的推荐摄入量（RNI）为 100mg/d，可耐受最高摄入量（UL）为 2000mg/d，中国营养学会在 2013 年版 DRIs 中特别提出维生素 C 的预防非传染性慢性病摄入量（PI－NCD）为 2000mg/d。

扫码“学一学”

任务七　水

水是地球所有生命的必需物质，是人体的必需营养素。体内水的来源除了饮用水外，还包括食物中的水和代谢水（又叫内生水）。

一、人体内总水分及分布

水在人体中含量较多，并随年龄的增加而减少，老年人体内含水量占体重的45%～50%，低于成年人和儿童。人体内的水包括细胞内液（占2/3）和细胞外液（占1/3）。瘦组织中水占了3/4，而脂肪组织中仅占不到1/4。

二、水的生理功能

水为机体中各种生理活动提供了场所；参与代谢物质、营养素和代谢废物的运输，体液的流动在体内运输各种物质，如氧气、葡萄糖等；调节体温，人体体温相对恒定是通过汗液蒸发散热来维持的；润滑作用，存在于关节、胸腔、腹腔和胃肠道等部位，对于相应组织和器官起到缓冲、润滑和保护的作用。

三、水的平衡

人体水分的摄入与排出之间的平衡关系。即从饮食摄取的和体内代谢产生的水，与从尿粪排出及呼吸和皮肤蒸发的水量相当；也指正常情况下，人体细胞和组织水分分布处于平衡状态。水的来源和排出量均维持在约2500ml左右。但随着年龄的增加，机体水的平衡能力也受到影响。老年人口渴的敏感性降低，故往往水摄入量减少，而肾功能的下降导致水的排泄也同样受到影响。由于体内水分和电解质，特别是钠离子摄入不足，或丢失过多又未能补偿所引起的病理状态称为脱水。

四、水的缺乏与过量

饮水不足时会出现机体缺水，早期出现口渴，长时间缺水还会出现皮肤干燥、唇裂、尿少、头晕等现象，严重时还会出现发热、烦躁不安等精神症状。水分不足会导致胃肠道和血液输送营养、体液浓度调节等功能失常、机体水平衡打破出现脱水。

饮水过量时，肾脏排泄多余液体会引起人体电解质也过度流失，开始会出现头昏眼花、虚弱无力、心跳加快等症状，严重时甚至会出现痉挛、意识障碍和昏迷，即水中毒。

五、水的推荐量

《中国老年人膳食指南（2016）》中指出，老年人每天要饮水1500～1700ml，而且应主动饮水，不能口渴才喝水。

小　结

本项目主要学习了三大产能营养素：蛋白质、脂类和碳水化合物的特性、生理功能、吸收利用、缺乏与过量对身体的影响以及食物来源和摄入量，能量的单位与能量系数、人体能量的来源、消耗和与老年人健康的关系；常见矿物盐的生理功能、吸收情况、缺乏与过量对身体的影响以及食物来源和摄入量；常见维生素的生理功能、吸收情况、缺乏与过量对身体的影响以及食物来源和摄入量。特别需要注意的是优质蛋白质与蛋白质互补原则、必需脂肪酸定义与功能和膳食纤维的定义和生理功能。另外，还特别解析了“酸碱平衡”理论。

习　题

一、选择题

【A1 型题】

1. 下列食品中蛋白质生物学价值最高的是（　　）
   A. 鸡蛋　　B. 牛奶　　C. 瘦猪肉
   D. 豆制品　　E. 鱼
2. 主要的产能营养素是（　　）
   A. 蛋白质、维生素、无机盐　　B. 脂类、碳水化合物、蛋白质
   C. 碳水化合物、维生素　　D. 脂肪、蛋白质
   E. 无机盐、水
3. 被誉为第七类营养素的是（　　）
   A. 蛋白质　　B. 维生素　　C. 无机盐
   D. 脂肪　　E. 膳食纤维
4. 下列含钙最丰富的食物是（　　）
   A. 鱼贝类　　B. 海带　　C. 木耳
   D. 绿色蔬菜　　E. 牛奶及乳制品
5. 膳食中维生素 A 的主要来源是（　　）
   A. 动物肝、肾　　B. 粮谷类　　C. 绿叶菜
   D. 酱菜类　　E. 干豆、花生
6. 下列哪一种是必需脂肪酸（　　）
   A. 油酸　　B. γ－亚麻酸　　C. 花生四烯酸
   D. 亚油酸　　E. DHA
7. 下列食物不是铁的良好来源的是（　　）
   A. 牛肉　　B. 蛋黄　　C. 动物肝脏
   D. 奶类　　E. 动物血
8. 碳水化合物的最主要来源是（　　）
   A. 薯类　　B. 蔬菜　　C. 谷类
   D. 肉类　　E. 水果
9. 抗脚气病因子，指的是（　　）
   A. 维生素 E　　B. 维生素 B_1　　C. 维生素 B_2
   D. 烟酸　　E. 维生素 C
10. 能量最主要经济的来源是（　　）
   A. 瘦肉　　B. 蔬菜　　C. 谷类
   D. 动物内脏　　E. 海产品

【A2 型题】

11. 患者，男，60 岁，有高血压、高血脂和糖尿病。为了控制血脂水平，近半年几乎

素食，目前感觉头晕，疲乏，且经常感冒。观察发现该男子嘴唇、脸色、眼睑、指甲偏白，考虑是（　　）营养素缺乏

A. 钙　　B. 维生素 D　　C. 钾

D. 钠　　E. 铁

12. 某男孩，2 岁，查体发现方颅，枕秃，串珠胸，夜间经常啼哭，最可能的原因是（　　）

A. 受惊吓　　B. 锌缺乏　　C. 维生素 A 缺乏

D. 钙缺乏　　E. 铁缺乏

【A3/A4 型题】

（13 ~ 15 题共用题干）

某妊娠妇女，妊娠反应强烈，不愿吃动物性食品，只吃水果和谷类食物，至妊娠中期，该孕妇感到手脚麻木，关节痛，并有“抽筋”现象。

13. 产生抽筋现象最可能的原因是（　　）

A. 血清铁降低　　B. 血清钙降低　　C. 血清锌降低

D. 血清钠降低　　E. 血清磷降低

14. 在补充缺乏的盐类物质时，最好应同时补充（　　）

A. 维生素 A　　B. 维生素 C　　C. 维生素 B_1

D. 维生素 D　　E. 维生素 E

15.（　　）会抑制该营养素的吸收

A. 某些氨基酸　　B. 过多脂肪酸　　C. 乳糖

D. 低磷饮食　　E. 某些维生素

二、思考题

某女，27 岁，产后 3 月，足月顺产，母乳喂养，但从分娩后开始感觉乏力、头晕和盗汗等，观察见皮肤黏膜、耳垂和甲床苍白。患者诉，产后开始每日食用鸡蛋 3 ~ 4 个以补充营养。

请问：

1. 该女性可能患有什么疾病？

2. 从营养学角度考虑，应该适当补充哪些食物？

扫码“练一练”

（雷春萍）

项目三　常见食物营养与保健价值

学习目标

1. **掌握**　常见食物的营养与保健价值特点。
2. **熟悉**　常见食物的主要营养成分和非营养生理活性物质。
3. **了解**　各类食物的种类。
4. 会根据常见食物的营养与保健价值，指导老年人的膳食。
5. 具有合理利用食物的营养与保健价值指导老年人合理膳食的意识。

案例导入

近年来，有些讲究养生的人主食吃得越来越少，认为这样更健康，也有些人认为食物越贵越有营养，甚至有的人认为保健食品对健康有益，以保健食品代替日常膳食。

请问：

1. 常见的食物有哪些？它们都有哪些营养与保健价值？
2. 保健食品选购和食用时应注意什么？

食物是为具有新陈代谢功能的生命体提供能量和营养物质的物料总称，根据其性质和来源可分植物性食物、动物性食物和各类食物的制品。通常以所含的营养素和能量可满足人体营养需要的程度及在整体膳食中对促进人体健康的贡献来评价食物的营养价值（nutritive value）。因此，食物营养价值高低不仅取决于食物中所含营养素的种类、数量、相互比例及被人体消化、吸收和利用等因素，还受储存、加工、膳食搭配和烹调方法的影响。应根据不同食物的营养价值特点，合理选择与搭配，制成平衡膳食，满足人体健康需要。

食物除营养作用外，还含有一些非营养素生物活性物质，它们对人体的健康有重要影响。如大豆及葛根中的大豆异黄酮可双向调节体内雌激素水平，具有抗癌和抑癌作用；茶叶中的茶多酚具有抗氧化、抗癌、降低胆固醇和血压等作用；大蒜中的大蒜素、香菇中的香菇多糖、十字花科蔬菜中的异硫氰酸盐、木耳中的酸性多糖等，可增强机体免疫功能，并有助于降低血脂和血压；而杏仁中的杏仁苷、大豆中的抗胰蛋白酶和血细胞凝集素、生蛋清中的抗生物素蛋白、柿子中的柿胶酚等若食用不当，可引起食物中毒、溶血性贫血、消化不良、影响某些营养素的吸收和利用及柿结石等疾病。应合理利用，发挥食物的保健价值来保护机体健康和预防疾病。

扫码“学一学”

任务一　植物性食物的营养与保健价值

一、谷薯类的营养与保健价值

谷薯类是谷类和薯类食物的统称，常被称作主食，是热能、蛋白质、B 族维生素和一些矿物质的主要来源。谷类（grains）主要包括大米（稻米）、小麦、大麦以及玉米、高粱、小米、燕麦、莜麦、荞麦等杂粮。薯类主要包括甘薯、马铃薯、山药、芋和木薯等。

（一）谷类营养与保健价值

1. 谷类的结构和营养素分布　不同的谷类品种形状和大小各异，但谷粒结构基本相似，由谷皮、糊粉层、胚乳和胚芽组成。

（1）谷皮　谷皮为种子的最外层，主要由纤维素和半纤维素组成，含较丰富的矿物质和脂肪，同时还含有一定量的蛋白质和维生素，不含淀粉，因谷皮难以被消化吸收，常于加工时弃去。

（2）糊粉层　糊粉层位于谷皮和胚乳之间，含丰富的蛋白质、脂肪、B 族维生素及矿物质，其中蛋白质含量靠近胚乳周围部分较高，越向胚乳中心，含量越低。此层营养素含量相对较高，但米面碾磨时易混入糠麸中损失掉。

（3）胚乳　胚乳为谷类的主要部分，约占全粒重量的 83%，含大量淀粉和一定量的蛋白质和少量的脂肪、矿物质和维生素。胚乳中的蛋白质含量靠近周围部分较高，越向胚乳中心，含量越低。

（4）胚芽　胚芽位于谷粒一端，其中蛋白质、脂肪、矿物质、B 族维生素和维生素 E 含量丰富。胚芽因质地软而有韧性，不易被粉碎，但加工时易混入糠麸中。

2. 谷类的营养与保健价值　由于品种、气候、土壤、肥料和加工方法等情况的不同，不同谷类的营养素含量和组成也有差异。

（1）碳水化合物　谷类的碳水化合物占谷类重量的 70% ~80%，主要是淀粉，主要集中在胚乳的淀粉细胞内，此外，全谷类还含有丰富的膳食纤维，使其具有较低的血糖反应，还可调节肠道菌群平衡，大麦和燕麦中富含 β－葡聚糖，可降低血糖、降低血清胆固醇和提高饱腹感。

（2）蛋白质　谷类蛋白质含量为 8% ~15%，可分为谷蛋白、醇溶蛋白、清蛋白和球蛋白。谷类蛋白质必需氨基酸比例不适宜，赖氨酸为第一限制性氨基酸，苏氨酸、色氨酸和苯丙氨酸含量也较少，所以，将谷类与含赖氨酸多的豆类或动物性食物混合食用，可起到蛋白质互补作用，还可通过赖氨酸强化和培育高赖氨酸谷物品种的方法，来提高谷类蛋白质的营养价值。

（3）脂肪　谷类脂肪含量较少，大多数为 1% ~2%，主要集中在糊粉层和胚芽，以三酰甘油为主，还含有少量的植物固醇和卵磷脂，脂肪酸多为不饱和脂肪酸。

（4）维生素　谷类的维生素大部分集中在谷皮、糊粉层和胚芽中，以 B 族维生素尤其是维生素 B_1、泛酸、烟酸为主，其含量与加工程度成反比。

（5）矿物质　谷类矿物质含量为 1.5% ~3%，其中钙和磷含量最丰富，主要分布于谷皮和糊粉层中，受加工影响较大，且多以植酸盐存在，难以消化吸收。黑色、紫色、红色等有色谷物中富含花青素、类黄酮等多酚类抗氧化成分，可清除体内自由基，有助于防癌抗癌。

（二）薯类营养与保健价值

1. 碳水化合物　薯类碳水化合物含量丰富，鲜薯淀粉含量为8%～30%，淀粉颗粒大，膳食纤维含量高，利于润肠通便、增强饱腹感、调节血糖等。甘薯胶原和黏多糖丰富，可维持血管壁的弹性，防止肝、肾结缔组织萎缩，具有预防心脏病和关节炎等特殊的保健价值。

2. 蛋白质　薯类的蛋白质含量低，平均2%左右，氨基酸组成基本合理，赖氨酸含量较高，可与谷类搭配，充分发挥蛋白质的互补作用，甘薯、山药及芋头含有特殊黏性的蛋白，有助于防止动脉硬化。

3. 脂肪　薯类脂肪含量低于0.5%，主要为不饱和脂肪酸，有利于胆固醇和脂肪酸的代谢，具有良好的养生保健作用。

4. 维生素和矿物质　薯类富含B族维生素和维生素C；薯类矿物质含量也丰富，钾含量最高，其次为磷、钙、镁和硫，尤其山药和芋头钾含量更为丰富，但薯类含磷较低。

二、豆类及其制品、坚果类的营养与保健价值

（一）豆类及其制品的营养与保健价值

根据营养成分可将豆类分为大豆类和其他豆类两类。按种皮颜色差异，可将大豆分为黄、青、黑、褐和双色大豆五种；除大豆外的其他豆类统称为其他豆类，又叫杂豆类，主要包括蚕豆、豌豆、绿豆、小豆、豇豆、芸豆等；以大豆或其他豆类作为原料制作的发酵或非发酵食品称豆制品，主要包括豆浆、豆腐脑、豆腐、豆腐干、千张、豆腐乳、豆芽等。

1. 大豆类的营养与保健价值

（1）蛋白质　大豆类蛋白质含量丰富，且属优质蛋白质。蛋白质含量一般为35%～40%，其氨基酸模式与人体组织蛋白相近，利用率高；大豆的赖氨酸含量高，蛋氨酸含量较少，可将豆类和谷类搭配食用，起到蛋白质互补作用；大豆中天门冬氨酸、谷氨酸和微量胆碱等含量较高，可促进脑神经系统的发育，增强记忆力；此外，大豆还含有胰蛋白酶抑制剂，可降低蛋白质的消化率，研究发现，它也具有抗氧化和抑制肿瘤作用。

（2）脂肪　大豆脂肪含量为15%～20%，以黄豆和黑豆最高，常作为食用油提取原料，大豆脂肪大多为不饱和脂肪酸（占脂肪酸总量的85%以上），必需脂肪酸含量丰富（亚油酸51.7%～57.0%，亚麻酸2%～10%），此外尚有1.8%～3.2%的磷脂和抗氧化能力强的维生素E，对冠心病、高血压、动脉粥样硬化等疾病的防治有积极作用。

（3）碳水化合物　大豆中碳水化合物含量为20%～30%，其中一半是淀粉、阿拉伯糖、半乳聚糖和蔗糖，可被人体利用；另一半为人体不能消化、吸收和利用的寡糖，如棉籽糖、水苏糖，这些糖类物质成为肠道细菌的营养素来源，维持肠道菌群平衡，也可引起肠胀气。

（4）维生素和矿物质　大豆中含有丰富的钙、铁、硫胺素、核黄素、烟酸、胡萝卜素和维生素E，但钙、铁的消化吸收率并不高，经过制成豆制品后可破坏抗营养因子，因此，大豆类是儿童和易患骨质疏松症老年人膳食钙的良好来源，但应注意，干豆类几乎不含维生素C。

2. 杂豆类的营养与保健价值 杂豆类蛋白质含量为20%～25%；脂肪含量为1%左右；碳水化合物含量较高，可达55%～60%，在中国居民平衡膳食宝塔中，常将杂豆类和谷类、薯类一起放在最底层，提供碳水化合物；鲜豆类的B族维生素和维生素C含量较丰富，常被作为蔬菜食用。杂豆类其他营养与保健价值与大豆相近。

3. 豆制品的营养与保健价值

（1）豆腐 豆腐因加工过程中需经浸泡、细磨、加热等处理，使其中的抗胰蛋白酶和植物血细胞凝集素被破坏，大部分植酸被去除，消化率显著提高；豆腐的原料含钙丰富，而豆腐常以钙盐（石膏）或镁盐（卤水）为凝固剂，因此，豆腐是膳食中钙、镁等矿物质的重要来源；另外，豆腐生产过程中也会引起B族维生素随水流失。

（2）豆浆 豆浆在蛋白质供给上与鲜乳相当，且富含铁，但因水分增多，其他营养素，如脂肪、碳水化合物、蛋氨酸、钙、维生素B_2、胡萝卜素含量相对较少。

（3）豆芽 发芽过程中，豆芽中的淀粉被水解为葡萄糖，可合成维生素C。一般绿豆芽的维生素C的含量较黄豆芽高，发芽后第6～7天时维生素C含量最高，是维生素C的良好来源；此外，黄豆芽富含天门冬氨酸，可增加菜肴鲜味。

（4）其他豆制品 干豆腐由于排出了大量水分，营养成分得以浓缩；发酵豆制品如豆豉、豆瓣酱和腐乳等因发酵作用使部分蛋白质水解，蛋白质消化率有所提高，发酵产生的谷氨酸可增加豆制品的鲜味。另外，核黄素、维生素B_6和维生素B_{12}的含量也有所提高，大豆的棉子糖和水苏糖等寡糖被水解，食用后不会引起腹胀。

（二）坚果类的营养与保健价值

坚果以种仁为食用部分，包括油脂类坚果和淀粉类坚果两大类。常见的有花生、核桃、葵瓜子、栗子、杏仁、榛子和松子等。

1. 蛋白质 坚果类蛋白质含量为12%～22%，有些含量更高，如西瓜子和南瓜子蛋白质含量达30%以上，花生约25%，葵瓜子为24%左右；坚果蛋白质的第一限制性氨基酸因品种而异，花生、榛子和杏仁含硫氨基酸不足，葵瓜子含硫氨基酸丰富但赖氨酸不足，核桃缺乏蛋氨酸和赖氨酸，因此，坚果类应与其他食物搭配发挥蛋白质互补作用。

2. 脂肪 坚果类脂肪含量较丰富，多在30%～78%，故能量较高，其中脂肪酸以不饱和脂肪酸为主，且单不饱和脂肪酸含量更为丰富，松子含有较多的α-亚麻酸，可改善膳食中n-3脂肪酸和n-6脂肪酸的比例。

3. 碳水化合物 坚果类碳水化合物含量低，多数低于15%，但栗子、腰果、莲子的碳水化合物在40%以上，膳食纤维含量因品种而异，大杏仁含量丰富，可达14%。

4. 矿物质 坚果矿物质含量丰富，尤其锌含量较高，开心果富含碘，芝麻富含铁，腰果富含硒，榛子富含锰。

5. 维生素 坚果富含硫胺素、核黄素、烟酸和叶酸等B族维生素和维生素E。以黑芝麻维生素E含量高，可达50.4mg/100g，栗子和莲子还含有少量的维生素C。

三、蔬菜类及水果类的营养与保健价值

（一）蔬菜类的营养与保健价值

按结构和可食部分不同，可将蔬菜分为叶菜类、根茎类、豆荚类、花芽类和瓜茄类。蔬菜的营养成分因种类不同，差异较大。新鲜蔬菜水分含量高，一般不低于90%，多数蔬

菜碳水化合物、蛋白质和脂肪的含量均不高，但富含矿物质、维生素、纤维素、果胶和有机酸，是膳食纤维的良好来源。

1. 蛋白质　蔬菜的蛋白质含量随品种不同而有较大差异。大多数蔬菜蛋白质含量约为1%～2%，且赖氨酸和蛋氨酸含量较低；但鲜豆蛋白质含量较高，约4%左右；发菜、香菇和蘑菇等菌藻类的蛋白质含量则更丰富，高达20%以上，且必需氨基酸含量较高，组成也比较合理。

2. 脂肪　蔬菜的脂肪含量较少，一般不足1%。

3. 碳水化合物　大多数蔬菜碳水化合物含量为4%左右，但根茎类可高达20%。蔬菜的碳水化合物主要是单糖、双糖、淀粉和膳食纤维。其中胡萝卜、西红柿和南瓜的单糖和双糖含量较高，根茎类如芋头和藕则含有淀粉较多。蔬菜的膳食纤维含量为1%～3%，主要包括纤维素、半纤维素和木质素等，是良好的膳食纤维来源。蘑菇、香菇和银耳中含有多糖类物质，可提高机体免疫能力，同时，对肿瘤防治疗有积极作用。

4. 矿物质　蔬菜的矿物质含量丰富，包括钙、磷、钾、镁、铜、铁、碘、锌等元素。叶菜类矿物质含量较多，尤以绿叶蔬菜含量最多，但因含有草酸，钙、铁的吸收率并不高。菌藻类的铁、锌和硒的含量最丰富，为其他食物的数十倍。

5. 维生素　蔬菜富含维生素C、核黄素、叶酸和胡萝卜素等，蔬菜的维生素含量与品种、鲜嫩程度和颜色相关。一般叶部含量高于根茎，深色菜叶含量比浅色高；深绿色叶菜和橙黄色蔬菜还含丰富的胡萝卜素。

6. 其他　蔬菜中还含有一些酶类、杀菌物质和具有特殊功能的生理活性成分。萝卜中含有淀粉酶，生食有助于消化；大蒜中含有植物杀菌素和含硫化物，可抗菌消炎、降低血清胆固醇等；洋葱、甘蓝、西红柿等含有生物类黄酮，可保护维生素C、维生素A和维生素E等不被氧化破坏；苦瓜含有苦瓜甙和类似胰岛素的物质，对维持血糖稳定有积极作用。

（二）水果类的营养与保健价值

水果种类繁多，一般可分为鲜果、干果和野果，按果实形态和生理特征又分为仁果类、核果类、浆果类、柑橘类和瓜果类等。水果主要提供维生素和矿物质，同时富含多种有机酸和果胶。

1. 碳水化合物　水果碳水化合物含量差异较大，为5%～30%，且主要以单糖、双糖、淀粉和膳食纤维的形式存在。成熟水果富含果糖和蔗糖，而不成熟水果则淀粉含量较高。苹果、梨等仁果类主要以果糖为主；葡萄、草莓、猕猴桃等浆果类主要以果糖和葡萄糖为主。杏、桃等核果类则主要以蔗糖为主。水果中的膳食纤维主要是果胶，可赋予水果凝胶力。

2. 矿物质　水果富含钾、钠、钙、铁、铜、镁等矿物质，有利于维持体液的酸碱平衡，桃、李、杏等富含铁。

3. 维生素　新鲜水果含有丰富维生素C和胡萝卜素，且随品种不同而异。酸枣含维生素C最多，其次是柠檬、草莓、橙、柑、柿、柚等，山楂也含有丰富的维生素C。另外，橘、海棠、杏、山楂、枇杷和芒果的胡萝卜素含量较高，且芒果含量最丰富。

4. 特殊成分　水果含有丰富的有机酸，赋予水果酸味，利于维生素C的稳定，并促进消化液的分泌。此外，水果还含有醇、酯、醛、酮等，赋予水果香味，刺激食欲。

干果是新鲜水果经过加工晒干制成，维生素损失较多，尤其是维生素C，柑橘汁等酸性果汁中的维生素C可以得到较好的保存。因此，富含维生素C的水果应生食。

扫码“学一学”

任务二　动物性食物的营养与保健价值

一、畜、禽肉类的营养与保健价值

1. 蛋白质　畜禽肉类蛋白质为10%～20%，主要存于肌肉组织中，其氨基酸组成比例与人体接近，属于优质蛋白。一般禽类比畜类蛋白质含量高，猪里脊肉的蛋白质高于猪奶脯肉；皮肤和筋膜蛋白质含量较高，为35%～40%，但主要为胶原蛋白和弹性蛋白，色氨酸和蛋氨酸含量较少，属不完全蛋白质。畜禽肉类中还有含氮浸出物，可刺激胃液的分泌，促进消化，一般禽肉含氮浸出物高于畜肉，老禽肉汤中的含氮浸出物高于幼禽，所以老禽肉的味道更鲜美。

2. 脂肪　畜禽肉的脂肪含量为2%～89%，随动物的种类和部位的不同而异。一般猪肉高于羊肉、牛肉和兔肉，鸭、鹅高于鸡和鸽子，火鸡和鹌鹑最低，约4%；畜类内脏含脂肪2%～11%；肥肉中脂肪可达50%～80%；脑组织脂肪含量最高。畜类脂肪以饱和脂肪酸为主，还含有少量卵磷脂和胆固醇，脂肪熔点高，不易被分解；禽肉脂肪熔点低，易于消化吸收，且富含必需脂肪酸，占50%以上。胆固醇含量从高到低依次为脑>内脏>肥肉>瘦肉。

3. 碳水化合物　畜禽肉类碳水化合物含量为1%～3%，禽类比畜类低一些，常以糖原的形式存在于肌肉和肝脏中。畜禽宰杀前过度疲劳可使糖原含量下降；宰后后熟时，由于糖原在酶的作用下，继续被分解，因此，畜禽肉类糖原含量非常低。

4. 矿物质　畜禽肉类矿物质含量为1%，一般内脏>瘦肉>肥肉。畜禽肉铁、锌、磷、硒、铜等矿物质含量丰富，还含有一定量的硫、钾、钠等，但钙的含量较低。畜禽肉的铁含量主要以动物肝脏和血最为丰富，且肉类中的铁主要以血红素形式存在，生物利用率高，是膳食铁的良好来源。

5. 维生素　畜、禽类含有的维生素种类较多，但维生素A和B族维生素为主，内脏含量最高。

二、水产品类的营养与保健价值

水产品是指水生的具有经济价值的动、植物原料，包括鱼类、甲壳动物、软体动物、棘皮动物、腔肠动物、爬行类和藻类植物等。

（一）动物性水产品的营养与保健价值

1. 蛋白质　动物水产品蛋白质含量丰富，且其氨基酸模式与人体接近，为优质蛋白质。鱼类蛋白质含量为15%～22%，肌肉纤维短，较畜禽肉更易消化；河蟹、对虾和章鱼的蛋白质含量17%左右；软体动物蛋白质含量约15%，其中螺蛳、河蚬和蛏等较低，约7%，酪氨酸和色氨酸较牛肉和鱼肉丰富。

2. 脂肪　动物水产品脂肪含量随品种不同而异。鱼类脂类含量为1%～10%，软体动物平均约1%。鱼类不饱和脂肪酸含量为60%以上，消化率达95%，深海鱼油的不饱和脂肪酸主要是EPA和DHA。螃蟹胆固醇含量较高，高达267mg/100g。

3. 碳水化合物　动物水产品碳水化合物含量较少。鱼类约1.5%，一般洄游性的红肉鱼高于底栖性的白肉鱼；软体动物约3.5%，海蜇、鲍鱼、牡蛎和螺蛳等可达6%~7%。

4. 矿物质　肉钙含量高于畜禽肉类，铁含量也较丰富；软体动物的钙、钾、铁、锌、锰的含量丰富。

5. 维生素　动物性水产品是维生素A和维生素D的良好来源，鱼肝中含维生素D和维生素A尤其丰富，并含有维生素E，河蚌和河蟹中也富含维生素A，软体动物硫氨酸含量普遍较低。

（二）植物性水产品的营养与保健价值

植物性水产品主要是藻类植物，常见的有海带和紫菜。

1. 海带　富含蛋白质、脂肪、碳水化合物、膳食纤维、钙、铁、胡萝卜素、维生素B_1、维生素B_2以及碘等矿物质，其中碘含量高达3%，临床上常用来治疗缺碘性甲状腺肿，同时，海带中含砷较高，高达35~50mg/kg，远超国家食品卫生标准（0.5mg/kg），食用时应用水洗泡。此外，海带还含有多种生物活性物质，如昆布氨酸具有抗压功效，褐藻酸钠可提高糖尿病患者对胰岛素的敏感性，还有预防白血病和骨癌的作用。海带上的白霜为甘露醇，具有降血压、利尿和消肿的功效。

2. 紫菜　紫菜营养丰富。蛋白质为24%~28%，且丙氨酸、天冬氨酸、谷氨酸、甘氨酸和脯氨酸等含量丰富；碳水化合物31%~50%左右；紫菜还富含磷、胡萝卜素、维生素B_2等物质，其中维生素B_2的含量达2~3mg/100g，居蔬菜之首。

三、蛋类及其制品的营养与保健价值

蛋及其制品主要有鸡、鸭、鹅和鹌鹑蛋及其加工制成的咸蛋、松花蛋等，尤以鸡蛋产量最大，食用最普遍。

（一）蛋类的结构及营养分布

蛋类的结构基本相似，由蛋壳（卵壳）、蛋清（蛋白或卵白）和蛋黄（卵黄）三部分组成。

1. 蛋壳　蛋壳位于蛋的最外层，上面有很多气孔。蛋壳主要为无机物，达94%~97%，以碳酸钙为主，为93%，此外还含有少量的碳酸镁、磷酸钙和磷酸镁。蛋壳外附着有呈霜状的水溶性胶状黏蛋白，对蛋起到保护作用。蛋壳的颜色由原卟啉色素决定，受品种、饲料、蛋禽的摄食情况及抗生素等因素影响，颜色深，蛋的营养价值不一定高。

2. 蛋清　蛋清位于蛋壳与蛋黄间的白色透明黏性溶胶状物质，主要是卵白蛋白和少量醋酸，遇热、碱、醇类发生凝固，遇氯化物或某些化学物质则水解为水样稀薄物。

3. 蛋黄　蛋黄为球形。蛋黄中的脂肪含量丰富，包括中性脂肪、卵磷脂、胆固醇等；蛋黄富含钙、磷、铁等矿物质；蛋黄蛋白质含量也很丰富，且氨基酸模式接近人体氨基酸模式，利用率高；蛋黄维生素含量丰富，尤以维生素A、维生素D、维生素B含量最高。

（二）蛋类及其制品的营养与保健价值

各种禽蛋的营养成分受家禽种类、饲料、产蛋期、饲养管理条件及其他因素的影响，存在一定差异。

1. 蛋白质　全蛋蛋白质含量为10%~15%，其组成与人体所需模式很接近，为天然食物中最理想的优质蛋白质，常作为参考蛋白来评价各种食物蛋白质的营养价值。蛋白质在蛋黄中分布较蛋清高，可达15%，主要以脂蛋白形式存在，因其富含蛋氨酸，可跟豆类的蛋白质搭配达到蛋白质互补作用。

2. 脂肪 蛋类的脂肪含量为11% ~15%，主要为中性脂肪，蛋清含量极少，主要集中在蛋黄内（约98%），且不饱和脂肪酸含量较高，容易消化吸收，蛋黄中还含丰富的卵磷脂和胆固醇，以胆固醇更高，可达500~700mg/100g，加工成咸蛋或松花蛋后，胆固醇含量变化不明显，因此，蛋类是含胆固醇较多的常用食物之一。蛋黄中的卵磷脂为强乳化剂，可使血浆中胆固醇和脂肪颗粒变小并保持悬浮状态，有利于被组织利用，从而起到降低血浆中的胆固醇的作用。

3. 碳水化合物 全蛋碳水化合物的含量为1% ~3%，蛋黄略高于蛋清，以葡萄糖为主，占98%，其余为果糖、甘露糖、阿拉伯糖等；蛋清则主要以甘露糖和半乳糖为主。

4. 矿物质 蛋类的矿物质主要为钙、铁和磷，此外还含有钾、镁、钠、硅等。蛋中铁的含量虽高，但铁易与蛋黄中的卵黄磷蛋白结合，从而其降低消化吸收率，生物利用率仅为3%；钙主要分布在蛋壳中，其余矿物质主要集中在蛋黄里。咸蛋中的矿物质含量明显升高，其中钠的含量比未加工的鲜蛋高出20余倍。

5. 维生素 蛋类富含维生素A、维生素E、维生素B_6、维生素D、维生素B_1和维生素B_2，且主要集中在蛋黄里。蛋清中维生素含量很少。

四、奶类及其制品的营养与保健价值

奶类即动物乳汁，主要包括牛奶、羊奶和人乳，以牛奶和羊奶为主。奶类经浓缩、发酵等工艺可制成奶制品，主要包括消毒鲜奶、奶粉、炼乳、酸奶、奶油、奶酪等。

（一）奶类的营养与保健价值

1. 蛋白质 牛羊生乳蛋白质含量不低于2.8%，人乳蛋白质含量为1.3%左右。乳类氨基酸模式与鸡蛋近似，为优质蛋白质。牛乳蛋白质中乳清蛋白构成比例与人乳的组成恰好相反，不适婴幼儿生长发育需要，常在牛乳中添加乳清蛋白，使其接近人乳。牛乳中还含有大量酶类，如水解酶、溶菌酶和过氧化物酶。

2. 脂肪 生乳脂肪含量均应不低于3.1%，脂肪提供的能量占牛乳供能的一半。乳脂中油酸含量为30%，亚油酸和亚麻酸分别占5.3%和2.1%，还有少量的胆固醇和卵磷脂。乳汁熔点低，易消化吸收，可高达95%以上。

3. 碳水化合物 奶中的碳水化合物含量约为3.4% ~7.4%，且以乳糖为主，此外，还有少部分葡萄糖。乳糖经乳糖酶分解成葡萄糖和半乳糖后被人体吸收，半乳糖对幼儿的发育尤其是对幼儿脑细胞的发育有利。若体内缺乏乳糖酶或乳糖酶低，乳糖不能被分解吸收，进入肠道后段被肠道发酵产酸、产气，导致“乳糖不耐症”的发生。

4. 矿物质 牛奶矿物质含量在0.7% ~0.75%左右。其中以钙、磷含量最丰富，且比例合适，并含有维生素D、乳糖等促进吸收因子，钙的吸收利用率高；牛乳钾含量也较高，可达109mg/100ml，但铁的含量极低，约0.3mg/100ml，属贫铁食品。

5. 维生素 牛奶的维生素种类较多。维生素B_2和维生素A的含量较多，但维生素C和维生素D含量很少。牛奶中维生素的含量，随乳牛饲养的条件和季节的变化而变化，当吃青饲料时，其维生素A和维生素C的含量较秋冬季吃干饲料时明显增多；夏季日照多时，则维生素D含量也会有所增加。人乳维生素A的含量是牛乳的2倍；但维生素D的含量很少，应在婴儿出生后2周到一岁半时间段补充维生素D；维生素E含量高于过渡乳和成熟乳，也高于牛乳；一般人乳及牛乳喂养的婴儿很少出现 B 族维生素的缺乏，除非乳母缺乏 B 族维生素；另外，母乳喂养的婴儿由于可以从乳汁中获得足量维生素 C，所以一般不会缺乏维生素 C。

6. 特殊成分　乳类含有生物活性肽、乳铁蛋白、激素和生长因子等特殊成分。生物活性肽来源于乳蛋白的水解作用，主要有镇静安神肽、抗高血压肽、免疫调节肽和抗菌肽等。乳铁蛋白含量为 20 ~ 200μg/ml，可调节铁的代谢，同时具有促进生长发育和抗氧化功效。

（二）奶制品的营养与保健价值

1. 消毒奶　新鲜挤出的牛奶过滤后，经过消毒后直接饮用的奶称消毒奶，基本上保留了牛奶原有的营养成分和原有风味，但对热不稳定的维生素 B_1 和维生素 C 可损失 20% ~ 25%，应注意维生素 D、维生素 B_1 的强化。

2. 奶粉　鲜奶经脱水干燥后制成的粉状产品称奶粉。主要包括全脂奶粉、脱脂奶粉、调制奶粉等。全脂奶粉除部分水溶性维生素（如硫胺素、维生素 B_6 和维生素 C）因脱水加热而损失外，其他营养成分和风味均得以保留。由于干燥，营养成分会浓缩，使得全脂奶粉的营养成分大大增加，约为鲜奶的 8 倍左右。脱脂奶粉的脂肪含量一般不超过 1.3%，脱脂可导致脂溶性维生素大量损失，但其他营养成分无明显变化。脱脂奶粉一般供腹泻婴儿，消化能力弱的胃肠道患者，高脂血症老人食用。调制奶粉主要是减少了牛奶粉中酪蛋白、三酰甘油、钙、磷、钠的含量，保证矿物质的适宜平衡，添加了乳清蛋白、亚油酸和乳糖，并强化了维生素 A、维生素 D、维生素 B_1、维生素 B_2、维生素 C、叶酸和微量元素铁、铜、锌、锰等。

3. 炼乳　炼乳为一种浓缩奶，包括淡炼乳和甜炼乳。淡炼乳赖氨酸和维生素 B_1 遭受一定的破坏，但在胃酸作用下，可形成凝块，利于消化吸收，因此，适合婴儿和鲜奶过敏者食用。甜炼乳糖含量可高达 45% 左右，因糖分过高，需用大量水冲淡，营养成分会受到稀释，营养素比例不适合婴儿的营养要求。

4. 酸奶　消毒鲜奶中接种乳酸杆菌在 30℃ 左右环境中经 4 ~ 6 小时发酵可制成酸奶。酸奶中的部分乳糖会转变成乳酸，使其乳糖含量下降，除乳糖外，酸奶的其他营养成分与鲜奶相近。因发酵可使游离氨基酸和肽含量提高，且更易消化吸收；因乳糖减少，使“乳糖不耐症”的人易于接受；因酸度增加，可促进钙的吸收，同时对维生素 C 和 B 族维生素起到保护作用，叶酸含量增加一倍；胆碱也明显增加；另外，酸奶中的乳酸菌对肠道菌群的平衡有重要作用，防止腐败胺类对人体的不良作用。

5. 奶油　奶油的脂肪含量较牛奶大大增加，可达 20 ~ 25 倍，而非脂乳固体（蛋白质、乳糖）及水分（小于 16%）则大大降低，但维生素 A 和维生素 D 含量较丰富。

6. 奶酪　奶酪又称干酪，是以原料乳为原料，添加乳酸菌发酵剂或凝乳酶，使蛋白质发生凝固后加盐，压榨分离乳清而制得的乳制品。奶酪的蛋白质以酪蛋白为主，也有部分白蛋白和球蛋白。经发酵后，原料中的部分蛋白质会被水解产生肽类和氨基酸，但乳糖会被分解而大大降低。矿物质方面，硬质奶酪钙的含量高于软质奶酪，镁含量约是原料乳的 5 倍左右。奶酪的维生素种类与原料乳基本相近，尤其脂溶性维生素保留最好，但水溶性维生素会有损失，尤其维生素 C 损失最严重，B 族维生素方面，外皮高于中心部分。

扫码“学一学”

任务三　营养强化食品与保健食品的营养和保健价值

营养强化食品是指根据各类人群的营养需要，在食品中人工添加一种或几种营养强化剂后的食品。通过强化，食品营养价值得到了提高，可解决很多人的营养缺乏问题，远离各种慢性非传染性疾病。但选购营养强化食品时需注意：应根据自己的营养状况，有针对性地选择相应产品，如体检正常，一般不需要补充强化食品，如确实因从长期缺乏某种营养素引起的疾病，则有针对地选择相应产品；阅读标签的相关信息，确保信息齐全包括原料名称、配料比例、添加量、生产日期、保质期、保存条件、适宜人群、食用量及食用方法等。

保健食品又称功能食品，根据2014年12月颁布的《食品安全标准功能性食品》（GB 16740—2014）中的定义，系指声称并具有特定保健功能或以补充维生素、矿物质为目的的食品。即适用于特定人群食用，具有调节机体功能，不以治疗疾病为目的，并且对人体不产生任何急性、亚急性或者慢性危害的食品。保健食品与普通的食品的区别是：普通食品更强调营养，保健食品则侧重特定保健功能；普通食品普通人群均适用，而保健食品有特定的适用人群，也有不适用的人群；普通食品一般没有规定食用量，但保健食品对每日的服用剂量有明确的规定。保健食品也不是药品，它与药品的区别是：保健食品不以治疗为目的，主要是调节人体的机能，而药品有明确的治疗目的以及相应的适应证和功能主治；保健食品不能有任何急性、亚急性或慢性危害，但药品可以有不良反应；保健食品无须医生处方，药品一般需要医生开处方；保健食品只能口服；药品除口服外，还可注射、外用等。

目前，我国食品、药品管理部门受理和批准的保健食品的保健功能有27种，它们是：增强免疫力、辅助降血脂、辅助降血糖、抗氧化、辅助改善记忆、缓解视疲劳、促进排铅、清咽、辅助降血压、改善睡眠、促进泌乳、缓解体力疲劳、提高缺氧耐受力、对辐射危害有辅助保护功能、减肥、改善生长发育、增加骨密度、改善营养性贫血、对化学性肝损伤的辅助保护作用、祛痤疮、祛黄褐斑、改善皮肤水分、改善皮肤油分、调节肠道菌群、促进消化、通便、对胃黏膜损伤有辅助保护功能等。

选购和食用保健食品时应做好以下几点。

1. 检查保健食品包装上是否有保健食品标志（蓝色草帽样，下面有“保健食品”四个字）、国家市场监督管理总局颁发的保健食品批准文号（标志下方第一行为批准文号，第二行为批准部门。“卫食健字、卫食健进字、卫食进健字”的保健食品为2003年之前卫生部审批的；“国食健字”为2004年后卫生部审批的）和《保健食品批准证书》若无批准文号和标识或与之不符的，均为非法保健品，消费者应自觉抵制。

2. 检查保健食品包装上是否注明生产企业名称及其生产许可证号，生产许可证号可到国家食品药品监督管理总局网站查询确认其合法性。

> **考点提示**
>
> 营养强化食品和保健食品的概念；保健食品与食品、药品的区别；营养强化食品和保健食品选购及食用注意事项。

3. 应依据保健食品的功能有针对性地选择相应产品，切忌盲目使用。

4. 不能将保健食品代替药品食用。

5. 应按标签说明书的要求食用保健食品。

6. 不能用保健食品代替其他食品，而应坚持正常饮食，确保膳食平衡。

7. 不能食用超过有效期和变质的保健食品。

扫码“学一学”

任务四 其 他

一、食用油和调味品的营养价值

（一）食用油的营养价值

食用油可分为食用动物油脂、食用植物油和食用油制品，主要成分是三酰甘油，为纯热能食物。食用植物油脂肪含量约99%，除椰子油、可可籽油和棕榈油外，含有丰富的不饱和脂肪酸，熔点低，吸收率高，为人体提供必需脂肪酸，此外，还含有丰富的维生素 E，少量的钾、钠、钙和微量元素。食用动物油以饱和脂肪酸为主，消化率低，维生素 E 含量较植物油低，但含有少量的维生素 A，其他营养成分与植物油相似。食用油脂制品大多含有反式脂肪酸，增加患心脑血管疾病、糖尿病等慢性非传染性疾病和肿瘤的风险。

（二）调味品的营养价值

调味品即赋予食物咸、甜、酸、鲜、辛辣等特定味道或特定风味的天然或加工食品的总称，可以分为咸味剂、甜味剂、酸味剂、鲜味剂和辛香剂等。烹饪中常用到的有食盐、酱油类、食醋、味精及鸡精等。调味品除具有调味功能外，还常具有营养与保健价值。

1. 食盐的营养价值 食盐是以氯化钠为主要成分的咸味调味品。粗盐含有少量的碘、镁、钙、钾等，具有苦味；精盐氯化钠含量高达 90% 以上，海盐含有较多的碘，此外，我国除了 1995 年开始实施的全民食盐加碘外，还有许多营养强化盐，消费者应根据自身营养需要选择。

2. 酱油类的营养价值 酱油类调味品是指富含蛋白质的动植物原料（大豆、豆粕饼、鱼、虾、蟹、牡蛎）通过天然发酵或人工发酵，其中蛋白质分解形成含低分子含氮浸出物丰富的半固体或固体的咸、鲜味调味品。酱油类含有丰富的含氮化合物和蛋白质，还含有少量的葡萄糖、麦芽糖、半乳糖及糊精，此外，还含有一定量的氯化钠，钙、镁、钾等矿物质，B 族维生素和约 40 种脂类及呈香成分。

3. 食醋的营养价值 食醋是用粮食、果实、酒类等含有淀粉质和乙醇的物料为原料，经微生物发酵而成的一种液体酸性调味品，食醋含有一定量的碳水化合物、蛋白质、矿物质（铁、钠、钙、锌、磷和铜）和硫胺素、核黄素，体内代谢后呈碱性。

4. 味精和鸡精的营养价值 味精中含有丰富的谷氨酸钠，鸡精中含有味精、鲜味核苷酸、糖、盐、肉类提取物、蛋类提取物、香辛料和淀粉等成分。

二、酒类和饮料的营养价值

（一）酒类的营养价值

酒类品种很多，分类方法也较多。从酿造方法角度分为发酵酒、蒸馏酒和配置酒；按酒精度数可分为高度酒、中度酒和低度酒；按原料可分为白酒、黄酒和果酒。

酒类的主要成分为乙醇，酒的度数越高乙醇含量越高。蒸馏酒的能量主要由乙醇的含量决定，发酵酒除乙醇外，还由酒中的碳水化合物及其他成分来提供，如葡萄糖、蔗糖、麦芽糖、糊精、氨基酸、挥发酸等，这些物质极易吸收，供能高效且迅速。但过量饮酒，尤其长期过量饮酒会危害人体健康。

酒类有很多其他非营养化学成分，包括有机酸、酯类、醇类、醛和酮、多酚类化合物等。这些物质成分也影响和决定着酒的营养作用、保健作用或其他生理作用。红酒中含有有机酸、乳酸、醋酸、单宁酸和白藜芦醇。白藜芦醇有助于降低血小板聚集，维持心脑血管健康。

（二）饮料的营养价值

饮料的品种多样，常见的有碳酸饮料、果蔬汁饮料、特殊用途饮料、茶类饮料、含乳饮料和咖啡饮料。

碳酸饮料即在一定条件下，液体饮料中充入二氧化碳的饮料。碳酸饮料主要成分为糖、色素、香料等，其中糖类可提供能量，其他营养素几乎没有，长期饮用易肥胖，且其中大量的二氧化碳会抑制肠道益菌生长，易引起腹胀，甚至导致肠胃功能紊乱。

将水果和蔬菜作为原料，经加工制成的饮品称果蔬饮料，果蔬饮料保留了原料的部分营养，但是经加工后多数营养素尤其维生素含量大大降低，其中的膳食纤维几乎完全流失。

特殊用途饮料是通过调整饮料中营养素的成分和含量比例或添加具有特定功能成分，以适应特殊人群营养需要的制品。可分为运动饮料、营养素饮料和其他特殊用途饮料三种。

茶叶经浸泡、抽提、过滤、澄清等工艺制成的茶汤或往茶汤添加水、糖液、酸叶剂、食用香精、果汁或植物抽提液等调制加工而成的制品统称为茶类饮料。茶汤富含儿茶素类，具抗氧化、抗突然异变、抗肿瘤、降低血液中胆固醇及低密度脂蛋白含量、抑制血压上升、抑制血小板凝集、抗菌、抗过敏等功效；茶汤中还含有咖啡因，具有兴奋神经作用；茶汤中的黄酮醇类可增强微血管壁和消除口臭，皂素可抗癌、抗炎症；茶中还含有丰富的钾、钙、镁、锰等矿物质；此外，茶中还含有类胡萝卜素、B 族维生素及维生素 C。

往鲜乳或乳制品添加水、糖液、酸味剂等调制而成的制品称含乳饮料。含乳饮料保留了奶类原有的部分营养素，但经稀释后，营养素的浓度大大降低。

小　　结

本项目主要介绍植物性食物的营养与保健价值，动物性食物的营养与保健价值，营养强化食品与保健食品的营养与保健价值、食用油和调味品的营养价值及酒类和饮料的营养价值。通过本项目的学习，应能说出各类食物的种类，描述各类食物的主要营养与保健价值，并记住各类食物营养素的质量特点。

习题

一、选择题

【A1/A2 型题】

1. 下列食物中维生素 A 含量最高的是（　　）

A. 动物肝脏　　B. 鱼　　C. 肉

D. 胡萝卜　　E. 大豆

2. 下列食物氨基酸模式与人体组织最接近是（　　）

A. 鸡蛋　　B. 大豆　　C. 鱼类

D. 谷类　　E. 肉类蛋白质

3. 食品的营养价值主要取决于（　　）

A. 食品的消化吸收率

B. 食品中营养素的数量

C. 食品中营养素的种类

D. 食品营养素的种类、数量及相互的比例和被人体吸收利用的程度

E. 食品的价格

4. 下列含维生素 C 最多的蔬菜是（　　）

A. 大白菜　　B. 油菜　　C. 白萝卜

D. 藕　　E. 竹笋

5. 谷类维生素 B_1 最丰富的部位是（　　）

A. 谷皮　　B. 胚乳　　C. 胚芽

D. 胚芽和糊粉层　　E. 胚芽和胚乳

6. 大豆蛋白质第一限制性氨基酸是（　　）

A. 蛋氨酸　　B. 含硫氨基酸　　C. 赖氨酸

D. 亮氨酸　　E. 苏氨酸

7. 谷类食品中的第一限制性氨基酸是（　　）

A. 赖氨酸　　B. 蛋氨酸　　C. 苏氨酸

D. 色氨酸　　E. 亮氨酸

8. 下列锌含量最高的食物是（　　）

A. 红薯　　B. 大豆　　C. 贝类

D. 鸡蛋　　E. 猪瘦肉

9. 谷类是膳食中（　　）的重要来源

A. 维生素 D　　B. 维生素 C　　C. 维生素 A

D. B 族维生素　　E. 维生素 E

10. 下列（　　）是牛奶中含量较低的矿物质

A. 钙　　B. 铁　　C. 锌

D. 钾　　E. 磷

11. 与干豆相比，豆芽中富含（　　）

A. 维生素 A　　B. 维生素 B_1　　C. 维生素 B_2

D. 维生素 C　　E. 维生素 D

12. 食用植物油含下列（　　）最高

A. 维生素 B_1　　B. 维生素 B_2　　C. 维生素 E

D. 维生素 C　　E. 维生素 D

13. 下列不宜用于喂养婴儿的奶制品是（　　）

A. 甜炼乳　　B. 淡炼乳　　C. 全脂奶粉

D. 脱脂奶粉　　E. 调制奶粉

14. 下列不属于优质蛋白质的是（　　）

A. 鸡肉蛋白　　B. 鱼肉蛋白　　C. 谷类蛋白

D. 大豆蛋白　　E. 鸡蛋蛋白

15. 酒类的能量主要由（　　）的含量决定

A. 乙醇　　B. 葡萄糖　　C. 麦芽糖

D. 氨基酸　　E. 短肽

16. 下列对酒类说法错误的是（　　）

A. 过量饮酒会危害人体健康

B. 除乙醇外，酒类中的葡萄糖、蔗糖、麦芽糖、糊精、氨基酸、挥发酸也可提供能量

C. 酒类含有有机酸、脂类、醇类、醛和酮、多酚类化合物

D. 酒类中的白藜芦醇有助于降低血小板聚集

E. 碳水化合物主要是淀粉

17. 下列对食用油说法错误的是（　　）

A. 可分为食用动物油、食用植物油和食用油制品

B. 均含有丰富的不饱和脂肪酸

C. 食用油脂制品多含有反式脂肪酸

D. 主要成分是三酰甘油

E. 食用动物油以饱和脂肪酸为主

18. 下列对保健食品说法错误的是（　　）

A. 具有调节机体功能

B. 有些产品有助于降血压

C. 不对人体产生危害

D. 可作为维生素和矿物质的补充剂

E. 有些产品可以降血压

二、思考题

很多消费者常认为吃了保健食品，不仅可以强身健体，还能防病治病。

请问：

1. 什么是保健食品？
2. 它和普通食品、药品及营养强化食品有什么区别？
3. 选购和食用保健食品时应注意什么？

扫码“练一练”

（覃　麟）

项目四　老年人食物烹饪指导

学习目标

1. **掌握**　营养素在热加工过程中的变化；减少烹调加工对营养素损失的措施。
2. **熟悉**　不同烹饪方法对食品营养价值的影响；老年人烹饪方法选择。
3. **了解**　非热加工对食品营养价值的影响。
4. 具备初步指导老年人食物烹饪的能力。
5. 具有指导老年人进行合理烹饪的意识。

案例导入

钟太太，七十二岁，丧偶，有十年高血压病史，最近想自己独住，原因是儿子一家煮的饭太硬，菜不合口。

请问：

1. 老年人的食物如何进行科学烹饪？
2. 如何减少烹调加工对营养素的影响？

任务一　烹调加工对食物营养价值的影响

扫码“学一学”

一、营养素在热加工过程中的变化

加热加工过程中，由于受到温度、渗透压、酸碱度、空气中的氧以及酶活力改变等因素的影响，烹饪原料会发生一系列物理或化学的变化。

（一）蛋白质在加热过程中的变化

蛋白质的变化主要包括蛋白质变性、水解作用、水化作用、蛋白质分子交联、氨基酸异构化和裂解反应、羰氨反应。蛋白质变性后，使原来裹在内部的氨基酸暴露，同时变性后的线性肽链更利于蛋白水解酶结合而利于水解，从而更易被人体吸收；同时蛋白变性还可消除原料原有的抗原性、酶活性或毒性，可提高蛋白消化率和安全性。水解作用也使蛋白质更容易被人体消化吸收；同时，通过水解作用还可使菜肴产生鲜香味、形成明胶，对菜肴的色、香、味、形等起到重要的作用。水化作用可形成凝胶，获得良好的菜肴口感。温度高、时间长的烹调（如油炸）条件下，蛋白质分子可通过氨基酸残基上的羟基、氨基、羧基之间的脱水缩合而交联，一般温度越高，凝固得愈紧，形成的分子越大，菜肴质感愈老，蛋白质消化率越低。氨基酸发生裂解反应使食品散发出诱人的浓烈气味，但也会生成复杂的芳香杂环化合物，其中杂环胺是一种有强致突变作用的化合物，不利于人体健康。

羰氨反应可使菜肴增色、增香，但它会降低蛋白质成分，影响糖脂等营养成分，甚至产生的一些中间产物有可能造成慢性毒性。

知识链接

蛋白质在加热过程中的几个变化

蛋白质变性是指在某些理化因素作用下，蛋白质严格的空间结构发生变化从而导致蛋白质的若干理化性质改变，并使蛋白质丧失原有的生物功能的现象。

蛋白质水解即蛋白质在酸、碱、酶的作用下，分子中的肽链被破坏，发生水解作用，生成较小的中间产物，最终分解为氨基酸的现象。

蛋白质的水化作用是指在蛋白质分子表面的极性基团与水分子之间的吸引力作用下，水分子包裹在蛋白质分子外而形成一层水化膜的现象。

蛋白质分子交联是指在一定条件下，蛋白质分子间通过侧链上的特定基团联结在一起形成更大的分子。

羰氨反应又称美拉德反应，是食物中羰基化合物与氨基化合物进行加成、脱水、综合、裂解等一系列化学反应，生成有色物质类黑色素、挥发性低级活性醛酮物质，以及其他杂环化合物的总称。

（二）脂肪在加热过程中的变化

脂肪的变化主要包括高温氧化、热分解、热水解、热聚合和热缩合。一般油脂高温氧化和热分解是同时进行的，不饱和脂肪酸含量越高越易氧化分解，氧化分解可造成必需脂肪酸和脂溶性维生素大量损失，热分解还会产生酮、醛、游离酸、不饱和烃及一些挥发性化合物，降低油脂质量，同时对人体健康产生不利影响。因此，应了解油脂分解温度，减少油脂热分解的发生，烹饪中油温一般不要超过 200℃，低于 150℃更好。加热时油脂在水中发生反应，生成甘油和游离脂肪酸的现象称热水解。水解后脂肪酸还可与调味品发生酯化反应，提高油脂消化率的同时赋予菜肴特殊香味。高温下，油脂可发生少量水解，然后再缩合成醚型化合物，当温度超过 300℃或长时间反复加热还会发生热聚合反应，产生二聚体、环己烯衍生物及产生芳烃类物质，使油脂色泽变暗，黏度增加，还会产生大量泡沫，严重时冷却后会发生凝固现象。另外，有研究证明，高温还会导致食用油生成反式脂肪酸。如葵花籽油加热到 230℃后，反式多不饱和脂肪酸含量可增加 3 ~ 10 倍；Moya Moreno 等发现，加热后食用油的不饱和成分减少和反式异构体增加。

知识链接

烹调油烟

烹调过程中，油温达 50 ~ 100℃时，油面有轻微热气上升，低沸点分子和水分首先汽化；温度上升至 100 ~ 270℃时，较高沸点分子开始汽化，开始形成肉眼可见的油烟；温度超过 270℃后，高沸点的食用油分子开始汽化，并形成大量“青烟”，此时向油中加入食品，食品中所含水分急剧汽化膨胀，其中部分冷凝成雾和油烟一起形成可见的油烟雾。以上形成的混合气体离开锅灶与空气分子碰撞，最终形成烹调油烟。

烹调油烟含有多环芳烃、脂肪烃类、有机酸、有机碱、醛类、酮类、杂环类化合物等200多种成分，研究发现，烹调油烟对机体具有肺脏毒性、免疫毒性、遗传毒性以及潜在致癌性等，已成为影响餐饮业厨师和家庭烹调人员身体健康的潜在危害因素。

（三）碳水化合物在加热过程中的变化

碳水化合物的变化主要包括淀粉糊化、淀粉老化和焦糖化反应。加热中，淀粉吸水膨胀，形成黏性糊状体的现象称淀粉糊化，糊化后的淀粉更易被酶水解，所以更易被人体消化吸收。淀粉的老化是糊化的逆过程，老化的淀粉黏度降低，使食品由松软变为发硬，酶的水解作用受阻，从而影响消化率，但老化后的淀粉产品对血糖波动的影响较糊化淀粉产品低。无氨基化合物时，糖类发生脱水或降解，后缩合生成黏稠状的黑褐色产物的现象称焦糖化反应。焦糖化反应可增加食品的风味和色泽，同时焦糖色可改善食品质构，减少水分、增强食品抗氧性和防腐能力。

（四）矿物质在加热过程中的变化

由于矿物质不被热、氧气、酸、碱或光线等因素破坏，所以在烹饪加工中主要考虑矿物质的溶解流失。一般而言，动、植物食品在受热时，即发生收缩现象，内部的水分和溶于水的矿物质一起溢出。肉类在加热过程中矿物质溶于汤水中的量较多，蔬菜在洗切过程中，也有矿物质的损失。

（五）维生素在加热过程中的变化

维生素的变化主要是流失和破坏两种方式引起的损失。损失程度由高到低的顺序一般如下：维生素C＞硫胺素＞核黄素＞其他B族维生素＞维生素A＞维生素D＞维生素E。水溶性维生素以流失为主，也有破坏。核黄素对热稳定，酸性条件下硫胺素对热稳定。维生素C在水溶液中极易氧化，遇空气、热、光、碱等物质，同时存在氧化酶时，更易被氧化导致果蔬褐变，但维生素C结晶时稳定。脂溶性维生素相对对热稳定。如维生素A一般不易被破坏，维生素D对热、碱也较稳定。但生育酚对氧敏感易于被破坏。

二、非热加工对食品营养价值的影响

（一）食品加工对营养价值的影响

食物需加工才能更好地储存和运输，但加工处理会使食物的营养价值发生变化，有些变化是积极的有些变化则是消极的。研磨对谷类食物影响较大，加工越精细，膳食纤维、矿物质、硫胺素、核黄素和烟酸等营养素的含量越低；清洗和整理则会使蔬果类发生酶促褐变和损害，切后水洗则会造成水溶性维生素流失。烫漂沥滤会造成维生素的损失，且单位质量的表面积越大，损失越多。食品发酵可以使蛋白质酶解成小分子物质，碳水化合物中的淀粉和膳食纤维分解为低分子糖，提高营养素的消化、吸收和利用率，增加鲜味，同时，发酵也可使维生素B_2和维生素B_{12}等营养素含量增加，但会造成碳水化合物含量下降。罐装对营养价值的影响受杀菌环节灭菌方式的影响。

（二）食品保藏对营养价值的影响

通过改变食物的温度、水分、氢离子浓度、渗透压及采用其他抑菌、杀菌措施，将食物中微生物杀灭或抑制其生长繁殖、钝化食物酶活性，以提高食物品质，达到保存食品的目的称食品保藏。不同的保藏方式对食品营养价值的影响不同。冷藏对食物营养价值造成的影响较小。速冻可减少食物因损伤而发生溃破概率，缓冻则会对食物的细胞和组织结构产生机械损伤以致溃破。食物脱水保藏会使维生素含量大大降低，但对蛋白质的变性作用较弱；脂肪在干燥过程中易变质，可事先添加抗氧化剂；高温快速干燥时，淀粉和膳食纤维不易损失，但单糖、双糖，尤其是果糖和葡萄糖长时间加热会分解，还易发生焦糖化反应，造成糖类损失；矿物质受干燥影响较小，但干燥前对食物加工时矿物质会有一定损失。食品辐照保藏时，若辐照剂量不超过10KGy，食物的营养成分很少发生变化，但大剂量的辐照会造成营养成分的损失，尤以维生素最明显。食用防腐剂或抗氧化剂对食物进行化学保藏时，对食物的脂类、维生素和多酚类等成分具有保护作用，甚至添加后使得食物的营养价值得以提高，但部分防腐剂和抗氧化剂也使食物的营养价值降低。如SO_2、亚硫酸盐类可造成硫胺素破坏，并与花青素、类胡萝卜素作用，造成营养成分降低。因此，粮谷类、蔬菜类的保藏尽量避免使用SO_2、亚硫酸盐类。

三、不同烹饪方法对食品营养价值的影响

（一）炸

炸是将经加工处理的生原料或熟原料，直接或经挂糊放入大量的温油或热油中，快速加热成熟的烹调方法。炸制时，原料挂糊与否及油温高低，对营养素的影响较大，不挂糊炸制，所有营养素都有不同程度的损失。而原料经挂糊再下油锅，糊在热油中可快速形成脆性保护层，避免原料与热油直接接触，降低蛋白质和维生素的损失；同时，还可防止原料内部水汽化，减少油脂吸附；另外，保护层还可使原料所含的汁液、鲜味不外溢，形成外层酥脆、内部软嫩的质感。

（二）炒、爆、熘

炒是将加工成形的鲜嫩小原料，以中小油量和金属为传热媒介，用中、旺火短时加热、调味成菜的烹调方法。炒对营养素的影响随炒法不同而异，一般急火快炒时由于操作时间短，水分及其他营养素不易损失，但干炒对营养素的破坏较其他炒法破坏多。

爆是用旺火、高油温、快速加热的烹调方法，因操作快，营养素损失不多。

熘是将原料油炸（或蒸、煮）至断生后，用调制好的油汁、汤汁淋于其表面，或将原料放在其中翻拌，旺火快速加热的烹调方法。因熘菜操作速度快，因此，熘法对原料的影响主要取决于前期的加工方法，熘时营养素的损失并不大。为减少营养素损失，熘前油炸时应将原料先挂糊后再熘；另外，熘制时可进行勾芡起到保护维生素C的作用。

（三）煎

煎是将原料加工成型后，放入少量油的锅中，紧贴锅面，小火加热至两面色泽金黄、酥香成菜的烹调方法。煎可挂糊或不挂糊，不挂糊时，由于原料直接与锅底接触，且加热时间较长，容易导致原料中的营养素损失，若煎焦更会产生杂环胺和脂肪热氧化产物，甚至苯并芘类致癌物质；而挂糊再煎，不仅其他营养素损失不大，而且可以减少维生素的损失。

（四）蒸

蒸是以水蒸气为传热介质使菜肴成熟或加热的烹调方法。蒸制菜肴时，原料是在饱和热蒸汽下成熟的，无溶解介质，因此，可溶性营养素损失较少，但由于需要较长烹调时间，可引起B族维生素、维生素C大量损失。

（五）煮、炖、煲、煨

煮是将原料进行初步熟处理后（如焯水等），放入大量的汤汁或清水中，旺火煮开，后用温火煮熟的烹调方法。煮会使大量的水溶性物质如维生素 B_1、维生素 C、钙和磷等溶解于汤汁中；同时，部分糖类及蛋白质也会被水解，脂肪则无显著变化。另外，煮沸时间的长短、煮沸前原料初加工方法也会引起营养素的损失。

炖是将原料直接或加工成大块后，放入陶制或瓷制器皿中，加入大量水，旺火烧开，调文火长时加热至熟软成菜的烹调方法；煨均用慢火、小火加热，其他与炖相似，因此成菜更酥烂汁浓；煲与煨的区别是用称为煲的瓦罐烹调。炖、煲、煨所需时间较长，因而大量的可溶性物质溶解于汤中，加热时火力小，因而蛋白质变性温和，胶原蛋白形成可溶性的明胶，所以，炖、煲、煨烹调方法制成的菜肴易于消化。另外，为充分利用营养素，可用炖、煲、煨熟后的汤液来做调味剂或汤，赋予菜肴更多的香味和风味。值得注意的是，加热时间的长短，可影响原料中的维生素的含量，其中 B 族维生素、维生素 C 等容易受到破坏而损失。

（六）焖、烧

焖是将加工成型的原料进行煮、煸炒、过油等初步熟处理，然后放入味汁中，加盖小火加热至熟软，中间不加汤水，不揭锅盖，收汁成菜的烹调方法。烧是将经切配加工的原料进行炸、煎、炒、煮或焯水等热处理，然后放入锅中，加适量的汤汁和调味品，加热成菜的烹调方法。烧、焖菜肴时，若初步熟处理为炸、煎、煸炒和过油，则蛋白质、脂肪、维生素均有不同程度的损失，另外，烹调的时间长短，又可影响维生素 B_1、维生素 C 的含量，但食物经焖、烧后，消化率有所增加。

（七）涮、氽

涮和氽两种烹调方法相似，涮是将火锅里倒入特制的清汤、奶汤或鲜汤，煮沸，将主辅料切成薄片或其他形小质嫩的原料放入汤汁内短时间加热成熟，随即蘸上调味品食用或直接食用的烹调方法。氽是将原料加工切配成极易成熟的形状，上浆或不上浆；或是将泥状丸子形的半成品放入汤汁中，大火短时加热至熟成菜的烹调方法。涮和氽由于操作时间短，对营养素的影响较小。

（八）烤

烤是利用热辐射和热空气的对流传热，把热源产生的热量传递给原料，使原料成熟的一种烹调方法，包括明炉烤和暗炉烤两种。明炉烤即在火上直接烤原料，因火力分散，烤制时间较长，使维生素 A、维生素 B、维生素 C 的损失较大，也会使脂肪有一定破坏，另外，还会产生 3，4－苯并芘致癌物质；暗炉烤使原料受热均匀，可缩短烹调时间，还不易产生有害物质，较明火烤其对营养素破坏较小。

（九）熏

将原料加工后，放于熏料释放的烟中，使其上色、吸附特殊的烟香风味而成菜的烹调方法。熏使营养素损失严重，产生有害物质的概率大大增加。

（十）高压锅烹饪

高压锅烹饪是将原料初加工后，以高压锅作为传热介质的烹调方法。较传统烹调方法，高压锅烹饪具有以下优点：蛋白质基本不会减少；脂肪不易被氧化和维生素破坏小；食物中的抗氧化成分得以很好的保护，如多酚类物质；更有利消化。因此，该烹调方法适合于消化不良的人及老人、小孩等肠胃比较虚弱选用。但高压锅烹饪也会造成维生素 C 的损失。

（十一）微波加热

微波加热具有加热快，时间短的特点，与传统的烹调方法相比，可减少部分对热敏性营养素损失，但微波加热也会对营养素产生或利或弊的影响。微波加热可引起蛋白四级结构发生不可逆的破坏，同时随微波时间延长，具有抑制蛋白水解作用的褐色美拉德反应产物增加。微波有利于不饱和脂肪酸的稳定；经微波反复处理，食物中的低相对分子量可溶性多糖水平提高，有利于碳水化合物的消化吸收；较传统的烹调方法，微波加热更好的保留肉类食品中的铁和钙，但若弃去汤汁则会引起矿物质的损失。另外，因微波加热时间短、温度低，对植物化学物的保留优于传统加工方式。

扫码“学一学”

任务二　减少烹调加工所致营养素损失的措施

一、合理冷冻与解冻

速冻和缓解是有效减少烹调前加工造成营养素损失方法。速冻可减少食物因损伤而发生溃破概率；解冻温度缓慢上升，则可使溶解水得以吸收，从而起到保护营养素的作用。

二、合理初加工

米类主食，烹调前淘洗对其水溶性营养素的影响较大，所以淘米时应注意尽量用凉水，减少淘米次数和时间，不要用力搓洗，去除泥沙即可，淘米后若浸泡应将浸泡的米水和米一同下锅煮饭；蔬菜类去除不可食和变质腐烂部分后，应先洗后切，以减少水溶性维生素的损失。有些原料在烹饪前要进行初步熟处理，以缩短烹调时间和保持原料的质地及形状。一般可采用焯、水煮、汽蒸和油炸等方法。

三、科学切配

切配是否科学将直接影响原料的营养价值，也是影响菜肴美观的重要因素。常用的切配刀法有直刀法、平刀法、斜刀法、剞刀法。切配时应根据原料的特点和烹调的需要，选择合理的切配方法。

四、烫漂

烫漂是对水溶性维生素和矿物质的影响最大的方法之一，沸水烫漂损失最多，蒸汽烫漂次之，微波烫漂损失最少。

五、上浆、挂糊

上浆、挂糊是一种保护性加工工艺，即将经过刀工处理的原料表面裹上一层黏性的鸡蛋（或鸡蛋清、淀粉、面粉），经加热淀粉糊化形成凝胶或鸡蛋中的蛋白质受热凝固形成具有一定强度的保护层，使原料在加热过程中起到对水分和营养物质的保护作用。这种工艺可改变原料的形态，使原料不直接与高温油接触，油也不容易浸到原料内部，所以原料中的维生素不易受到高温的分解而被破坏，同时，还可以减少营养素与空气直接接触，防止维生素被氧化。

六、合理用油

因烹调油烟含有危害人体健康的物质，选择烹调用油时应根据不同菜肴的加工需要，选择不同的油脂和确定不同的加热温度。如制作松鼠鱼等成形菜肴时，应选择发烟点高的油脂，将油温加热到200℃以上迅速下料，使菜肴快速成型，缩短烹调时间，减少营养素损失和有害物质的生成。而烹制一般菜肴时，则尽可能将油温控制在150℃以下。

七、合理使用调味品

使用调味品时，应综合考虑营养、口感、安全三个方面，来确定调味品的种类、调味品的投放量和投放时间。从减少营养素损失的角度看，一般动物性食品不宜早放盐，制作汤菜时应后放盐（快起锅时）；炒叶菜、茎类应早放盐，使其组织液迅速渗出，缩短烹调时间，减少营养素损失。但从老年人健康的角度考虑，为防止碘的升华和加盐过量，适宜在菜熟起锅时加盐。特别是炒叶菜时，由于炒熟后体积会变小，能更准确地确定加盐量。一般需保持原汁原味的菜肴不应使用酱油，使用酱油时尽量不要掩盖菜肴原料本身的风味，并结合菜肴色泽的需要来确定用量和酱油品种，调味时多用生抽，调色时多用老抽。除特殊需要的菜肴（如菜肴需要用酱油上色）外，一般酱油最好是在菜肴快起锅时投放。一般烹制脆性口感的植物性菜肴时可加少量醋；熬汤时也可加少量醋，以促进骨中钙的溶出，另外，制作浅色菜肴应使用白醋，以接近菜肴本色。加醋的时间应根据菜肴的口感和质地需要来确定，如烹制酸味口感的菜肴，应于起锅前加，因为醋酸易挥发；若熬汤时使用，应早加以促进矿物质的溶出。红糖带杂质，多用于炖制补品，但烹制一些烧菜、卤菜不应使用，易带苦味；冰糖主要用于一些特殊菜肴的烹制，如纯甜菜和扒菜，添加时不能在快起锅时加，否则很难溶解，也可先溶解再加于菜肴中。一般不提倡加味精，若确需使用，应根据菜肴的口感需求和食盐使用量来确定投放量，味精的最佳投放时期是在菜肴快起锅时；同时，酸碱性特重的菜肴不宜放味精，炒鸡蛋不要放味精，因为鸡蛋里的氨基酸也可提供鲜味，添加反而引起口感变差；凉拌菜若需鸡精和味精，添加时应先用少量汤汁溶解后再投放。

八、减少有毒化学物的生成

烹调不当会产生杂环胺类化合物、丙烯酰胺和多环芳烃化合物等有毒化学物质，危害人体健康。杂环胺是在食品加工、烹调过程中由于蛋白质、氨基酸热解产生的一类小分子有机化合物，一般烹调时间越长，温度越高，产生杂环胺的量越多。因此，应尽量避免烧、烤、煎、炸等烹调方式。丙烯酰胺主要在高碳水化合物、低蛋白质的植物性食物加热（120℃以上）烹调过程中形成。140～180℃为生成的最佳温度，因此，烹调高碳水化合物、低蛋白食物时控制温度是关键。多环芳烃化合物主要是食品在熏制、烘烤和炸时，脂肪热解或热聚产生的。避免采用高温煎炸方式，油温控制在200℃以下可有效减少多环芳烃化合物的生成。

九、科学熏烤

由于熏制食品营养价值大大降低，同时还会产生3,4－苯并芘等强致癌物质，因此应减少食用量，同时，由于暗炉烤对营养素破坏较明火小，因此，需烤制食物时尽可能选用暗炉烤，即使用封闭型的烤炉、烤箱烤制，将原料挂于炉内烘烤至熟。

扫码“学一学”

任务三　老年人食物烹饪方法选择

由于老年人具有消化系统功能减退，代谢功能下降，体内氧化损伤加剧等生理特点，因此，在烹制老年人菜肴时，应根据不同老年人的生理状况、老年人对菜肴的要求及餐饮原料的特性来选择科学的烹调方法。

一般选择蒸、炖、煨、煲、煮、炒等利于食物咀嚼和消化的少油、少盐的烹调方法，同时适当的延长烹调时间满足他（她）们的需求，但也不能延长过长，否则会导致膳食中维生素的破坏大大的增加；要避免过多使用油煎、油炸及烧烤等烹调方法。

考点提示

减少烹调加工对营养素损失的措施；适合老年人的烹调方法。

小　结

本项目主要介绍了烹调加工对食物营养价值的影响，减少烹调加工对营养素损失的措施和老年人烹饪方法选择。通过本文的学习应熟悉营养素在热加工过程中的变化，不同烹饪方法对食品营养价值的影响，减少烹调加工对营养素损失的措施和老年人烹饪方法选择。对非热加工对食品营养价值的影响有所了解。

习　题

一、选择题

【A1/A2 型题】

1. 蛋白质在加热中的变化不包括（　　）

A. 蛋白质变性　B. 蛋白质水解　C. 蛋白质分子交联

D. 氨基酸异构　E. 焦糖化反应

2. 脂肪在加热中的变化不包括（　　）

A. 热聚合　B. 羰氨反应　C. 热水解

D. 热氧化　E. 热缩合

3. 下列对碳水化合物在加热中的变化说法错误的是（　　）

A. 淀粉老化有利于消化吸收

B. 淀粉糊化后更利于消化吸收

C. 碳水化合物的变化包括淀粉糊化、淀粉老化和焦糖化反应

D. 焦糖化反应可增加食品的色泽和风味

E. 焦糖化反应可增强食品防腐能力

4. 下列说法正确的是（　　）

A. 烹饪中矿物质的变化主要是破坏

B. 烹调中维生素 A 一般会受热分解

C. 谷类食物研磨越细，口感越好，营养价值越高

D. 蔬菜应先切后洗

E. 漂烫会造成水溶性维生素流失

5. 下列对食物发酵加工说法错误的是（　　）

A. 可以使蛋白质酶解成小分子物质

B. 碳水化合物中的淀粉和膳食纤维分解为低分子糖

C. 食物的消化吸收率有所提高

D. 增加鲜味

E. 发酵可使维生素 B_1 含量增加

6. 下列对食品保藏说法正确的是（　　）

A. 速冻可减少食物因损伤而发生溃破概率

B. 食物脱水保藏后，由于浓缩会使维生素含量增加

C. 脱水保藏会使食物蛋白变性作用增强

D. 高温快速干燥由于时间短，食物的碳水化合物基本不会变化

E. 食品辐射保藏时，食物营养成分很少发生变化

7. 下列对挂糊炸的说法错误的是（　　）

A. 可避免原料与热油直接接触

B. 降低原料中的蛋白质和维生素的损失

C. 可防止原料内部水汽化

D. 对营养素的影响较不挂糊炸大

E. 减少油脂吸附

8. 下列说法错误的是（　　）

A. 烧是用旺火、高油温、快速加热的烹调方法

B. 熘法对原料的影响主要取决于前期的加工方法，熘时营养素的损失并不大

C. 熘制时可进行勾芡以保护维生素 C 的破坏

D. 煎制食物时煎焦更会产生杂环胺和脂肪热氧化产物，甚至苯并芘类致癌物质

E. 蒸可引起 B 族维生素、维生素 C 大量损失

9. 下列营养素破坏最大的烹调方法是（　　）

A. 蒸　　B. 焖　　C. 炸

D. 炖　　E. 烤

10. 高压锅烹饪，下列表述错误的是（　　）

A. 基本不会造成蛋白质减少

B. 保护脂肪不被氧化和维生素不受破坏

C. 保护食物中的抗氧化成分

D. 更有利消化

E. 由于烹调时是密闭的，不会造成维生素和矿物质的损失

11. 关于微波加热，下列表述错误的是（　　）

A. 微波加热可引起蛋白四级结构发生不可逆的破坏

B. 微波有利于不饱和脂肪酸的稳定

C. 有利于碳水化合物的消化吸收

D. 对植物化学物的破坏大于传统加工方式

E. 较传统的烹调方法，微波加热更好地保留肉类食品中的铁和钙

12. 下列说法错误的是（　　）

A. 淘米时应注意尽量用凉水，减少淘米次数和时间，轻洗轻搓

B. 炒鸡蛋可以加味精提高鲜味

C. 速冻和缓解是减少烹调前加工造成营养素损失的有效方法

D. 烹饪前要进行初步熟处理，以缩短烹调时间和保持原料的质地及形状

E. 常用的切配刀法有直刀法、平刀法、斜刀法、剞刀法

13. 关于烹调，下列说法错误的是（　　）

A. 烫漂是对水溶性维生素和无机盐的影响最大的方法之一

B. 上浆、挂糊是一种保护性加工工艺

C. 一般烹制菜肴时将油温控制在150℃以下

D. 动物性食品不宜早放盐，制作汤菜时应后放盐

E. 调色时多用生抽，调味时多用老抽

14. 下列不适于老人的烹调方法是（　　）

A. 炖　　B. 煨　　C. 煲

D. 蒸　　E. 煎

15. 关于烤，下列说法错误的是（　　）

A. 明炉烤对食物营养价值的影响低于暗炉烤

B. 明炉烤对食物营养价值的影响高于暗炉烤

C. 可能会产生3，4－苯并芘等强致癌物质

D. 明炉烤维生素A、维生素B、维生素C损失较大

E. 较明炉烤，暗炉烤可缩短烹调时间

16. 下列法错误的是（　　）

A. 挂糊煎能减少维生素的损失

B. 煎不会产生苯并芘类致癌物质

C. 蒸制食品可溶性营养素损失相对较少

D. 熘是将原料油炸（或蒸、煮）至断生后，再用油汁或汤汁烹调的一种方法

E. 干炒对营养素的破坏较其他炒法损失最多

17. 关于煮，下列说法错误的是（　　）

A. 煮制时，菜肴汤汁中含有大量的水溶性物质

B. 煮会使碳水化合物及蛋白质在加热过程中部分会被水解

C. 煮可使脂肪大量水解

D. 煮沸时间的长短、煮沸前原料初加工方法也会引起营养素的损失

E. 煮对脂肪影响不大

二、思考题

王大妈是东北人，喜欢吃饺子，制作饺子时，常常在饺子馅里加鸡蛋搅拌。

请问：

1. 加鸡蛋搅拌饺子馅属于哪种减少烹调加工对营养素损失措施？
2. 它的作用主要体现在哪里？
3. 除此之外，还有哪些方法可以减少烹饪对食物营养价值的影响？

扫码“练一练”

（覃　麟）

项目五 食品安全问题

学习目标

1. 掌握 食品安全、食品污染和食品腐败的概念。
2. 熟悉 食源性疾病的预防措施及如何减少食品加工和储藏过程中的安全问题。
3. 了解 食品污染的途径、类型及对人体危害。
4. 具备食品卫生管理能力。
5. 具有食品安全的意识。

案例导入

2018 年 9 月 6 日，宁夏食品药品监督管理局先后组织查处食品安全行政处罚案件 488 起，有力震慑了食品安全违法犯罪行为。

请问：

1. 什么是食品安全？
2. 如何确保食品安全？

食品安全指食品无毒无害，符合应当有的营养要求，对人体健康不造成急性、亚急性或者慢性危害。但食品在生产、加工、包装、销售和贮存环节中，某些有害物质也会进入食品中，以致食品安全性降低。

任务一 食品污染与腐败变质

扫码“学一学”

食品污染是指危害人体健康和安全的有毒、有害物质进入正常食品，造成食品安全性、营养性和（或）感官发生改变的过程。受污染的食品有可能会引起具有短期急性效应的食源性疾病或具有慢性长期效应的食源性危害。除一次摄入含大量有毒有害物质污染的食品引起的急性中毒或连续多日摄入被较大剂量的有毒有害物质污染的食品引起的亚急性中毒外，更多的是某些有毒有害物质长期、少量通过食物引起慢性中毒、致突变、致畸、致癌。

食品从生产到食用前的整个食品供应链均可造成食品污染。引起食品污染的途径主要有食品原辅材料污染；生产、加工过程污染；包装、储运、销售过程污染；违法添加非食用物质和意外污染等。

食品污染大致分为生物性污染、化学性污染和物理性污染。生物性污染主要包括微生物、寄生虫及虫卵、昆虫等的污染，以微生物污染最为广泛。化学性污染主要包括来自生产、生活环境中的有毒重金属、非重金属及其有机或无机化合物。物理性污染主要包括食品供应链落入的灰尘、粮食收割混入的草籽；掺假污染和放射性污染。

食品腐败变质是食品污染的结果，泛指在微生物为主的各种因素作用下，食品原有的化学性质和物理性质改变，降低或失去营养价值和商品价值的过程。食品腐败变质的实质是食品中蛋白质、碳水化合物和脂肪在微生物酶、食品自身组织的酶和其他因素作用下分解的过程。腐败变质后的食品不仅营养价值降低，同时会产生醛、酮、胺类以及其他有害物质，影响人体健康。

考点提示

食品安全、食品污染和食品腐败变质的概念。

扫码“学一学”

任务二　预防食源性疾病

食源性疾病是指通过摄食进入人体的各种致病因子引起的、通常具有感染性质或中毒性质的一类疾病，包括细菌性食物中毒、食源性病毒性感染、食源性寄生虫感染、化学性食物中毒、真菌性食物中毒、动物性食物中毒、植物性食物中毒、放射病等。食源性疾病的发生与食物密切相关，因此，可通过改善食物的安全和卫生状况，减少食物因病原物污染、繁殖或残存可能对健康带来的危害或潜在危害制定预防食源性疾病的各项措施。

一、加强食品安全的监督管理

全面贯彻《中华人民共和国食品安全法》，认真落实各项食品安全监督管理制度和措施及各类食品企业生产规范。食品生产经营企业应执行GMP，建立实施HACCP管理体系，提高食品安全管理水平。GMP即食品良好的生产规范，是为保障食品的质量和安全而制定的贯穿食品生产全过程的一系列措施、方法和技术要求。GMP包括政府机构制定的有关食品生产操作规定和食品生产加工企业自身规定的技术操作规程，它的实施可以防止生产过程中的污染、混乱和差错；HACCP是危害分析关键控制点的简称，是对食品安全危害进行识别、评估和控制的系统化方法，目前被国际社会广泛接受。对食品从业人员，应严格执行健康检查制度，并对其进行食品安全知识培训，提高他们的食品安全知识水平，防止从业人员带菌者传播。

二、提高消费者的食品安全知识水平

对消费者进行食品安全和卫生知识的宣传教育，提高他们的食品安全知识水平。主要内容应包括以下几个方面：选购新鲜、清洁、在保质期内的食物；易腐败变质的食物应冷藏处理；烹调加工过程应生熟分开，烧熟煮透；食物烹调好应立即食用，若需储存则应冷藏，且应生熟分开；储存的食物彻底加热后方可食用；保持厨房及接触食物的用具的清洁；严防昆虫、鼠类和其他动物接触食品；烹调加工食品及食用食品前需反复清洗双手等。

扫码“学一学”

任务三　食品加工与制备的安全

近年来发生的一系列食物污染事件，与食品的生产与制备过程密切相关。因此，加强食品生产过程的安全监督管理确保食品安全具有重要意义。

食品在加工与制备过程中的安全受多方面因素的影响，主要有以下几个方面：加工的器具和设备未清洗、消毒或清洗、消毒不彻底；食品加工环境脏、乱、差；包装材料、盛装容器、运输工具不符合卫生要求；采用非食品用的包装材料或容器（如塑料袋、周转箱等）直接接触食品；操作人员受污染的手未经清洗消毒直接接触食品；食品原料不符合卫生要求等；其他混放的非食品引起交叉污染；鼠、虫、家畜、家禽等的接触污染及其粪便污染。

为确保生产环节的食品安全，应对食品的加工实行科学化、规范化的管理，采用先进的质量安全管理方法，如 GMP 管理、SSOP 体系、HACCP 系统、ISO 9001 及 ISO 22000 体系。实施 GMP 可以防止生产过程中的污染、混乱和差错。SSOP 即卫生标准操作规范，是食品企业在卫生环境和加工过程等方面实施的具体规范，以保证食品的安全。ISO 9001 体系规定食品生产经营企业应按该标准的要求建立质量管理体系、过程及其相互作用。ISO 22000 体系采用了 ISO 9001 体系的标准结构，将 HACCP 原理作为方法应用于整个体系。目前，ISO 9001 及 ISO 22000 标准是推荐行业标准，企业自愿实施，GMP、SSOP 和 HACCP 多数是政府强制要求企业实施。

任务四　食物储藏的安全

扫码"学一学"

食物储藏的安全问题主要是食品的卫生质量发生恶化，即食品采购时符合相关的卫生质量标准，储藏后，其卫生质量下降，甚至不符合食品卫生标准的规定而失去食用价值。引起储藏安全问题的原因主要包括：贮存场所不通风、不防潮、不防鼠、不防尘；贮存场所脏、乱、差；贮存时食品混放；贮存设备和设施不完善；贮存管理制度不完善或未按管理制度实施等。因此，减少储藏安全问题的有效措施是严格遵守《中华人民共和国食品安全法》和《餐饮服务食品安全操作规范》的要求，储藏时做到先进先出；冷藏或冷冻具有潜在危害的食品；储藏时避免交叉污染；对食品原料的食用期限进行标识；妥善处理不符合卫生要求的食品；严格按照相关法律法规，根据各类食品的储存要求进行储藏。常见的食品保藏方法有化学保藏、低温保藏、高温保藏、脱水干燥保藏及辐照保藏等。

小　结

本项目主要介绍了食品安全、食品污染和食品腐败的概念；食品污染的途径、类型及对人体危害；食源性疾病的预防措施及如何降低食品加工和储藏过程中的安全问题。食品污染是食品腐败的基础，食品安全是食品污染和食品腐败的结果。加强企业的管理并提高消费食品安全知识水平是预防食源性疾病有效措施。加强食品加工与制备及储藏环节的安全管理是确保食品安全的关键。

习　题

一、选择题

【A1/A2 型题】

1. 关于食品安全，下列说法错误的是（　　）

A. 食品无毒无害

B. 食品符合应当有的营养要求

C. 对人体健康不造成急性、亚急性或者慢性危害

D. 仅发生在生产经营环节

E. 食品在生产、加工、包装、销售和贮存环节中均可发生食品安全问题

2. 关于食品污染，下列说法错误的是（　　）

A. 可能会引起具有短期急性效应的食源性疾病

B. 一般都会引起具有短期急性效应的食源性疾病

C. 可引起具有慢性长期效应的食源性危害

D. 一次摄入含大量有毒有害物质污染的食品可引起急性中毒

E. 更多的是引起慢性中毒、致突变、致畸、致癌

3. 引起食品污染的途径一般不包括（　　）

A. 严格按照国家食品安全相关法律法规监管

B. 食品原辅材料污染

C. 生产、加工过程污染

D. 包装、储运、销售过程污染

E. 违法添加非食用物质

4. 食品污染的类型，下列说法错误的是（　　）

A. 生物性污染主要包括微生物、寄生虫及虫卵、昆虫等的污染

B. 生物性污染以寄生虫污染最为广泛

C. 生产、生活环境中的有毒重金属属于化学性污染

D. 掺假污染属于物理性污染

E. 食品污染大致分为生物性污染、化学性污染和物理性污染

5. 食品腐败变质，下列说法错误的是（　　）

A. 以微生物作用为主

B. 变质后食品原有的化学性质和物理性质会发生改变

C. 食品腐败变质的实质是食品中蛋白质分解的过程

D. 腐败变质后的食品营养价值会降低

E. 会产生醛、酮、胺类以及其他有害物质

6. 食源性疾病，下列说法错误的是（　　）

A. 媒介是食物

B. 可通过改善食物的安全和卫生状况来预防

C. 对从业人员，严格执行健康检查制度可预防

D. 提高消费者的食品安全知识水平是预防食源性疾病的有效措施

E. 烹调加工过程不用生熟分开，因为烹调时烧熟煮透即可杀死微生物

7. 关于食品安全知识，说法错误的是（　　）

A. 选购新鲜、清洁、在保质期内的食物

B. 易腐败变质的食物应冷藏处理

C. 为防老鼠污染食物，一般应在食物周围放老鼠药

D. 食物烹调好应立即食用

E. 冷藏食物时应生熟分开

8. 食品加工与制备过程中的安全保障是（　　）

A. 对加工的器具和设备进行彻底的清洗、消毒

B. 食品加工环境脏、乱、差

C. 采用非食品用的包装材料或容器直接接触食品

D. 操作人员受污染的手未经清洗消毒直接接触食品

E. 食品原料不符合卫生要求等

9. 对食品安全质量管理办法说法错误的是（　　）

A. 实施 GMP 可以防止生产过程中的污染、混乱和差错

B. SSOP 是食品企业在卫生环境和加工过程等方面实施的具体规范

C. ISO 9001 及 ISO 22000 标准是推荐行业标准，企业自愿实施

D. GMP、SSOP 和 HACCP 多数是行业推荐标准，企业自愿实施

E. HACCP 是危害分析关键控制点的简称，目前收到国际社会的广泛接受

10. 引起食物储藏安全问题的主要原因不包括（　　）

A. 贮存场所不防鼠、不防尘

B. 贮存场所通风、防潮

C. 贮存管理制度不完善或未按管理制度实施

D. 贮存场所脏、乱、差

E. 贮存时食品混放

11. 关于食物储藏，下列说法错误的是（　　）

A. 应严格遵守最新《中华人民共和国食品安全法》和《餐饮服务食品安全操作规范》的规定

B. 做到先进先出

C. 避免交叉污染

D. 不符合卫生要求的食品应直接丢弃

E. 对食品原料的食用期限进行标识

二、思考题

2018 年 8 月 25 日，桂林帝禾国际大酒店参加学术会议的五百余人在酒店吃过晚宴后陆续出现腹泻、呕吐、发烧等症状，100 多人分别被送往桂林市多家医院治疗。截至 2018 年 8 月 27 日 18 时，共有 92 人入院治疗，无危重及死亡病例。

请问：

1. 什么是食源性疾病？

2. 食源性疾病对人体的危害主要是什么？

3. 如何预防食源性疾病？

扫码“练一练”

（覃　麟）

模块二　健康老年人膳食指导

项目一　老年人生理和心理特点

学习目标

1. **掌握**　老年人主要生理和心理特点。
2. **熟悉**　老年人形态和结构老化后的表现。
3. **了解**　老年人衰老的过程。
4. 关心老年人的生理变化。
5. 尊重并理解老年人的特殊心理，善待老年患者。

故事点睛

旁白：病房里，一位老年人躺在病床上。他看起来很瘦，胳膊很细，皮肤干巴巴的有点像鱼鳞。面部的皱纹很深，呼吸一停一停的，眼神有点忧郁，看上去很不开心。

人物：在班上随机抽取若干名学生提问。

请问：

1. 通过观察，你会发现老年人的哪些系统或器官已经发生老化?
2. 该老年人可能会有怎样的心理状态?

衰老退化是人体发展的规律，人体衰老是身体组织结构与功能逐渐退化的过程。老年人全身各系统尤其器官、组织水平在形态及功能上发生较为明显的衰老变化，加之老年人心理状态变化，衰老是内外各种环境共同作用的结果。

在老化过程中，各项生理功能的降低存在个体差异，因此衰退情况各不相同。并且同一个体的不同器官功能的衰退情况也不尽相同。总体来看，机体的生理功能随年龄增长而发生的变化是有规律的，各个组织、器官、系统将会出现一系列慢性退行性的衰老变化，并呈现出各自的特点。上述变化与个人的健康状况、生活方式、营养条件、精神状态和意外事件等因素都有密切关系。下面按照人体常见的功能系统，简单介绍老年人的主要器官功能的老化情况。

任务一 老年人形态的变化

随着年龄的增长，老年人体态和外形也逐渐发生变化，表现在以下几个方面。

1. 头发 老年人头发变白是一种较为明显的外形特征，少数人在30岁前头发已经发白，随着年岁日增，白发的人数不断增多。很多老年人还会出现脱发甚至秃顶等情况。

2. 皮肤 皮肤有了皱褶，变得粗糙，弹性减弱，出现老年疣、老年性色素斑及角膜上的老人环等。

3. 身高 人到老年时，身高逐渐变短。伴随这一变化，老年人会出现弯腰驼背等体征。

4. 体重 老年人体重的变化因人而异，有些人随年龄增大而逐渐减轻，变得消瘦，这是因为老年人的细胞内的液体含量比年轻人减少30%～40%；但也有老年人体重逐渐增加，这是因为脂肪代谢功能减退导致脂肪沉积增加，尤其是在更年期内分泌功能发生退化以后更为显著。

5. 其他 肌肉松弛、牙齿松动脱落、语言缓慢、耳聋眼花、手指哆嗦、运动障碍等也是常见的老年人的外貌特征。

需要指出的是，上述变化的个体差异很大。它与个人的健康状况、生活方式、营养条件、精神状态和意外事件等因素都有密切关系。

扫码“学一学”

任务二 老年人器官系统的变化

扫码“学一学”

知识拓展

中国健康老年人标准（2013）

1. 重要脏器的增龄性改变未导致功能异常；无重大疾病；相关高危因素控制在与其年龄相适应的达标范围内；具有一定的抗病能力。
2. 认知功能基本正常；能适应环境；处事乐观积极；自我满意或自我评价好。
3. 能恰当处理家庭和社会人际关系；积极参与家庭和社会活动。
4. 日常生活活动正常，生活自理或基本自理。
5. 营养状况良好，体重适中，保持良好生活方式。

一、呼吸系统

老年人的肺泡总数逐年减少，肺脏的柔软性和弹性减弱，膨胀和回缩能力降低。同时老年人出现脊柱后凸，肋骨前突，胸腔变形，呼吸肌力量的减退，限制呼吸运动，造成肺活量下降。老年人的呼吸功能明显退化，造成一定程度的缺氧或二氧化碳滞留现象，因而容易发生肺气肿和呼吸道并发症，如老年慢性支气管炎等。

二、消化系统

老年人齿龈萎缩，牙齿组织老化，容易松动脱落，造成咀嚼不完善，影响食物消化。

舌肌发生萎缩、体积减小，舌的运动能力减弱，使食物咀嚼时难以搅拌均匀。口腔内的唾液分泌减少，使牙齿对食物的咀嚼能力下降，碎食不全。由于食管退化，食物在食管内的蠕动幅度减低而使吞咽缓慢。消化酶分泌的减少，导致消化能力减弱，引起消化不良，老年人易患胃炎。据统计，60 岁以上老年人约 1/3 有胃酸偏低或胃酸缺乏。肠道萎缩使其对食物的消化吸收功能减退、蠕动无力，可导致便秘发生。

三、运动系统

随着年龄增大，肌肉弹性降低，收缩力减弱，肌肉变得松弛，容易疲劳，因而老年人耐力减退，难以坚持长时间的运动。骨骼中的有机物减少，无机盐增加，致使骨的弹性和韧性降低，易得骨质疏松且易出现骨折。由于关节面上的软骨退化，还易出现骨质增生、关节炎等疾病。

四、内分泌系统

老年人内分泌器官的重量随年龄增加而减少。一般脑垂体的重量可减轻约 20%，供血也相应减少。另外，内分泌腺体发生组织结构的改变，尤其是肾上腺、甲状腺、性腺、胰岛等器官激素分泌减少，可引起不同程度的内分泌系统紊乱。例如，胰岛素分泌的减少使老年人易患上糖尿病，性腺萎缩常导致老年人更年期综合征的出现。

五、神经系统

进入老年期后，大脑逐渐萎缩，脑重量减轻，脑细胞数相应减少 20% ~50%。老年人易患脑动脉硬化，其血流量可减少近 1/5。另外，老年人神经传导功能下降，对刺激的反应时间延长，大多数感觉减退、迟钝甚至消失。这些改变标志着老年人的脑力劳动能力减弱，由于神经中枢机能衰退，老年人变得容易疲劳、睡眠时间减少。此外，由于脑功能失调而出现的智力衰退还易引发阿尔茨海默病。

六、感觉器官

老年人均会出现不同程度的视力障碍。比较常见的是远视（即老花眼），还会出现视野狭窄、对光量度的辨别力下降以及老年性白内障等。表现出生理性的听力减退乃至耳聋。老年人味觉迟钝，常常感到饮食无味。老年人鼻内感觉细胞逐渐衰竭，导致嗅觉变得不灵敏，而且对从鼻孔吸入的冷空气的加热能力减弱，因此老年人容易对冷空气过敏或患上伤风感冒。由于皮肤内的细胞退化，老年人的触觉和温度觉减退，容易造成烫伤或冻伤。另外，痛觉也会变得相对迟钝，以致难以及时躲避伤害性刺激的危害。

七、其他

老年人维持身体平衡的器官也出现功能减退，容易因失去平衡或姿势不协调，造成意外事故。上述变化都标志着老年人感觉器官系统的老化，各种感觉能力和功能的衰退，他们对外界各种刺激往往表现出感受性较弱、反应迟钝等状况。

总之，老年人随着年龄增长，各系统功能下降，全身各器官体积减小，重量减轻，造成外观形态变化和机体功能变化，使老年人呈现出一系列老年表现。

知识拓展

《千金翼方》节选

唐代医药学家孙思邈对老年人有如下描述。

论曰：人之在生，多诸难遘。兼少年之时，乐游驰骋，情敦放逸，不至于道，悠然白首，方悟虚生，终无所益。年至耳顺之秋，乃希餐饵，然将欲颐性，莫测据依，追思服食者于此二篇中求之，能庶几于道，足以延龄矣。语云：人年老有疾者不疗，斯言失矣。缅寻圣人之意，本为老人设方，何则？年少则阳气猛盛。食者皆甘，不假医药，悉得肥壮。至于年迈，气力稍微，非药不救。譬之新宅之与故舍，断可知矣。

论曰：人年五十以上，阳气日衰，损与日至，心力渐退，忘前失后，兴居怠惰，计授皆不称心。视听不稳，多退少进，日月不等，万事零落，心无聊赖，健忘瞋怒，情性变异，食饮无味，寝处不安，子孙不能识其情，惟云大人老来恶性不可咨陈，是以为孝之道，常须慎护其事，每起速称其所须，不得令其意负不快。

任务三　老年人的心理特点

扫码“学一学”

由于人的心理活动是以神经系统和其他器官功能为基础，并受社会的制约，所以老年人心理学涉及生物的和社会的两方面的内容。包括感知觉、学习、记忆、思维等心理过程以及智力、性格、社会适应等心理特点因年老而引起的变化。主要有以下几个方面。

一、认识能力下降

老年人身体机能衰退，大脑功能发生改变，中枢神经系统递质的合成和代谢减弱，导致感觉能力降低、意识性差、反应迟钝、注意力不集中等。主要表现在：感觉迟钝，听力、视觉、嗅觉、皮肤感觉等功能减退，而致视力下降，听力减退，灵敏度下降；另外，动作灵活性差，动作不灵活，协调性差，反应迟缓，行动笨拙。

二、孤独和依赖

孤独是指老年人不能自觉适应周围环境，缺少或不能进行有意义的思想和感情交流。孤独心理最易产生忧郁感，长期忧郁就会焦虑不安，心神不定。依赖是指老年人做事信心不足、被动顺从、感情脆弱、犹豫不决、畏缩不前等，事事依赖别人去做，行动依靠别人决定。长期的依赖心理，就会导致情绪不稳，感觉退化。

三、易怒和恐惧

老年人情感不稳定，易伤感、易激怒，不仅对当前事情易怒，而且容易引发对以往情绪压抑的怒火。发火以后又常常感觉到如果按自己以前的性格，是不会对这点小事发火的，从而产生懊悔心理。恐惧也是中老年人常见的一种心理状态，表现为害怕，有受惊的感觉，当恐惧感严重时，还会出现血压升高、心悸、呼吸加快、尿频、厌食等症状。

四、抑郁和焦虑

抑郁是常见的情绪表现，症状是压抑、沮丧、悲观、厌世等，这与老年人脑内生物胺代谢改变有关。长期存在焦虑心理会使中老年人变得心胸狭窄、吝啬、固执、急躁，久则会引起神经内分泌失调，导致疾病发生。

五、睡眠障碍

老年人由于大脑皮质兴奋和抑制能力低下，造成睡眠减少，睡眠浅、多梦、早醒等睡眠障碍。

六、喜静惧独、不耐寂寞

心理专家研究发现，多数老年人由于神经抑制高于兴奋，故不喜嘈杂、喧闹的环境，愿意在安静、清闲的环境中生活、工作和学习。有些老年人当离开他们为之奋斗一生的工作岗位时，往往若有所失，产生孤独、寂寞之感。在家庭中，不少老年人既愿意享受儿孙绕膝之乐，又对持续喧闹的环境感到心烦意乱。

七、希望健康长寿

看到自己从事过的事业蓬勃发展，看到社会的进步与儿孙们的茁壮成长是老年人的共同心愿。因此他们都希望自己有一个健康的身体，一旦生了病则希望尽快痊愈，不留后遗症，不给后辈增加负担，尽可能延年益寿，能够看到自己愿望的实现。

以上所述老年人的心理特点，易导致老年人罹患某些精神障碍性疾病，如抑郁症、神经衰弱等。因此，老年人应该保持心态平衡，进行适量体育运动，促进身心健康。如果出现心理问题时，要及时进行心理咨询，寻求心理治疗，以免心理问题加剧，引发严重的精神心理疾病。

知识拓展

《黄帝内经》节选　佚名

上古之人，其知道者，法於阴阳，和於术数，食饮有节，起居有常，不妄作劳，故能形与神俱，而尽终其天年，度百岁乃去。今时之人不然也，以酒为浆，以妄为常，醉以入房，以欲竭其精，以耗散其真，不知持满，不时御神，务快其心，逆於生乐，起居无节，故半百而衰也。

小　结

本项目讲述老年人生理特点和心理特点，重点讲述外部整体形态的变化和内部各系统及器官的衰老变化，对健康老年人的身心特点有所了解。可以根据老年人表现出的各类身心特点，积极应用营养学等健康知识预防衰老。

习题

【A1/A2 型选择题】

1. 老年人因体内钙流失严重，易导致（　　）

A. 低钙血症　　B. 钙化　　C. 高钙血症

D. 骨质疏松　　E. 以上都不是

2. 大怒则伤（　　）

A. 肾　　B. 肝　　C. 肺

D. 心　　E. 脾

3. 老年人胰岛素的受体与胰岛素结合的能力差，易导致（　　）

A. 冠心病　　B. 胆石症　　C. 胃肠炎

D. 糖尿病　　E. 以上均不是

4. 老年人的肺功能下降，肋骨前突，胸腔变形，造成肺活量（　　）

A. 无变化　　B. 增加　　C. 下降

D. 不一定　　E. 以上都不对

5. 老年人约 1/3 除了因（　　）外，容易造成消化不良

A. 胃酸低　　B. 无胃酸　　C. 食管退化

D. 胃酸增多　　E. 咀嚼能力减弱

6. 由于老年人骨骼变化，容易出现（　　）疾病

A. 骨质增生　　B. 关节炎　　C. 骨质疏松

D. 骨折　　E. 以上都对

7. 下列内分泌器官中，重量随年龄增加而减少的是（　　）

A. 肾上腺　　B. 甲状腺　　C. 性腺

D. 胰岛　　E. 以上都对

8. 以下不是老年人睡眠减少的原因是（　　）

A. 神经传导功能下降　　B. 老年人感觉兴奋　　C. 刺激的反应时间延长

D. 感觉减退、迟钝甚至消失　　E. 神经中枢机能衰退

9.（　　）心理最易产生忧郁感，长期忧郁就会焦虑、心神不定

A. 骄傲　　B. 孤独　　C. 兴奋

D. 悲伤　　E. 发怒

10 抑郁的症状是压抑、沮丧、悲观、厌世等，这与老年人脑内（　　）代谢改变有关

A. 生物胺　　B. 脑啡肽　　C. 蛋白质

D. 糖　　E. 氧气

（穆金海）

扫码“练一练”

项目二　健康老年人平衡膳食要求

学习目标

1. **掌握**　膳食模式的概念和中国老年人膳食指南要点；平衡膳食的概念；平衡膳食的基本卫生要求。

2. **熟悉**　中国居民膳食指南和平衡膳食宝塔。

3. **了解**　膳食模式的几种类型。

4. 具备对老年人进行健康宣教、指导老年人正确选择食物的能力。

5. 具有关心、尊重、理解老年人，为老年人服好务的意识。

案例导入

王大爷，男性，75 岁，牙齿松动，爱吃肥肉，水果蔬菜摄入过少，长期便秘、腹胀、前来医院咨询。

请问：

1. 王大爷存在什么营养问题？

2. 老年人应该如何做到平衡膳食？

扫码“学一学”

任务一　膳食结构及膳食指南

一、膳食模式

膳食模式又称为膳食结构，是指膳食中各类食物的种类、数量和比例，包括居民摄入食物种类及数量的相对构成。由于受到国家（地区）人口、经济状况、生产水平、文化传统等综合因素的影响，膳食结构的形成是一个长期的过程。根据膳食中动物性和植物性食物所占的比例，将世界各地的膳食结构分为以下几种基本模式。

（一）以植物性食物为主的膳食模式

该膳食模式又称为东方膳食模式，该模式以植物性食物为主，动物性食物为辅。大多数发展中国家属于此类型。其特点是：植物性食物消费量大，人均 200kg/y，动物性食物消费量小，人均 10 ~ 20kg/y；动物性蛋白占蛋白质总摄入量的 10% ~ 20%；膳食纤维摄入充足；来自动物性食物的营养素如钙、铁、维生素 A 的摄入量常会不足。此类膳食模式易导致能量、蛋白质摄入水平较低，体质较弱，劳动能力低下，但对血脂异常和冠心病等营养相关疾病有较好的预防作用。

（二）以动物性食物为主的膳食模式

该膳食模式以动物性食物为主，以西方发达国家为代表，又称西方膳食模式。具有高热量、高脂肪、高蛋白、低膳食纤维，即“三高一低”的特点，故又称“三高一低模式”。此种膳食模式容易造成肥胖、高血压、冠心病、糖尿病等营养过剩性慢性病发病率的上升。

（三）平衡膳食模式

该模式是动植物食物摄入较为平衡的膳食结构，以日本为代表。膳食中动物性食物和植物性食物比例较为适宜。其特点是：蛋白质、脂肪和碳水化合物的供能比例较为合理。此模式既保留了东方膳食的特点，又吸收了西方膳食的长处，少油、少盐、海产品丰富，同时动物脂肪又不高，有利于避免营养缺乏病和营养过剩性疾病，膳食结构基本合理。

（四）地中海膳食模式

该模式以意大利、希腊等地中海地区的国家为代表。其特点是：富含植物性食物，包括谷类、水果、蔬菜、豆类、坚果等；每天食用适量的鱼、禽、蛋、奶；大部分成年人有饮用葡萄酒的习惯；饱和脂肪酸摄入量低，不饱和脂肪酸摄入量高。地中海地区居民心脑血管疾病发生率较低，已引起西方国家的注意。

（五）素食模式

素食是一种饮食习惯或饮食文化，实践这种饮食文化的人称为素食主义者。素食人群是指以不食肉、家禽、海鲜等动物性食物为饮食方式的人群。按照所戒食物种类不同，可分为全素、蛋素、奶素、蛋奶素人群等。其特点是：植物性食物为主，包括谷类、蔬菜、水果、豆类、坚果等。素食人群因缺少动物性食物而易引起优质蛋白质、维生素 B_{12}、n－3多不饱和脂肪酸、铁、锌等营养素缺乏的风险。

二、中国居民膳食指南与平衡膳食宝塔

（一）膳食指南（2016）核心推荐

1. 食物多样，谷类为主　每天的膳食应包括谷薯类、蔬菜水果类、畜禽鱼蛋奶类、大豆坚果类等食物。平均每天摄入12种以上食物，每周25种以上。每天摄入谷薯类在250～400g，其中全谷物和杂豆类50～150g，薯类50～100g。食物多样、谷类为主是平衡膳食模式的重要特征。

2. 吃动平衡，健康体重　维持健康体重与均衡饮食、适量运动是密不可分的。各年龄层次的人群都应食不过量，控制总能量的摄入。坚持日常身体活动，每周至少进行五天中等强度身体活动，累计150分钟以上；主动身体活动最好每天6000步；减少久坐时间，每小时起来动一动。

3. 多吃蔬果、奶类、大豆　餐餐有蔬菜，保证每天蔬菜摄入量在300～500g，其中深色蔬菜应占到1/2。天天吃水果，每天应摄入200～350g新鲜水果，果汁不能代替鲜果。保证每天吃奶制品，相当于每天液态奶300g。经常吃豆类，坚果适量。

4. 适量吃鱼、禽、蛋、瘦肉　鱼、禽、蛋和瘦肉均属于动物性食物，富含优质蛋白、脂类、脂溶性维生素、B族维生素和矿物质等，是平衡膳食的重要组成部分。建议每周吃鱼280～525g，畜禽肉280～525g，蛋类280～350g，平均每天摄入总量在120～200g。优先选择鱼和禽，应减少肥肉、烟熏和腌制肉制品。

5. 少盐少油，控糖限酒　应逐渐培养清淡饮食的习惯，少吃高盐和油炸食品。成人每天食盐不超过6g，每天烹调油25～30g。控制添加糖的摄入，每天不宜超过50g，最好控制在25g以下。足量饮水，成人每天饮水量1500～1700ml，提倡饮用白开水和茶水，不喝或

少喝含糖饮料。如饮酒，男性一天饮用酒的酒精量不超过25g，女性不超过15g。

6. 杜绝浪费，兴新食尚 提倡分餐制，按需备餐，避免浪费。选择新鲜卫生的食物和适宜的烹调方式。学会阅读食品标签，合理选择食物。传承优良饮食文化，树立健康饮食新风尚。

（二）平衡膳食宝塔

平衡膳食宝塔（图2－1）是根据膳食指南（2016）的核心推荐，密切结合了中国居民膳食的实际情况，将平衡膳食的原则化为各类食物的数量和比例，以图形化的方式进行表示。

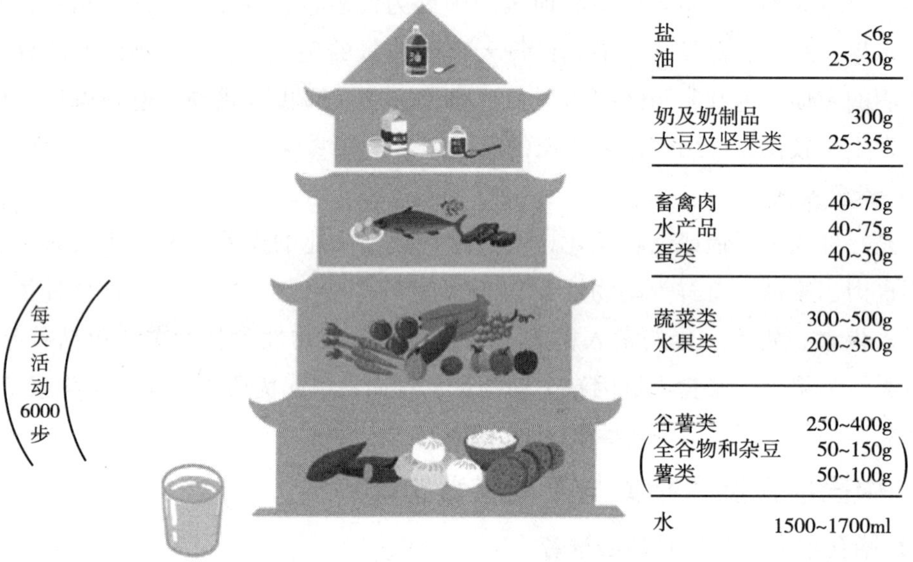

图2－1 中国居民平衡膳食宝塔（2016）

平衡膳食宝塔共分为5层，各层面积的大小体现了五类食物数量的多少，五类食物从下到上依次是谷薯类、蔬菜水果、畜禽鱼蛋类、奶类、大豆和坚果以及烹饪用油盐，旁边以图形和文字的形式注明了每天活动6000步和饮水量为1500～1700ml。

1. 第一层：谷薯类食物 谷薯类含有多种微量营养素和膳食纤维，是膳食能量的主要来源。膳食宝塔推荐谷薯类摄入量为250～400g/d。全谷物保留了天然的营养成分，是理想膳食模式中的重要选择。

2. 第二层：蔬菜水果 新鲜的蔬菜水果含有多种维生素和膳食纤维，是维生素、矿物质、膳食纤维和植物化学物的重要来源，提高蔬菜水果的摄入量可保持机体健康，有效降低患各种慢性疾病的风险。推荐每人每天蔬菜摄入量应在300～500g，水果200～350g。深色蔬菜一般富含维生素、植物化学物和膳食纤维，推荐每天占总体蔬菜摄入量的1/2以上。

3. 第三层：鱼、禽、肉、蛋等动物性食物 推荐每人每天鱼、禽、肉、蛋摄入量共计120～200g。其中畜禽肉推荐每天摄入量为40～75g，鱼、虾、蟹和贝类等水产品推荐摄入量为40～75g。蛋类推荐每天1个鸡蛋（相当于50g），吃鸡蛋不能弃蛋黄。

4. 第四层：乳类、大豆和坚果 乳类、大豆和坚果是蛋白质和钙的良好来源，营养密度高。推荐每天应摄入相当于鲜奶300g的奶类及奶制品。推荐大豆和坚果制品摄入量为25～35g。

5. 第五层：烹调油和盐 推荐成人每天烹调油不超过25～30g，食盐摄入量不超过6g。

6. 运动和饮水　推荐成年人每天进行至少相当于快步走6000步以上的身体活动，每周最好进行150分钟中等强度的运动。一般轻体力活动水平的成年人每天至少应饮用7～8杯（1500～1700ml）水。

三、中国老年人膳食指南

中国老年人膳食指南（2016）核心推荐如下。

1. 少量多餐细软、预防营养缺乏　老年人每餐食量适宜，不过饱，适当增加餐次；改进烹调方法，制作细软、易于消化的食物；对于有吞咽障碍的老年人，选择软食、半流质或糊状食物，液体食物应增稠；预防营养缺乏、进行合理营养素补充。

2. 主动足量饮水，积极户外活动　主动足量饮水，及时补充水分，对维持和促进老年人的健康有重要的意义，与其他年龄组相比，老年人对失水和脱水的反应迟钝，故老年人应当主动饮水；首选温热的白开水，每天的饮水量应达到1500～1700ml；积极参加户外活动，户外活动能更好地接受紫外线照射，促进体内维生素D的合成，延缓老年人骨质疏松和肌肉衰减的发展；每周至少进行五天安全的中等强度身体活动，每次活动时间不少于10分钟，每周活动时间累计150分钟以上；减少久坐时间，每小时起来动一动。

3. 延缓肌肉衰减，维持适宜体重　吃动结合延缓肌肉衰减，一方面要增加摄入富含优质蛋白质的瘦肉、海鱼、豆类等食物，另一方面要进行有氧运动和适当的抗阻运动；老年人的体重应维持在正常稳定水平，不应过度苛求减重，体重过高或过低都会影响健康。

> **考点提示**
> 老年人膳食指南的内容。

4. 摄入充足食物，鼓励陪伴进餐　充分考虑老年人的生理变化和各种环境因素变化，满足老年人对能量、宏量和微量营养素的需求，保证供给充足和多种类食物；通过让老年人在温馨环境中用餐，与家人共同用餐、集体用餐、陪伴用餐，或自己制作食物、变换食物品种与烹饪方式等形式来愉悦用餐，以增强食欲，促进消化吸收，从而保障自身的营养需求；应积极主动参加家庭和社会活动，主动与家人或朋友一起进餐或活动，积极快乐享受生活。全社会都应该创造适合老年人生活的环境。

四、素食老年人膳食指南

中国素食人群膳食指南（2016）核心推荐：谷类为主，食物多样，适量增加全谷物；增加大豆及其制品的摄入，每天50～80g，选用发酵豆制品；常吃坚果、海藻和菌菇；蔬菜、水果应充足；合理选择烹调油。为了满足营养的需要，素食人群需要认真对待和设计膳食，以确保满足营养需要和健康促进。素食老年人应以谷类为主，食物多样化；每天摄入的食物种类至少为12种，而每周至少为25种。谷类食物是素食者膳食能量的主要来源，谷类可提供碳水化合物、B族维生素、矿物质和膳食纤维等；应适当增加全谷物的摄入量。素食老年人还应增加大豆及其制品的摄入，因大豆中富含优质蛋白质、不饱和脂肪酸、B族维生素等，发酵豆制品中含有一定量的维生素B_{12}。每日应食适量坚果，其中富含蛋白质、不饱和脂肪酸、维生素E、B族维生素、钙、铁等；蔬菜水果和菌菇类含有丰富的维生素和矿物质，藻类中含较多的多不饱和脂肪酸。因此素食老年人应摄取充足的蔬果、坚果、海藻和菌菇类食物。推荐素食老年人使用大豆油和（或）菜籽油烹饪，用亚麻籽油和（或）紫苏油拌凉菜。合理搭配膳食，避免因缺少动物性食物而引起蛋白质、维生素B_{12}、 n－3 多不饱和脂肪酸、铁、锌等营养素缺乏的风险。

扫码“学一学”

任务二　老年人平衡膳食

一、平衡膳食的概念

平衡膳食又称合理膳食，它是指膳食中所含的营养素应种类齐全、数量充足、比例适宜，并与机体的需要保持平衡。平衡膳食是合理营养的物质基础，是达到合理营养的手段。合理营养是通过合理地对食物进行选择和搭配，采用合理的加工和烹调方法，合理的膳食制度，以利于各种营养素的消化、吸收和利用，是人体所获得的能量和营养素能够满足不同生理阶段、不同生活环境和不同劳动水平下的需要，以防出现某些营养素的缺乏或过量，促进人体正常的生长发育，确保各组织器官结构和功能的正常工作，提高机体抗病能力，使机体处于良好的健康状态。

二、平衡膳食的基本卫生要求

（一）食物必须符合国家食品安全标准

老年人平衡膳食在食物的摄入上应当选择新鲜、干净、卫生的食物，不得摄入腐败变质和受到致病微生物污染的食物，无农药或其他有毒有害化学物质的污染，加入的食品添加剂品种和剂量应当符合食品安全标准的要求。选择新鲜食物就是从源头上注意饮食卫生的第一关，而学会辨别和采购新鲜、卫生的食物，是保证饮食卫生的关键。隔顿、隔夜的剩饭在食用前须彻底再加热，这样可以杀灭储存时增殖的微生物，且致病菌在熟食品中比在生食品中更容易繁殖，因此决不能忽视熟食的二次加热。对于储存不当而引起的腐烂变质的食物也不应食用，制备好的食物应尽快吃掉，不要因为害怕浪费而进食已变质的食物，因为有些微生物产生的毒素靠加热是消除不了的。

在食物清洗、切配、储藏的整个过程中，生熟都应分开。处理生食物要用专用器具，家中菜刀、砧板、容器、洗菜盆、肉菜盆均应生熟分开，避免造成交叉污染。在对食物卫生状况没有确切把握的情况下，应彻底煮熟食物，保证饮食安全，尤其对于畜、禽、蛋和水产品等微生物污染风险较高的食品。

（二）满足老年人所需的能量和各种营养素

膳食中应含有老年人需要的热能和各种营养物质，营养素不仅要种类齐全、数量充足，而且比例适宜、保持平衡。膳食中不仅要含有蛋白质、脂类、碳水化合物、矿物质、维生素等各种营养素，同时还应达到蛋白质、脂类、碳水化合物三大产能营养素之间供能比例的平衡，必需氨基酸之间的平衡，饱和脂肪酸、单不饱和脂肪酸、多不饱和脂肪酸的平衡，矿物质之间的平衡，维生素之间的平衡，矿物质与维生素之间的平衡，动物性食物和植物性食物之间的平衡，粗粮细粮之间的平衡，稀稠之间的平衡等。

> **考点提示**
> 老年人平衡膳食的基本卫生要求。

老年人每天应至少摄入 12 种及其以上的食物。早餐宜摄入 1～2 种主食、1 个鸡蛋、1 杯奶、至少 1 种蔬菜或水果。中餐和晚餐宜分别摄入 2 种以上主食，1～2 种动物性食物、1～2 种蔬菜、1 种豆制品。色香味美，温度适宜。

（三）科学的烹调加工

考虑到部分老年人存在牙齿缺损、消化液分泌和胃肠蠕动减弱的现象，在烹调方式的选择上应做到细软易消化。

1. 将食物切小切碎，烹饪的时间适当延长。

2. 肉类食物可以切成肉丝或肉末后烹饪，也可加工成肉丸食用；鱼虾类可以制作成鱼片、鱼丸、鱼羹或虾仁等。

3. 坚果和杂粮等坚硬的食物可以碾碎成细小颗粒或粉末食用，如芝麻粉、玉米粉、核桃粉、藕粉等。

4. 质地较硬的蔬菜、水果可以剁碎或榨汁食用。

5. 以炖、煮、蒸、烩、焖、烧等为主要烹调方法，少用煎炸或熏烤等方式。

6. 高龄和咀嚼能力严重下降的老年人，饭菜应煮软烧烂，如软饭、稠粥、细软的面食等；对于有咀嚼吞咽障碍的老年人可适当选择软食、半流质或流质饮食。

（四）合理的膳食制度和良好的进食环境

进餐制度可采用三餐两点制或三餐三点制，每次正餐占总能量的20% ~25%，每顿加餐占5% ~10%。对于高龄老年人和身体虚弱以及体重出现明显下降趋势的老年人，正餐摄入量有限，注意增加餐次，常换花样，保证充足的食物摄入量。睡前一小时内不建议用餐喝水，以免影响睡眠质量。

进餐时尽量主动与家人或朋友一起进餐，主动参与烹饪，积极快乐的享受生活；独居老年人可去集体用餐点或多与亲朋一起用餐或活动，以便摄入更多丰富的食物，保持愉快的进餐情绪。对于生活自理有困难的老年人，家人应多陪伴，采用辅助用餐、送餐上门等方法，保障食物摄入和营养状况。家人应对老年人更加关心照顾，陪伴交流，注意饮食和体重变化，及时发现和预防疾病的发生和发展。

三、平衡膳食搭配原则

没有不好的食物，只有不合理的搭配，每一种食物都有营养作用，关键是搭配得好不好。老年人平衡膳食的搭配应注意以下几个方面。

1. 多样化原则　自然界没有任何一种食物能提供人体所需的全部营养素。因此，进食多样化的食物，食物之间可以取长补短，才能获得全面的营养。老年人尤其要注意早餐的多样化。

2. 均衡性原则　保证膳食大结构的平衡，即整个膳食结构要均衡，注意各类食物的供给数量及相互之间的比例，科学地处理好荤素食品、粗细杂粮、动植物蛋白、蔬菜水果、食物色彩等的搭配。粗粮中含有维生素、矿物质、膳食纤维和植物化学物，可为老年人提供必要的营养保障。日常膳食中可适量摄入如地瓜、全麦馒头等粗粮。膳食中合理的色彩搭配不仅可以提高膳食种类的多样性，还可以在一定程度上增加食欲，故老年人在日常膳食中注意红、黄、白、绿、黑等各种颜色的合理搭配，其中深颜色的蔬菜要占到1/2。同时，还要注意每餐干稀搭配，比如早餐有牛奶或者杂粮粥，中午有汤，晚上有汤面或汤等，根据入睡时间来控制晚餐的量，应比午餐清淡些。

3. 适量原则　老年人消化吸收功能下降，食物摄入过多易造成消化吸收不良，还会引起营养过剩危害健康，如摄入过多能量会造成脂肪在体内堆积而引起肥胖，但摄入过少又不能满足营养需要。老年人特别要限制油脂、酒和糖等纯能量食物的供给量，同时，对胆固醇与食盐的摄入也应采取适量原则。

4. 个性化原则 要针对老年人自身的身体状况、饮食习惯、季节特点、烹调方法等合理选择和搭配食物。

小 结

本项目主要介绍了我国一般人群膳食指南及老年人膳食指南的核心推荐内容，平衡膳食的概念和健康老年人平衡膳食的基本要求，老年人平衡膳食的搭配原则。通过本项目的学习，可对中国居民平衡膳食宝塔、中国老年人平衡膳食指南，健康老年人平衡膳食搭配原则的主要任务有大致的了解。

习 题

一、选择题

【A1 型题】

1. 下列不适宜老年人的膳食原则是（　　）

A. 热量摄入适当减少　B. 控制脂肪摄入量　C. 减少蛋白质的摄入量

D. 控制食盐的摄入量　E. 适当补铁

2. 与老年人骨质疏松有密切关系的营养素是（　　）

A. 铁　B. 硒　C. 钙

D. 锌　E. 钠

【A2 型题】

3. 患者，男，78 岁，长期患有便秘，应适当多食（　　）

A. 鱼　B. 禽　C. 肉

D. 蛋　E. 蔬菜

【A3 型题】

（4～6 题共用题干）

患者，女，68 岁，面色发白，常感头晕，实验室检查：血红蛋白 86g/L。

4. 分诊护士应首先判断该患者最可能为（　　）

A. 缺铁性贫血　B. 糖尿病　C. 高血压

D. 心脏病　E. 心肌炎

5. 该病应适当的补充（　　）

A. 钙　B. 铁　C. 锌

D. 硒　E. 钾

6. 该患者可适当多吃（　　）

A. 牛奶　B. 猪肝　C. 大米

D. 小米　　　　　　　　E. 香蕉

【A4 型题】

（7 ~ 9 题共用题干）

患者，男，63 岁，近期常有腰椎、颈椎疼痛；牙齿松动、脱落；明显的驼背、身高降低；食欲减退、消化道溃疡、便秘；凌晨小腿常发生抽筋等症状。

7. 分诊护士应首先判断该患者最可能缺乏的营养素为（　　）

A. 钙　　　　　　　　B. 铁　　　　　　　　C. 锌

D. 硒　　　　　　　　E. 钾

8. 含该种营养素丰富的植物性食物为（　　）

A. 红薯　　　　　　　　B. 藕粉　　　　　　　　C. 水果

D. 小米粥　　　　　　　E. 大豆及其制品

9. 可配合（　　）共同服用增强治疗效果

A. 维生素 A　　　　　　B. 维生素 B　　　　　　C. 维生素 C

D. 维生素 D　　　　　　E. 维生素 E

二、思考题

女性，62 岁，身高 155cm，体重 65kg，喜食甜食，害怕患高血压等慢性病，不吃畜禽鱼虾等动物性食物，只吃蔬菜水果，每天摄入主食 500g 左右。

请问：如何根据老年人平衡膳食搭配原则对案例中的老年人进行健康教育？

扫码“练一练”

（管　爽）

项目三　老年人营养状况评估

学习目标

1. **掌握**　膳食调查的概念、调查程序、结果计算和评估方法，人体体格测量的内容和方法。

2. **熟悉**　营养与健康状况调查的方法和内容，实验室检测的内容和标本采集方法。

3. **了解**　我国开展国民营养与健康状况调查的概况。

4. 具备营养与健康状况调查的能力，能熟练进行膳食调查结果的计算与评价；能为老年人做身体测量及评价；能正确进行老年人营养不良风险评估。

5. 具有关爱老年人的思想素质，养成严谨、客观的工作态度。

故事点睛

旁白：晚上七点半，张大爷一家刚刚吃过晚饭，围坐在客厅看新闻联播。门铃响起，张大爷打开门，门外站着社区服务中心的小李和两个陌生的年轻人。小李向张大爷介绍了两人，并告诉张大爷，他俩是来做营养与健康状况调查的。

人物：在班上随机抽取若干名学生进行角色扮演：张大爷，小李，调查员甲、乙。

请问：

1. 为什么要开展营养与健康状况调查？

2. 应如何进行营养与健康状况调查？

扫码“学一学”

任务一　营养与健康状况调查概述

居民营养与健康状况是反映一个国家或地区经济与社会发展、卫生保健水平和人口素质的重要指标，也是制订国家公共卫生及疾病预防控制策略不可缺少的基础信息。为了更好地反映我国居民在膳食模式变迁与疾病谱改变关键时期的营养与健康状况变化，我国与世界上许多发达国家一样，均定期开展国民营养与健康状况调查，并对调查结果及时统计分析，据此制定和评价相应的社会发展政策，以改善国民营养和健康状况，促进社会经济的协调发展。

一、营养调查与营养监测的概念

营养调查和营养监测是了解居民营养与健康状况的两种主要方法。

营养调查是全面了解人群膳食结构和营养状况的重要手段，通过对人群的膳食组成和营养状况进行全面的了解，为研究不同经济发展时期人群膳食结构和营养状况的变化提供基础资料，也能为食物生产、加工及政策干预和对居民的消费引导提供依据。

全国营养调查（national nutrition survey）是在全国范围内抽取代表性人群样本，对膳食和人体营养状况进行的调查。

营养监测（nutrition surveillance）是指长期动态监测人群的营养状况，同时收集影响人群营养状况的有关社会经济方面的资料，探讨从政策上、社会措施上改善营养状况的途径。通常在一定范围内，对选定的人群营养指标进行定期观测、分析和评价。联合国粮农组织（FAO）、联合国儿童基金会（UNICEF）及世界卫生组织（WHO）对营养监测的定义是："对营养进行监测，以便做出改善居民营养的决定"。

二、营养调查与营养监测的目的和内容

（一）营养调查和营养监测的目的

任何监测的目的都是为政府有关部门决策、制定干预项目提供信息，通常营养调查和营养监测的目的有以下方面。

1. 了解不同时期、不同区域人群营养状况。
2. 动态监测营养状况的变化趋势。
3. 确定影响人群营养状况的有关因素。
4. 找出营养状况不良的易感人群，为制定合理的干预措施提供依据。
5. 从长期监测资料分析，评价干预措施的效果。
6. 为确定预防策略制定工作重点。

（二）营养调查和营养监测的内容

全面的营养调查一般由四部分组成，即膳食调查、体格测量、营养缺乏病的临床检查、营养状况实验室检验。营养监测的重点每次可能有所不同，这将影响监测方式和监测内容的选择，营养监测的内容依监测系统的目的而定。

三、我国营养调查与营养监测现况

新中国成立以来，我国于1959年首次开展了全国性营养调查，此后分别于1982年、1992年、2002年、2012年共开展了五次全国性营养调查。1959年、1979年和1991年分别开展过三次全国高血压流行病学调查；1984年和1996年分别开展过两次糖尿病抽样调查。这些调查对于了解我国城乡居民膳食结构和营养水平及其相关慢性疾病的流行病学特点及变化规律、评价城乡居民营养与健康水平、制定相关政策和疾病防治措施发挥了积极的作用。

近10年来，随着我国社会经济快速发展，居民膳食结构、生活方式和疾病谱也发生了很大的变化。为了全面了解快速变迁时期居民膳食结构、营养和健康状况及其变化规律，揭示社会经济发展对居民营养和健康状况的影响，指导居民采纳健康生活方式，及时采取有效措施遏制慢性疾病的大幅度上升势头，2010年国家卫计委疾控局将10年开展一次的中国居民营养与健康状况调查列为重大医改项目，并改为常规性监测工作，每3～4年完成一个周期，设置健康指标、人群营养状况指标、社会经济指标、饮食行为与生活方式等指标，根据监测目的确定监测方法，进行常规监测、效果评价监测以及预警性监测。

2010—2013年在全国31省（自治区、直辖市）完成了最近的一次中国居民营养与健康状况监测，包括2010—2012年的6岁及以上居民营养与健康状况监测和2013年的0～5

岁儿童及乳母专项监测两部分。常规性监测有助于及时掌握中国城乡居民食物和营养素摄入状况、孕妇的营养与健康状况、0~5岁儿童喂养行为与健康状况、营养素缺乏及贫血状况、肥胖及高血压、糖尿病、血脂异常等营养性疾病的状况；有助于分析中国城乡居民行为生活方式及其与营养相关疾病的关系、儿童营养不良和营养相关性疾病的发生情况和变化趋势及其影响因素、乳母膳食营养状况和健康与哺乳状况及其影响因素，为政府制定营养不良人群、儿童和哺乳期妇女营养改善政策和措施提供科学依据。

知识链接

营养监测的优势

1. 了解人们的食物及营养素摄入状况及变化趋势。
2. 动态观察人群体质与营养状况的变化趋势。
3. 了解营养相关疾病流行情况及其影响因素。
4. 发现出现营养问题的易感人群，为制定合理的干预措施提供依据。
5. 发现人群营养状况的制约因素。
6. 评价干预措施的效果。
7. 确定营养规划工作重点。
8. 为政策的制定提供基础资料。

扫码“学一学”

任务二　询问调查

中国居民营养与健康状况综合性调查由询问调查、医学体检、实验室检测和膳食调查4个部分组成。询问调查（inqviving survey）通常包括县/区级调查单位基本信息收集和家庭询问调查两方面内容。

一、县/区级调查单位基本信息调查

县/区级调查单位基本信息收集由调查员按县/区级调查单位基本信息收集表的要求，通过查阅资料、走访当地统计、卫生等部门，进行询问和记录。内容包括调查样本地区人口、经济、社会及医疗卫生保健等方面的基本信息。

1. 人口普查资料　如总人口数、性别比等。

2. 政府相关部门的统计资料　如该监测点所在社区人均国民生产总值等。

3. 卫生部门常规收集的资料　如计划免疫接种率等。

二、家庭询问调查

家庭询问调查包括家庭基本情况调查、个人健康状况调查和体力活动调查。家庭基本情况调查内容包括家庭成员基本情况、经济收入、调查对象一般情况（年龄、民族、婚姻状况、教育、职业等）；个人健康状况调查内容包括主要慢性疾病的现患状况及家族史，吸烟、饮酒、体力活动等情况，营养及慢性病的有关知识、饮食习惯，婴幼儿喂养方式及辅食添加情况，孕妇及乳母营养与健康状况等；体力活动调查表包括职业性体力活动、交通、锻炼、业余活动及家务活动等。另外，医学体检表中的睡眠时间和疫苗接种史也通过询问

进行调查。

家庭询问调查采用问卷调查的方法，家庭询问调查问卷包括家庭基本情况登记表、个人健康状况调查表和体力活动调查表。由培训合格的调查员入户开展面对面询问调查。

三、询问调查注意事项

1. 调查员经过统一培训，明确调查目的及要求，并准备好相关调查记录表。

2. 调查员应事先向调查户发放知情同意书，在征得住户的同意后，方可进行入户调查，并对调查内容做好解释和保密工作。调查员不应自己主观猜测或估计代答。

3. 调查员要按调查表中问题的顺序及表中跳跃指示逐项提问，并按被调查人的回答逐项认真如实填写，以防漏填或错填。

4. 项目调查的各个部分是互相关联、有机结合的，一部分的调查结果将影响到另一部分的分析，一部分数据的质量关系到整个分析的结论，必须认真对待，应尽可能设法获得完整真实的数据。

任务三　膳食调查

扫码"学一学"

膳食调查（Ietary Survey）是营养状况评估的第一步，是了解一定时期内人群膳食摄入状况的重要方法，是对被评估者营养状况进行科学判断的前提。成功的膳食调查可以了解人群的营养状况，有助于开展针对性的膳食干预及健康指导，提高人群的健康水平及生活质量。

一、膳食调查的概念

膳食调查是调查个体或群体在一定时间内摄入的食物种类、频次和数量等，根据《中国食物成分表》计算出每人每天能量和营养素的摄入量，并与推荐的膳食营养素参考摄入量进行比较，从而评定被调查对象的营养素和能量是否满足需要。是个体化营养评价的重要组成部分。

二、膳食调查的方法

膳食调查方法常分为前瞻性和回顾性两类，前者包括称重法、记账法、化学分析法，后者包括食物频数法、24 小时（24h）膳食回顾法和膳食史法。应根据研究目的、研究对象、对测量方法准确性的要求、经费的多少以及研究覆盖的时间长短选择科学可行的膳食调查方法。

（一）膳食称重记录法

1. 概念　称重法（weighing method）是对个人或家庭、集体食堂一日三餐中每餐各种食物的食用量进行称重，然后计算出每人每日能量和各种营养素的种类和摄入量，借此评定能量和各种营养素能满足人体正常营养需求程度的方法。

2. 适用范围　称重法通过称量每餐烹调前可食部分生食重、烹调后的熟重、吃后剩余食重，称量 3 餐外摄入的水果、糕点、瓜子、花生等零食，并统计准确的用餐人数，而不依赖于调查对象的记忆。称重法能够准确反应调查对象的食物摄取情况，也能看出一日三餐食物的分配情况。主要优点是比其他方法能获得更为准确可靠的食物摄入量，且可调查每人每餐膳食的变动情况，尤其是称量制作复杂的主食，故常把称重的结果作为膳食调查的“金标准”来比较其他方法的准确性。但该法工作量较大，不适合大规模的调查，也不适合长期调查，可用于团体、家庭或个人的膳食调查。多采用3天膳食称重记录法，不超过一周，最好在不同季节分次进行。

3. 工作程序

（1）入户。说明调查目的，征得调查对象同意。

（2）记录各种食物的重量。按照早、中、晚餐，准确称取并记录每餐各种食物烹调前毛重和废弃部分重量。

（3）记录调味品的名称和使用量。

（4）称取摄入食品的重量。准确称取并记录烹调后的食品熟重和吃剩饭菜的重量。

（5）核对各种数据（食品名称、种类、数量和每餐就餐人数），请调查户签名。

考点提示

称重法膳食调查方法的工作程序。

（6）计算生熟重量比值和每日实际消耗食物量。

（7）统计每餐就餐人数。

（8）计算每人每日平均摄入的生食物重量。

（二）24小时膳食回顾法

1. 概念 24小时膳食回顾法是通过询问被调查者，回顾和描述在调查时刻以前24小时内摄入的所有食物种类的和数量（在外用餐也包括在内），借助食物模型、家用量具或食物图谱对其食物摄入进行计算和评价的调查方法。24小时膳食回顾法，是目前获得个人膳食摄入量最常用的一种调查方法，也是国际上通用的膳食调查方法。

2. 适用范围 24小时膳食回顾法可提供被调查者24小时内确切的食物摄入量相关信息，包括全部食物及饮料的名称、数量、烹调方法，以及该食物的商品名称、摄入时间和地点，最后将所有的访问记录准确写入调查表，可归纳推算一组人平均的营养素摄入量，可以通过面对面询问、使用开放式表格或事先编码好的调查表通过电话、录音机或计算机程序等进行。典型的方法是用开放式调查表进行面对面询问。调查表内容如表2－1所示。在实际工作中，一般采用3天连续调查方法（通常选择一周中的两个工作日和一个休息日进行）。该调查方法具有简便易操作，省时省力，费用低的优点，不管是大型的全国膳食调查还是小型的研究课题，都可采用这一方法来估计个体的膳食摄入量。近年来我国全国性的营养调查中个体食物摄入状况的调查均采用此方法。

但由于该调查方法主要依赖于被调查者的短期记忆来回忆描述前24小时的膳食，因此不适合于年龄在7岁以下的儿童与年龄>75岁的老人，且对调查员的要求较高，需要经过严格培训，掌握一定的调查技巧。

3. 工作程序

（1）入户，说明调查目的及调查内容。

（2）调查和记录。

（3）引导回顾记录要点。

（4）弥补调查不足。

（5）资料的核查。

（6）个人人日数的计算。

表2-1　24小时回顾法调查表

姓名：　　　　性别：　　　　住址：　　　　电话：　　　　调查日期：

餐次	食品名称	原料名称	原料编码	原料重量	备注	进餐地点
早						
中						
晚						

（三）记账法

1. 概念　记账法（record method）也称查账法，是根据伙食账目来获得被调查对象某一时期内各种食物消费总量，并根据同一时期的进餐人数，粗略计算每人每日各种食物的摄取量，再按照食物成分表计算这些食物所供给的能量和营养素数量的调查方法。

> **考点提示**
> 24小时膳食回顾法的优缺点及适用范围。

2. 适用范围　记账调查法简便、快速，适用于账目清楚的机关、学校、部队等建有伙食账目的集体食堂单位，是大规模进行膳食调查的方法，可以调查长时间的膳食，也适合于进行全年不同季节的调查。但该调查不够精确，对食物剩余量难以估算，如与称重法结合使用可提高准确性；且调查结果只能得到全家或集体中人均的膳食摄入量，难以分析个体膳食摄入情况。

3. 注意事项

（1）在调查开始前登记其所有储存的及新购进的食物种类和数量，调查期间购入的食物，在调查结束时再次称量全部剩余食物的重量，然后计算出调查期间消费的食品总量。

（2）记账法中注意要称量各种食物的可食部。

（3）在调查期间，不要疏忽各种小杂粮和零食的登记。注意自制的食品也要分别登记原料、产品、食用数量。

（4）单纯记账法一般不能调查调味品包括油、盐、味精等的摄入量，通常可结合食物称重法来调查这些调味品的消费种类和量。

（5）如果被调查单位人员的劳动强度、性别、年龄等组成不同，不能以人数的平均值计算每人每日营养素摄入水平，必须用混合系数的折算方法计算出“标准人”的每人每日营养素摄入量，再做比较和评价。

知识拓展

标准人和混合系数

在群体膳食的调查过程中，由于被调查群体可能是由不同能量需求的各类人员组成，各类人的年龄、性别和劳动强度有很大差别，所以不能用食物或者营养素的平均摄入量直接进行比较，一般将各类人都折合成标准人后进行比较。即以成年男子轻体力劳动者为标准人，其能量供给量9.41MJ（2250kcal）作为标准人系数1.0，其他各类人员按其能量供给量与标准人的能量供给量之比即为各类人的折合系数（也称标准人系数）。再结合人日数就可计算出混合系数。公式如下：

$$\text{混合系数}=\frac{(\sum \text{某类人群的折合标准人系数}\times\text{人日数})}{\text{总人日数}}$$

标准人平均每日某种食物的摄入量 = 平均每人每日某种食物摄入量 ÷ 混合系数。

平均每人每日某种食物摄入量＝某种食物实际消耗量（g）÷总人日数。

总人日数＝早餐餐次总数×早餐餐次比＋中餐餐次总数×中餐餐次比＋晚餐餐次总数×晚餐餐次比。

（四）食物频数调查法

1. 概念 食物频数调查法（food frequency questionnaire，简称 FFQ）也称食物频率法，是以问卷形式调查被调查者在指定的一段时期内摄入某些食物的次数或食物的种类来评价膳食营养状况的一种方法。可分为定性、定量和半定量的食物频率法。定性的食物频率法，通常是指得到每种食物特定时期内摄入的次数，而不收集食物量、份额大小的资料；定量食物频率法，可以得到不同人群食物和营养素的摄入量，并分析膳食因素与疾病的关系。食物频率调查的食物种类，取决于调查的目的，定量方法要求受试者提供所吃食物的数量；采用半定量方法时，需提供标准的食物份额的参考样品，供受试者作为估计食物量的参考。

2. 适用范围 食物频数调查法操作简单，能够迅速得到平时食物摄入种类和摄入量，反映长期营养素摄取模式，适用于大人群的调查。该方法经常在膳食与健康关系的流行病学研究调查中使用，可以推测长于调查期的膳食习惯，以研究既往膳食习惯和某些慢性疾病的关系。跨季度的调研还可对全体样本人群做不同季节的食物频数调查，以患者与健康人的膳食习惯相比较，了解疾病与膳食结构的相关性，可以作为研究慢性病与膳食模式关系的依据；但该法对食物份额大小的量化不精确，且不能提供每天之间的变异信息。

（五）膳食史法

膳食史法（diethistory questionnaire，简称 DHQ）是通过对平常膳食模式、过去较长时间食物摄入频度的询问，更全面地了解人群膳食摄入情况的调查方法。对于慢性病患者，过去膳食状况比现在更为重要，膳食史法不询问过去数日内的食物消耗情况，而询问一般的膳食方式以及有关食物制备方法的资料和受试者的饮食习惯。

膳食史法在正常调查中较少采用，广泛用于心血管疾病、糖尿病、肿瘤以及慢性营养不良等营养流行病学调查。

（六）化学分析法

化学分析法（chemical method of analysis）是将调查对象的一日份全部熟食收集齐全，在实验室中进行化学分析，测定食品的组成成分及其中能量和各种营养素含量的方法。

该法手续复杂，除非特殊需要精确测定，一般不做。常用于称重法可靠性验证。

没有一种膳食调查方法适用于所有研究的，在使用某种膳食调查方法时，要充分认识其优缺点，可以加以改良应用，也可将几种方法加以组合，以适应研究中的一些特殊要求，但要注意应尽量避免偏倚。

三、膳食调查结果的计算与评价

膳食调查收集到的资料，需要经过整理和计算，得到被调查者摄入的食物种类、数量以及摄入的能量和各种营养素的量，再与中国居民膳食营养素参考摄入量标准和中国居民膳食宝塔推荐的食物种类和量进行比较，才能科学评价被调查者膳食营养状况。

考点提示

膳食调查方法的种类、特点及适用范围。

（一）食物重量的估计

食物重量是计算营养素摄入量最重要的指标，掌握正确的估计食物重量的方法，对保证膳食调查质量十分重要。

常用量具、容器、食物份量都是估计食物重量的快捷方便途径。在膳食状况调查中最常用的称量器具有碗、盘、勺和杯等，应提前使用标准的称量器具称量一些常见的食物重量，方便食物重量的估算。部分常见的食物重量折算参照表如表 2-2 所示。

表 2-2　部分常见食物重量折算参照表

食物名称	单位	重量（生重）		备注
		g	两	
大米饭	1 大标准碗	150	3	碗直径 16cm
	1 小标准碗	75	1.5	碗直径 12cm
大米粥	1 大标准碗	50	1	碗直径 16cm
	1 小标准碗	30	0.6	碗直径 12cm
馒头	1 个	100	2	自制品需看大小折算
包子	1 个	50	1	面粉重量，不包括馅
面条（干切面）	1 大标准碗	100	2	干面条按面粉重量计算
1 小标准碗	75	1.5		
饺子	平均 6 个	50	1	面粉重量，不包括馅
馄饨	9~10 个	50	1	面粉重量，不包括馅
油条	1 根	50	1	
豆包	1 个	50	1	面粉 35g，红小豆 15g
烧饼	1 个	50	1	
鸡腿	1 个	约 220	约 4.5	含骨头
炒蔬菜	1 标准盘	约 500	10	指菜、油菜等蔬菜的生重 9 寸盘
奶粉	1 标准勺	10	0.2	
牛奶	1 标准杯	约 250	约 5	
酸奶	1 标准杯	约 250	约 5	指固体类发酵奶
鸡蛋	1 个	60	1.2	
鸭蛋	1 个	70	1.4	
鹌鹑蛋	5 个	50	1	
花生（带壳）	1 小标准碗	约 120	约 2.4	
花生仁	1 小标准碗	约 200	约 4	
栗子	10 个	50	1	
核桃（带壳）	3~4 个	50	1	

食物的份量是指单位食物或常用单位量具中食物具体的数量份额，常根据大多数个体食入的食物量或自然份量而确定。包装食品则是根据出售的自然独立包装确定。

例：鸡蛋一个约 50~60g；牛奶一袋约 220~250ml；切片面包一片 25~30g。

估计的食物重量与实际重量的误差应控制在 20% 以内。

（二）食物可食部和废弃率的相关计算

很多食物具有不可食部分，按照居民通常的加工、烹调和饮食习惯，去掉其中不可食用的部分后，剩余的即为食物的可食部（EP）。食物的可食部和废弃率是一个相对的概念，是个变化的量，受运输、储藏、加工处理等因素的影响。

1. 食物可食部的概念 可食部表示每100g食物中可以食用部分占该食物总重量的比例。在膳食调查中，食物可食部的数值主要用于计算每单位可食部分中各营养素的量。

2. 可食部计算方法 可食部 =（食物重量 − 废弃重量）÷ 食物重量 × 100%

3. 食物废弃率的概念 废弃率是每100g食物中不可食用部分的重量占该食物总重量的比例。

4. 废弃率的计算

废弃率 = 废弃重量 ÷ 食物总重量 × 100% = 100% − 可食部

5. 可食部营养素的计算

X = 食物重量 × EP ×（A ÷ 100）

式中，A为每100g可食部分食物中该营养素的含量；EP为可食部分的比例。

（三）食物生熟重量比值的换算

日常生活中我们接触到的食材既有生的原料，也有煮熟的半成品或成品，做膳食调查时都应该将其换算成食物生重来确定摄入量。

配餐常用的食物交换份中如果没有特别标明的话，提到的均是食物的生重。一般100g大米煮熟后重量为200～300g；一张扑克牌大小，两厘米厚度的生肉即为二两（100g）肉，用水煮熟，就大约只有70g了；但是采用油炒等烹饪方式，肉的熟重将大于其生重或与生重相当。

生熟比 = 生食物重量 ÷ 熟食物重量

如：1kg大米做成米饭后重量为2.3kg，则米饭的生熟比 = 1/2.3 = 0.43

米饭的生熟比为0.43。

如：已知面条的生熟比是0.4，则40g生面条煮熟后的重量 = 40/0.4 = 100g

40g生面条煮熟后重量为100g。

（四）食物成分表

食物营养成分数据是国家农业、食品工业等部门进行食物生产加工、对外贸易的重要公共数据，是预防医学领域科学研究、流行病学调查、科普宣传等必不可少的参考，亦是开展居民营养与健康状况调查的必备工具和改进国民食物结构的重要依据。

1. 认识食物成分表 食物成分表，就是记录食物成分数据的表格。1952年编制出版了我国第一部比较完整的《食物成分表》，此后经过了数次重编。目前主要使用的是《中国食物成分表（第1册）（第2版）》、《中国食物成分表2004》（第二册）和《食物营养成分速查表》。

《中国食物成分表（第1册）（第2版）》（中国食物成分表2009）是2009年由中国疾病预防控制中心（CDC）营养与食品安全所编著出版，所列食物以原料为主，共包括了1506条食物的31项营养成分（含胆固醇）数据、441条食物的32种脂肪酸数据、657条食物的18种氨基酸数据、130条食物的碘数据、114条食物的大豆异黄酮数据，附录部分收录了208条食物的血糖生成指数数据。2004版新增了800余包装食品的营养成分数据，共包括757条食物的一般营养成分数据，239条食物的氨基酸数据，323条食物的脂肪酸数据，另外还增加了部分食物营养成分，如可溶性膳食纤维、不溶性膳食纤维、维生素B_6、维生素B_{12}、叶酸、胆碱、生物素、泛酸、维生素K、维生素D及碘的数据，是对《中国食物成分表（第一册）》的重要补充。

第一册第6版已于2018年出版，所列食物以植物性食物为主，共包含1110条食物的一般营养成分数据。是基于《中国食物成分表（2009）》与《中国食物成分表（2004）》的合并、修订、更新及补充。本教材数据以《中国食物成分表（2009）》为主。

2. 食物分类　《中国食物成分表》采用“食物类和亚类”的双级分类法。参照国际食品数据系统网络的分类原则一 IN FOODS（International Ne twork of Food Data System），结合我国传统食物分类方法以及食品行业相关的分类标准，《中国食物成分表2004》将食物分为21大类，每一大类食品中又根据食物属性的差异，再进一步分成不同的亚类。21大类包括谷类及制品，薯类、淀粉及制品，干豆类及制品，蔬菜类及制品，菌藻类，水果类及制品，坚果、种子类，畜肉类及制品，禽肉类及制品，乳类及制品，蛋类及制品，鱼虾蟹贝类，婴幼儿食品，小吃、甜饼类，速食食品类，饮料类，含酒精饮料，糖、蜜饯类，油脂类，调味品类，其他类。《中国食物成分表（第1册）（第2版）》则减少了其他类，共分为20大类。

3. 食物营养成分的表达　食物成分数据的科学描述包括标准方法和命名规则、转化因子、计算方法和数据表达形式等。食物营养成分的数据表达中，数据的一致性非常重要，既要保证不受时间变迁、人员变动的影响，还要兼顾国际交流的方便。《中国食物成分表》参照联合国粮农组织（FAO）和国际食物数据中心（INFOODS）提出的食物成分数据的标准化描述的建议和规则，每一种食物都采用6位阿拉伯数字进行编码，前两位数字表示食物的大类，第三位数字表示食物的亚类，最后三位数字则表示食物在亚类中的排列序号。例如，小麦粉（标准粉）的编码是01—1－201，表示第01大类，第1亚类，第201条食物，其在食物成分表中的不同部分出现的时候编码是一致的。表2－3为《中国食物成分表》中各种符号表示的意义。

表2－3　《中国食物成分表》中各种符号的意义

符号	意义
—	未检测（该食物中理论上应该存在一定量的该种成分，但未实际检测）
Tr	微量（低于目前应用的检测方法的检出线或未检出）
(0)	估计零值（理论上估计不存在该营养素，为实际检测）
( )	估计数值（参照相同或相似食物的给出值，未实际检测）
Un	不能计算
[ ]	食物别名
X上标	该条数据是同一类食物的均数数值
A	中性洗涤剂法（测定不溶性纤维）
B	粗纤维测定法（测定不溶性纤维）
C	无原始数据，通过换算系数4.184进行能量值换算而得

《中国食物成分表2004》在食物分类、编码和营养素数据表达方面基本与《中国食物

成分表（第1册）》一致。两本书的食品编码都没有重复，而且是连续的。

第一册 侧重的食物原材料的数据，第二册侧重的是市场上的主流常用食品的数据。

根据使用目的，如果是想测算食品营养素的含量，按照原料来源地等情况，来选择最符合相关数据；如果是膳食平衡的话，第二册可能更适合一些，因为很多都是现成的市场流通食品。而且第二册对食物样品的描述更具体一些。近年推出的中国食物成分表大全电子版使用便捷，已成为营养学研究的重要的参考资料。

下面以维生素A（视黄醇）为例，说明维生素的描述和生物利用率的表达。

许多维生素存在着多种活性形式，在食物中表现出不同的存在方式和比例，在人体有着不同的生物利用率。维生素A（视黄醇）有多种化学形式，每种有不同的生物活性。按照FAO的命名标准，来自动物性食物的维生素A称为视黄醇，它可以直接被人体所利用；来自植物性食物的称为β－胡萝卜素和类胡萝卜素，为维生素A前体。

维生素A的生物活性通常用采用视黄醇活性当量（RAE）来表示。

计算总的维生素A生物活性时，目前国际组织推荐使用公式：

维生素A（μg RAE）= 视黄醇（μg）+ β－胡萝卜素（μg）/12 + 其他类型的胡萝卜素（μg）/24。

4. 食物营养成分的查询 一份食物有时候有多种食物成分组成，如青椒肉丝盖浇面有青椒、猪肉（瘦）、小麦粉等食物成分，查询之前应根据查询目的设计好记录查询结果的表格。

（1）具体查询程序（以上为例）

1）明确要查询的食物名称：青椒、猪肉、小麦粉、色拉油、盐。

2）明确食物分类：青椒属蔬菜类及制品中的茄果、瓜菜亚类，猪肉属畜肉类及制品的猪亚类，小麦粉属谷类及制品的小麦亚类。

3）找到该食物在食物成分表中的位置：如小麦粉在谷类及制品的小麦亚类下可以看到多种不同类型的小麦粉，通过询问或观察食品性状或包装说明来确定其具体品种。

4）查询营养素含量：食物营养成分表中包含有该食物的各种营养素含量数据，根据查询目的可以找到所需查询的营养素含量。

5）记录：将查询结果记录到准备好的记录表（表2－4）上。

表2－4 食物成分查询表

原料名称	可食部重量（g）	蛋白质（g）	脂肪（g）	维生素E（mg）	钙（mg）	铁（mg）
瘦猪肉	100	20.3	6.2	0.30	6	3.0
青椒	100	1.0	0.2	0.59	14	0.8
小麦粉	100	11.2	1.5	1.8	31	3.5
色拉油	100	—	99.8	24.01	18	1.7
食盐	100	—	—	—	22	1.0
合计						

（2）注意事项 ①成分表中是以每100g（2两）“可食”食物为计；②表中没有的，可用类似者代替，但要注明；③注意区别俗名与学名，避免混淆；④成分表中是以食物原料为基础的，是“生重”而非“熟重”，要准确掌握生熟比，进行换算；⑤成分表中的含

量只是较为准确的估计值，不能绝对化。

（五）食物摄入种类和数量的分析与评价

通过膳食调查可以收集到被调查者摄入的食物名称和数量，而正确评价被调查者膳食是否科学合理，还需分析摄入食物的种类、数量及其所含的能量和各种营养素的量，与平衡膳食的标准进行比较，才能作出判断。

根据摄入食物的品种和数量可以计算出各类食物在膳食中所占的比重，进而可以依据中国居民平衡膳食宝塔初步判断被调查者膳食模式是否合理。

以下以一名68岁的周女士的膳食调查记录为例进行分析与评价，表2－5为其一日食物消耗登记表。

表2－5　一日食物消耗登记表

姓名　　　　性别　　　　年龄　　　　记录日期

餐别	食物名称	用量（g）
早餐	馒头	小麦粉（标准粉）100
	素火腿	素火腿50
	牛奶	牛奶250
	橙子	橙子100
午餐	青椒肉片	青椒100
		瘦猪肉50
		色拉油6
	香干炒芹菜	香干30
		芹菜100
		花生油5
	米饭	大米125
晚餐	韭菜炒百叶丝	韭菜250
		百叶50
		色拉油6
	西红柿鸡蛋汤	西红柿125
		鸡蛋50
		色拉油3
	米饭	大米125

1. 摄入食物种类和数量的计算

（1）根据24小时膳食调查结果将被调查者摄入食物按中国居民平衡膳食宝塔进行分类整理。表2－6为周大妈一天中各类食物摄入量统计表。

表2－6　各类食物摄入量统计表

类别	食物名称	摄入量（g）
谷类	小麦粉（标准粉）	100
	大米	250
薯类	—	0
畜禽类	瘦猪肉	50
鱼虾类	—	0

续表

类别	食物名称	摄入量（g）
豆类及其制品	素火腿	50
	香干	30
	百叶	50
奶类	牛奶	250
蛋类	鸡蛋	50
蔬菜	青椒	100
	芹菜	100
	西红柿	125
	韭菜	125
水果	橙子	100
纯热能食物	色拉油	20
坚果类	—	0

（2）统计各类食物的摄入总量　周大妈一天中各类食物摄入总量统计如表 2－7。

表 2－7　各类食物的摄入总量统计表

类别	食物种类数量	摄入量（g）
谷类	2	350
水果类	1	100
蔬菜类	4	450
蛋类	1	50
鱼虾类	0	0
禽畜肉类	1	50
奶制品类	1	250
豆类及坚果	3	76※
油	1	20

※折算成大豆后的重量，具体方法见项目四。

2. 评价膳食结构

（1）将食物归类，与中国居民平衡膳食宝塔的推荐食物种类进行比较，判断食物品种是否符合多样化要求。中国居民平衡膳食宝塔共五层，将食物分为谷薯类、蔬菜类、水果类、畜禽肉、鱼虾类、蛋类、奶制品类、豆类及坚果和油共 9 类。

（2）将食物按类计算数量，与中国居民平衡膳食宝塔推荐的食物数量进行比较，判断各类食物数量是否在合理范围。周大妈的一日膳食中缺少薯类及杂豆、鱼虾类，水果类和奶类数量不足。

（六）能量和各种营养素摄入量的计算与评价

为准确判断被调查者的膳食营养是否合理，还需根据《中国食物成分表》计算出能量和各种营养素的摄入量，并与《中国居民膳食营养素参考摄入量（DRIs）》推荐的膳食营养素参考摄入量进行比较，从而评定被调查对象的各种营养素和能量是否满足需要。

1. 能量和各种营养素摄入量的计算

（1）根据 24 小时膳食调查结果将被调查者摄入食物按食物成分表分类合并整理。

（2）查食物成分表，计算摄取各种食物的能量和主要营养素的含量（记录食物种类若食物成分表中没有列出来的，可利用同类互换方法进行换算）。

（3）进行小计和总计。小计是按每餐分别汇总能量和各营养素的摄入量；总计是汇总全天的能量和各营养素摄入量。

（4）某种营养素含量的计算方法

$$食物中某种营养素含量 = \sum［食物摄入量（g）\times 可食部比例 \times 食物中某种营养素含量/100g 食部］$$

2. 能量和各种营养素摄入情况评价

（1）以《中国居民膳食营养素参考摄入量（DRIs）》为依据对蛋白质、脂肪、碳水化合物及能量的摄入量与参考摄入量进行评价。

（2）评价蛋白质来源分配是否合理。

（3）评价能量来源分配是否合理。

（4）评价一日三餐能量分配是否合理。

任务四　健康状况调查（人体营养状况测定）

扫码“学一学”

人体营养状况的测定和评价，除了通过膳食调查收集资料，还需结合人体体格测量和营养水平的实验室检测来进行综合评价。

一、人体体格测量

体格的大小和生长速度是营养状况的灵敏指标，从身体形态和人体测量资料中可以较好地反映营养状况，体格测量的数据越来越被认为是评价群体和个体营养状况的有用指标。

体格测量指数大体归为三类，包括纵向测量指标、横向测量指标和重量测量指标。人体测量指标和测量方法随年龄、生理状况不同而各有差异，婴幼儿常采用测定头顶至臀部、足底的距离，即顶－臀长和身长反映婴幼儿体格纵向发育情况；儿童应测量体重、身高、坐高、头围、胸围及上臂围等项；成年人测量项目则通常包括体重、身高、上臂围、腰围、臀围、皮褶厚度等反映人体营养状况的综合指标，评价机体营养状况的整体水平。以下主要介绍成人体格测量的内容与方法。

（一）体重

扫码“看一看”

体重是指通过称量直接得到的身体重量。体重增长与骨的增长、肌肉和脂肪等的增长有关系，在生长期常作为评价能量和蛋白质营养状况的重要指标；在成年时期，身高已基本无变化，通常 40～50 岁达到的高峰，并一直持续到 60 岁，然后开始下降，体重的增加主要与体内的脂肪组织增多有关。体重改变是老年人不良健康结局的重要预警，因此，老年人要使用标准测量方法，常规记录体重状况。测量方法如下。

1. 使用前要检验准确度和灵敏度，需校正杠杆秤和砝码重量，准确度要求不超过 0.1%。

2. 杠杆秤应放在平坦地面上，调整 0 点至刻度尺成水平位。

3. 受试者身着短裤短袖衫，站立称台中央，上下杠杆秤动作要轻，测量前不得进行体育活动或体力劳动。

4. 测试人员放置适当砝码并移动砝码之刻度尺平衡。读数以 kg 为单位，精确到小数点后一位。

5. 记录员复诵后将读数填入方格内。测试误差不超过0.1kg。

对于一些无法行走和站立老年人，评估体重需要使用轮椅称或床称。

标准体重（kg）=身高（cm）-105。凡是超过标准体重10%者为偏重，超过20%以上者为肥胖；低于标准体重10%者为偏瘦，低于20%以上者为消瘦。

体质指数（BMI），是用体重千克数除以身高米数的平方得出的数字，是目前国际上常用的衡量人体体重是否健康的一个标准。表2-8为不同成年人体质指数标准与相关疾病发病危险性的关系。

表2-8　不同成年人体质指数标准与相关疾病发病危险性的关系

BMI分类	WHO标准	亚洲标准	中国参考标准	相关疾病发病的危险性
体重过低	BMI<18.5	BMI<18.5	BMI<18.5	低（但其他疾病危险性增加）
正常范围	18.5≤BMI<25	18.5≤BMI<23	18.5≤BMI<24	平均水平
超重	BMI≥25	BMI≥23	BMI≥24	增加
肥胖前期	25≤BMI<30	23≤BMI<25	24≤BMI<28	增加
Ⅰ度肥胖	30≤BMI<35	25≤BMI<30	28≤BMI<30	中度增加
Ⅱ度肥胖	35≤BMI<40	30≤BMI<40	30≤BMI<40	严重增加
Ⅲ度肥胖	BMI≥40.0	BMI≥40.0	BMI≥40.0	非常严重增加

超重和肥胖会使患高血压、糖尿病、冠心病和血脂异常等严重危害健康的疾病的概率显著增加；但长期体重过轻也会导致脱发、厌食症、不孕不育、溃疡、眩晕、月经不调，年老时还易出现骨质疏松症。有研究发现，美国加利福尼亚州70岁的老年人中，超过标准体重10%~20%者死亡率最低，当体重过低或过高于30%时，才容易导致疾病发生，影响寿命。

（二）身高

身高是指站立位从头顶点至足底的垂距，是人体纵向部分的长度。影响身高的因素很多，受遗传因素和营养状况的影响较大。一日之内的身高变化，早晨起床时最高，晚上睡觉前最矮。身高还是评定生理负荷大小和疲劳程度的重要方法之一。身高测量方法如下。

1. 检查校正身高坐高计，立柱是否垂直，连接处是否紧密，有无晃动，零件有无松动等；每次测量前应校对0点，以钢尺测量基准板平面红色刻度的高是否10.0cm，误差不得大于0.1cm。

2. 上肢自然下垂，足跟并拢，足尖分开成60度，足跟、骶骨部及两肩区与立柱相接触，躯干自然挺直，头部正直，耳屏上缘与眼眶下缘成水平位，严格掌握“三点靠立柱”，两点成水平的测量姿势要求。

3. 测试人员站在受试者右侧，将水平压板轻轻沿立柱下滑，轻压于受试者头顶，水平压板与头部接触时，松紧要适度，头发蓬松者要压实、头顶的发辫、发髻要解开，饰物要取下。

4. 测试人员读数时双眼应与压板平面等高进行读数，以厘米为单位，精确到小数点后一位（0.1cm）。

中老年人测量身高，在一定程度上可评定衰老程度。身高随年龄增长而降低，正常人以20~30岁为最高峰，从40岁开始，年龄每增加10岁，身高就降低1~2cm。男性老年人的身高平均要降低2.25%，女性平均要降低2.5%。国外有报告，从40岁到90岁，人体身高可下降7~9cm。

知识拓展

身高的替代测量

很多老年人由于身体受限和慢性疾病，很难站直。可测量横卧的长度（测量头顶到脚跟的距离）作为身高的替代测量，或者测量两臂伸展距离（包括手臂伸展时，双臂和肩膀宽度，测量要从一个手的中指到另一个手的中指）、总臂长（手臂弯曲45°时，从右侧肩胛骨肩峰的顶点到尺骨茎突末端的距离）和膝盖高度（从单脚的脚后跟到大腿前侧，包括脚踝和膝盖，脚踝和膝盖要弯曲90°）来估计身高。

扫码"看一看"

（三）上臂围、小腿围与皮褶厚度

1. 上臂围　是指上臂横截面周长，应测量上臂最丰满部位，一般量取上臂自肩峰至鹰嘴连线中点的臂围长，上臂围反映机体的营养状况，与体重密切相关。

上臂围的测量分上臂紧张围和上臂松弛围，上臂紧张围是上臂肱二头肌最大限度收缩时的围度，上臂松弛围上臂肱二头肌最大限度松弛时的围度。两者差值反映肌肉的发育情况，差值越大表示肌肉发育状况越好，差值越小表示脂肪发育良好。

（1）上臂紧张围测量方法　①被测者上臂斜平举约45°，手掌向上握拳并用力屈肘，要使肌肉充分收缩；②测试者站在其侧面或对面，将卷尺在臂肱二头肌最粗处绕一周进行测量，卷尺的松紧度要适宜。测量误差不超过0.5cm。

（2）上臂松弛围测量方法　在测量上臂紧张围后，将卷尺保持原来位置不动，令被测者将上臂缓慢伸直，将卷尺在上臂肱二头肌最粗处绕一周进行测量。

2. 小腿围　小腿围反映人体腿部肌肉发育水平及发达程度，作为人体脂肪总量丢失的一个很敏感指标，也常用于老年人的营养状况评估，我国2018年2月实施的《老年人营养不良风险评估》标准中，也将小腿围纳入评估指标。

测量小腿围时，被测者两腿开立同肩宽，检测者将带尺在小腿最粗壮处以水平位绕其一周。测量单位为厘米（cm），精确到小数点后一位，测量误差不得超过0.5cm。

3. 皮褶厚度　指皮肤和皮下脂肪的厚度与体脂含量间有相关关系，可通过皮褶厚度的测量值估计人体体脂含量的百分比，是推断全身脂肪含量、判断皮下脂肪发育情况的一项重要指标，也是衡量个体营养状况和肥胖程度较好的指标。随着年龄的变化，体脂也会出现规律性的变化。体脂分布及其占体重百分比受遗传素质、生活环境、饮食习惯等影响。

皮褶厚度可用X光、超声波、皮褶卡钳等方法测量，用卡钳测量皮褶厚度最为简单而经济。测量皮褶厚度的常用部位有上臂肱二头肌、肱三头肌和肩胛下角皮褶厚度等，可分别代表肢体和躯干的皮下脂肪堆积情况，对判断肥胖和营养不良有重要意义。

（1）肱三头肌部皮褶厚度测量方法　①受试者自然站立，肌肉不要紧张，被测部分充分裸露；②测试人员找到肩峰、尺骨鹰嘴（肘部骨性突起），并用油笔标记出右臂后面从肩峰到尺骨鹰嘴连线中点处；③用左手拇指和食指、中指将被测部位皮肤和皮下组织夹提起来，但不要把肌肉夹提住；④在该皮褶提起点的下方用皮褶计测量其厚度，把右拇指松开皮褶计卡钳钳柄，使钳尖部分夹住皮褶，在皮褶计指针快速回落后立即读数；⑤要连续测量三次，记录以毫米为单位，精确到0.1mm。

（2）肱二头肌部皮褶厚度测量方法　①受试者自然站立，肌肉不要紧张，被测部分充分裸露；②受试者上臂自然下垂，测试人员取肱二头肌肌腹中点处（基本与乳头水平），为肩峰与尺骨鹰嘴连线中点上一厘米，并用油笔标记该点；③顺自然皮褶方向，用左手拇指和食指、中指将被测部位皮肤和皮下组织夹提起来；④在该皮褶提起点的下方用皮褶计测量其厚度，把右拇指松开皮褶计卡钳钳柄，使钳尖部分夹住皮褶，在皮褶计指针快速回落后立即读数；⑤要连续测量三次，记录以毫米为单位，精确到0.1mm。

（3）肩胛下角皮褶厚度测量方法　①受试者自然站立，肌肉不要紧张，被测部分充分裸露；②测试人员用油笔标出右肩胛下角位置；③在右肩胛下角下方1cm顺自然皮褶方向（即皮褶走向与脊柱成45°），用左手拇指和食指、中指将被测部位皮肤和皮下组织夹提起来；④在该皮褶提起点的下方用皮褶计测量其厚度，把右拇指松开皮褶计卡钳钳柄，使钳尖部分夹住皮褶，在皮褶计指针快速回落后立即读数；⑤要连续测量三次，记录以毫米为单位，精确到0.1mm。

（四）腰围、臀围与腰臀比

扫码“看一看”

1. 腰围　指的是经脐点的腰部水平围长，是反映脂肪总量和脂肪分布的综合指标。腰围监测能够对早期预防肥胖症、糖尿病、心血管疾病等具有积极作用。腰围测量需两名测试员配合。

（1）被测试者自然站立，平视前方，勿用力挺胸或收腹，保持自然呼吸状态。

（2）测试员甲选被测者肋下缘最低部和髂前上棘最高点连线中点，以此中点将卷尺水平围腰一周，在被测者呼气末，吸气未开始读数。

（3）测试员乙充分协助甲，观察卷尺围绕腰的水平面是否与身体垂直，并记录读数。测量误差不要超过1cm。

2. 臀围　是臀部向后最突出部位的水平围长。臀围反映髋部骨骼和肌肉的发育情况。臀围测量需两名测试者配合。

（1）被测者两腿并拢直立，两臂自然下垂，臀部放松，平视前方，保持自然呼吸状态。

（2）测试员甲将卷尺经前面的耻骨联合和背后臀大肌最凸处，以水平围绕臀部一周测量。

（3）测试员乙充分协助甲，观察卷尺围绕臀部的水平面是否与身体垂直，并记录读数。测量误差不超过1cm。

3. 腰臀比　是腰围和臀围的比值，是判定中心性肥胖的重要指标。比值越小，说明越健康。正常成年男性腰臀比 <0.9，女性 <0.85，超过此值为中央性肥胖，又称内脏型肥胖。

二、实验室检测

膳食营养的摄入对机体健康状态的影响是一个逐渐发展的过程，在临床症状出现之前，人体的血液、尿液等生物样本中，某种营养素及其代谢衍生物和相关的功能成分可能已经发生变化。因此，借助生化、生理实验手段对生物样本进行实验室检测可以早期发现人体临床营养不足症、营养储备水平低下或营养过剩状况，较早掌握营养失调征兆和变化动态，及时采取必要的预防措施。

营养调查与评价相关的实验室检测指标有蛋白质和氨基酸、脂类、碳水化合物、钙、铁、锌、铜、碘、硒、维生素A、维生素D、维生素E等。

营养调查与评价相关的常用实验室检测有：测定血液中的营养成分或标志物水平，测定与营养素相关的血液成分或酶活性的改变，测定尿中营养成分排除或其代谢产物，测定血、尿中因营养素不足而出现的异常代谢产物，测定头发中无机元素含量测定，测定粪便中的氮含量及矿物质含量。

生物样品的收集是生化检验的前提，准确地收集适当的样品才能顺利进行人体营养水平鉴定。

（一）尿液

1. 检测目的

（1）测定人体蛋白质的需要量和氨基酸代谢实验。

（2）测定水溶性维生素的耐受实验和研究水溶性维生素的需要量。

（3）评价矿物质代谢。

（4）评价机体水溶性维生素的营养状况。

（5）研究人体矿物质（钙、铁、锌）的需要量。

2. 标本选择与采集　根据检测目的，准确留取尿液标本。常用于评价营养状况的尿样收集方法有：晨尿、24 小时尿、餐后尿、负荷尿。常见尿液标本及采集方法见表 2－9。

表 2－9　常见尿液标本及采集方法

标本	采集方法
晨尿	清晨起床后的第一次尿液标本。其化学成分较恒定，受前一天膳食影响较小，且留取方便
24 小时尿	在某一指定时间，令受试者排尿并弃去，立即准确记录排尿时间，然后收集 24 小时内全部尿液，包括次日到达计时点的最后一次尿。对尿液中的溶质（如肌酐、蛋白质、钙等）
餐后尿	一般在午餐后 2 小时收集尿液。对病理性糖尿和蛋白尿检出更敏感
负荷尿	一般在早饭后开始，先嘱受试者排尿并弃去，然后口服要测定的营养素，收集服药后 4 小时内所排出的全部尿液（包括到达计时点的最后一次尿）。常用于水溶性维生素的负荷试验

3. 注意事项

（1）收集容器要符合标本采集要求。

（2）留取足够的标本，任意一次尿标本至少留取 12ml，其余项目最好超过 50ml，24 小时尿要收集 24 小时内全部尿液。

（3）标本及时送检，如需保存则应冷藏于 4℃冰箱，必要时选择加入适当的化学防腐剂。

（4）注意留尿时间的准确性，如果发现丢尿或留尿时间不准确，应丢弃作废，重新留取。

（二）粪便

1. 检测目的

（1）用于测定人体蛋白质的需要量。

（2）用于评价食物蛋白质的营养价值。

（3）用于监测体内矿物质随粪便的排泄情况。

（4）用于计算矿物质的吸收率及研究影响矿物质吸收的因素。

（5）用于研究人体矿物质（钙、锌、铁等）的需要量。

2. 标本采集

（1）常规粪便标本　采用自然排出的粪便，一般约拇指大小的一块，放在纸盒内迅速送检。

（2）水样便标本　如为腹泻患者应采取脓血或黏液部分送检，或5~6汤匙的水样便。

（3）浓缩粪便标本　应将24小时排出的所以粪便收集于同一容器中送检，多用于找寄生虫虫体及作虫卵计数。

（4）营养代谢试验所用粪便标本　收集的时间较长，至少需要3天。应将每天的样品称重记录，做好标记，冰箱保存；最后将所有样品混匀，称总重量，根据需要取部分或全部送检。

3. 注意事项

（1）不得混有尿液，不可有消毒剂及污水的污染。

（2）化学法隐血实验前三天禁食肉类及含动物血食物，并禁食铁剂及维生素C。

（3）做细菌学检验应收集标本于灭菌有盖的容器之内送检。

（4）氮平衡或矿物质平衡实验应使用粪便标记物（如卡红），以区分不同代谢期间的粪便。

（5）寄生虫及虫卵检测，应做固定保存，可在聚乙烯醇（PVA）、硫柳汞、碘－甲醛（MIF）或其他固定液中保存数周。

（6）用于致病菌检测，应立即送检或置于培养基保存。

（三）血液

1. 检测目的

（1）测定血液中的营养成分或标志物水平。

（2）测定与营养素相关的血液成分或酶活性的改变。

（3）测定营养成分或其代谢产物排除速率。

（4）测定血液中因营养素不足而出现的异常代谢产物。

2. 标本采集

（1）营养相关检测的血液标本通常采用静脉血，根据具体检测目的确定采血量。

（2）血液中不少化学成分可受饮食、药物的影响，应在早晨空腹或禁食6小时以上时采取血液，其结果才具有真实的代表性。

（3）常用化学或生化方法，大多数用血清进行，血清和血浆采血后立即分离。

3. 注意事项

（1）采血操作中应防止溶血，抽血后应将针头取出，将血样沿管壁慢慢注入试管，不可注入气泡，不能用力摇动。

（2）血清或血浆的分离，离心速度不应过高。

（3）如需保存，应放于温度4℃的冰箱，且存放时间不能超过72小时；－30 ℃以下可放置几周~几个月。

三、双能X线骨密度检测

双能X线骨密度仪（DXA）通过两个低剂量X线穿过身体区分去脂肪组织、脂肪组织和骨骼，提供人体总脂肪和脂肪分布的精确测量值，是确定老年人体脂、脂肪分布和骨密度的无创方法，可敏感地捕捉人体成分细微变化，并有很好的重复性。DXA已经越来越多地被用于老年人人体成分的评估。

任务五　老年人营养不良风险评估

扫码"学一学"

老年人因为各种原因常常存在一定的营养风险，及时发现营养不良危险和早期营养干预可有效减少营养不良相关的不良结局。常用的营养不良筛查工具主要有营养不良通用筛查工具（MUST）、营养风险筛查 2002（NRS2002）、主观全面评定法（SGA）、微型营养评定精法（MNA－SF）等，主要适用于临床。为了更好地针对非住院老年人群开展营养不良风险评估工作，中华人民共和国卫生和计划生育委员会参考了临床上使用的营养风险筛查方法，结合中国老年人群的具体情况，制定了《老年人营养不良风险评估》标准（中华人民共和国卫生行业标准 WS/T 552—2017），并于 2018 年 2 月 1 日实施。

考点提示

营养不良风险的概念。

一、基本概念

（一）营养不良

营养不良（malnutrition）是指由能量、蛋白质及其他营养素摄入不足或过剩造成的组织、形体和功能改变及相应的临床表现。

（二）营养不良风险

营养不良风险（malnutrition risk）是指现有的或潜在的因素导致出现营养不良结果的概率及其强度。

二、评估内容

1. 基本情况　姓名、年龄、性别、身高、体重、体质指数、联系电话等。

2. 初筛　包含 BMI 、近 3 个月体重变化、活动能力、牙齿状况、有无神经精神疾病、近三个月有无饮食量变化六项筛查指标。

3. 评估　评估内容见表 2－10。

三、评估方法

1. 评估人员培训　培训内容包括筛查的程序、方法、评分内容、标准和结果判定。

2. 评估对象　告知向评估对象简要介绍评估目的和内容，获得其书面知情同意。

3. 评估结果　按照评估内容逐项进行询问或测量，将结果记录到《老年人营养不良风险评估表》。

四、结果判定

1. 若初筛总分≥12 分提示无营养不良风险，无须评估。

2. 若初筛总分＜12 分提示有营养不良风险，继续评估。

3. 若营养不良风险评估总分（初筛＋评估）≥24 分，表示营养状况良好。

4. 若营养不良风险评估总分（初筛＋评估）＜24 分，当 BMI≥24（或男性腰围≥90cm，女性腰围≥80cm）时，提示可能是肥胖/超重型营养不良或有营养不良风险。

5. 若营养不良风险评估总分（初筛＋评估）17 分～24 分，表示有营养不良风险。

6. 若营养不良风险评估总分（初筛＋评估）≤17 分，表示有营养不良。

表 2－10　老年人营养不良风险评估表

一、基本情况

姓名		年龄（岁）		性别	
身高（m）		体重（kg）		体重指数（BMI，kg/m²）	
联系电话					

二、初筛

	0 分	1 分	2 分	3 分
1. BMI	BMI<19 或 BMI>28	19≤BMI<21 或 26<BMI≤28	21≤BMI<23 或 24<BMI≤26	23≤BMI≤24
2. 近 3 个月体重变化	减少或增加>3kg	不知道	1kg≤减少≤3kg 或 1kg≤增加≤3kg	0kg<减少<1kg 或 0kg<增加<1kg
3. 活动能力	卧床	需要依赖工具活动	独立户外活动	—
4. 牙齿状况	全口/半口缺	用义齿	正常	—
5. 神经精神疾病	严重认知障碍或抑郁	轻度认知障碍或抑郁	无认知障碍或抑郁	—
6. 近三个月有无饮食量变化	严重增加或减少	增加或减少	无变化	—

总分 14 分，<12 分提示有营养不良风险，继续以下评估；≥12 分提示无营养不良风险，无须以下评估。

三、评估

	0 分	0.5 分	1 分	2 分
7. 患慢性病数>3 种	是	—	否	—
8. 服药时间在一个月以上的药物种类>3 种	是	—	否	—
9. 是否独居	是	—	否	—
10. 睡眠时间	<5h/d	—	≥5h/d	—
11. 户外独立活动时间	<1h/d	—	≥1h/d	—
12. 文化程度	小学及以下	—	中学及以上	—
13. 自我感觉经济状况	差	一般	良好	—
14. 进食能力	依靠别人	—	自行进食稍有困难	自行进食
15. 一天餐次	1 次	—	2 次	3 次及以上
16. 每天摄入奶类；每天摄入豆制品；每天摄入鱼/肉/禽/蛋类食品	0～1 项	2 项	3 项	—
17. 每天烹调油摄入量	>25g	—	≤25g	—
18. 是否每天吃蔬菜水果 500g 及以上	否	—	是	—
19. 小腿围	<31cm	—	≥31cm	—
20. 腰围　男	>90cm	—	≤90cm	—
20. 腰围　女	>80cm	—	≤80cm	—
小腿围（cm）		腰围（cm）		

年龄超过 70 岁总分加 1 分，即年龄调整增加的分值：0 分，年龄<70 岁：1 分，年龄≥70 岁

初筛分数（小计满分 14 分）：
评估分数（小计满分 16 分）：
量表总分（满分 30 分）：

执行者：　　　　　　　　　　评估对象：
日　期：

小　结

本项目主要介绍了营养与健康状况调查的意义、内容和方法，通过本项目的学习，应能针对老年人群开展膳食调查和健康状况测评，并能正确进行老年人营养不良风险评估。

习　题

一、选择题

【A1 型题】

1. 下面关于 24 小时回顾法的描述不正确的是（　　）
   A. 24 小时回顾调查法可用于小型的课题研究，但不适用于大型的全国膳食调查
   B. 在实际工作中一般选用 3 天连续调查方法
   C. 获得信息的方式最典型的是使用开放式调查表进行面对面的询问
   D. 对调查员的要求较高，需要经过严格培训
   E. 是目前获得个人膳食摄入量最常用的一种调查方法之一
2. 生熟比是指（　　）
   A. 生食物体积 ÷ 熟食物体积　　B. 熟食物体积 ÷ 生食物体积
   C. 生食物重量 ÷ 熟食物重量　　D. 熟食物重量 ÷ 生食物重量
   E. （熟食物重量 − 生食物重量）÷ 熟食物重量
3. 食物中某种营养素含量的计算公式是（　　）
   A. ∑［食物量（g）× 可食部 × 食物中某种营养素含量/100g］
   B. ∑［食物量（g）× 可食部 × 食物中某种营养素含量］
   C. ∑［食物量（g）× 食物中某种营养素含量/100g］
   D. ∑［食物量（g）× 食物中某种营养素含量］
   E. 以上公式都不对
4. 称重法是集体或单位三餐各种食物食用量进行称重，计算（　　）的平均摄入量
   A. 每日营养素　　B. 每人每日营养素　　C. 每人每日每餐营养素
   D. 每日每餐营养素　　E. 每人每日每餐营养素
5. 我国食物成分表是以食物原料为基础的，在使用称重法记录食物量时，应该考虑食物的（　　）
   A. 能量　　B. 食物名称　　C. 生熟比
   D. 标准份　　E. 可食部
6. 汤勺的容量一般为（　　）ml。
   A. 2　　B. 5　　C. 10
   D. 15　　E. 20
7. 维生素 A（μg RAE）= 视黄醇（μg）+ β－胡萝卜素（μg）+ 其他类型的胡萝卜

素（μg），请选出正确的系数（　　）

A. 1/2　1/6　1/12　　B. 1　1/12　1/6　　C. 1　1/6　1/12

D. 1/2　1/6　1/6　　E. 1/2　1/12　1/6

8. 可食用部分营养素的计算公式为（　　）

A. X = A ×（食物重量 ÷ 100）× EP

B. X = A × EP

C. X = A ÷ 食物重量 × EP

D. X = A ×（食物重量 × 100）× EP

E. X = A ×（食物重量 ÷ 100）÷ EP

9. 米饭的生熟重量比为 0.4，如果有 50g 大米，能做出（　　）g 米饭

A. 20　　B. 40　　C. 125

D. 200　　E. 250

10. 一条食物成分数据在食物成分表中具有（　　）

A. 重复性　　B. 唯一性　　C. 可变性

D. 难以检索性　　E. 模糊性

11.《食物成分表 2009》中的事物编码有 6 位，第 3 位是（　　）

A. 亚类编码　　B. 排列序号　　C. 营养素种类码

D. 类别编码　　E. 属性编码

12. 膳食史法是一种（　　）

A. 具体的调查方法　　B. 形象的调查方法　　C. 抽象的调查方法

D. 费用较高的调查方法　　E. 精确的调查方法

13. 记账法的优点为（　　）

A. 操作比较简单　　B. 所需人力多

C. 费用高　　D. 不可分析个体膳食摄入情况

E. 调查结果精确

14. 下列不符合食物频数调查法的特点是（　　）

A. 主要用于小型的课题研究

B. 可分为定性、定量和半定量的食物频率法

C. 通常以问卷形式调查

D. 该法定量调查不够精确

E. 反映长期营养素摄取模式

15. 膳食模式评价的依据是（　　）

A. 中国居民膳食指南　　B. NRVs　　C. DIRs

D. 中国居民平衡膳食宝塔　　E. 地中海膳食模式

【A2 型题】

16. 张大爷买了 800g 的乌鱼，做成溜鱼片后重 500g，已知生熟比为 0.9，则乌鱼的废弃率为（　　）

A. 69.4%　　B. 56.25%　　C. 30.6%

D. 43.75%　　E. 49%

17. 周末，周大妈想为回来看爷爷奶奶的孙子做一道脆皮香蕉。特地去市场买了一把香蕉，去皮后称重为 150g，香蕉皮有 100g，则香蕉的可食部为（　　）

A. 33.3%　　B. 40%　　C. 50%

D. 60%　　E. 66.7%

【A3 型题】

（18～19 题共用题干）

对王大妈的膳食调查结果显示，全天总蛋白质的摄入量为 50g，其中来源于粮谷类的为 32g，蛋类为 8g，豆类食物为 8g，其他食物来源为 2g。

18. 王大妈膳食中优质蛋白质的比例是（　　）

A. 64%　　B. 32%　　C. 16%

D. 8%　　E. 0

19. 根据以上调查结果，对照中国居民膳食宝塔的推荐，提示王大妈的膳食中应该增加（　　）

A. 谷薯类　　B. 蔬菜类　　C. 畜禽肉、水产品和奶类

D. 豆类和坚果类　　E. 水果类

【A4 型题】

（20～21 题共用题干）

刘大妈所住的社区最近准备对 65 岁以上的老年人，进行一次人体营养状况测定。

20. 对老年人进行人体营养状况测定常用的指标不包括（　　）

A. 身高　　B. 体重　　C. 头围

D. 腰围　　E. 臀围

21. 刘大妈测得身高为 160cm，体重 72kg，刘大妈的体重属于（　　）

A. 正常　　B. 超重　　C. 体重过低

D. 轻度肥胖　　E. 重度肥胖

二、思考题

钱大伯，62 岁，身高 176cm，体重 72kg，膳食问卷调查发现其三日内摄入的食物如下：大米 690g，瘦猪肉 240g，牛肉 400g，鳊鱼 100g，面粉 210g，鸡蛋 150g，豆腐 75g，西红柿 600g，青菜 1200g，菠菜 600g，色拉油 35g，豆油 300g。

请问：

1. 钱大伯的膳食结构是否合理？

2. 钱大伯膳食的能量、蛋白质、钙和维生素 A、维生素 C 的实际摄取量是否满足正常需要？

（黄晓燕）

扫码“练一练”

项目四　健康老年人食谱编制

学习目标

1. **掌握**　健康老年人所需能量及营养素的计算方法；老年人食谱编制的方法。
2. **熟悉**　健康老年人膳食营养素参考摄入量；老年人食谱编制原则。
3. **了解**　健康老年人食谱评价的依据。
4. 能运用合适的食谱编制方法，为老年人编制具可操作性的一日食谱和一周食谱。
5. 关心老年人的健康状态；尊重老年人的生理特点和生活习惯。

案例导入

张女士，70 岁，退休工人。体检结果：身高 155cm，体重 45kg，甘油三酯 1.35mmol/L（参考值：0.00～2.30mmol/L），总胆固醇 4.76mmol/L（参考值：0.00～5.60mmol/L），高密度脂蛋白胆固醇 1.32mmol/L（参考值：>1.15mmol/L），低密度脂蛋白胆固醇 1.98mmol/L（参考值：0.00～3.37mmol/L），血压 118 /78mmHg（高血压诊断标准：收缩压≥140mmHg，舒张压≥90mmHg）。

平时喜欢跳广场舞，经常和朋友一起旅游；喜欢吃兔子肉、鸡肉、粉蒸肉、骨头汤，不喜欢吃蔬菜和水果，也不喜欢喝牛奶。

请问：

1. 张女士健康状况如何？
2. 张女士的饮食合理吗？
3. 请为张女士进行膳食指导？

任务一　营养成分计算法设计食谱

扫码“学一学”

一、营养成分计算法设计食谱的原则

（一）食谱的定义和种类

食谱又叫菜单，是根据合理营养的原则为用膳对象设计的合理的膳食计划，即根据用膳对象生理的或因病理的对热能和营养素需求量、饮食习惯、经济状况、食物的市场供应状况等，将一餐、一日、一周或一月的各餐主副食的食物原料的品种、数量、搭配、烹饪方法等作出详细的计划，并以表格的形式展示给用膳对象及食物加工人员。根据时间的长短，食谱可分为一日食谱、一周食谱、十日食谱、半月食谱、月食谱等；按用膳对象可分为个人食谱和集体食谱；按目的可分为普通食谱和特殊食谱。

食谱编制是实现合理营养的具体措施，也是社会营养工作的重要内容。食谱编制是将《中国居民膳食指南》和《中国居民膳食营养素参考摄入量》具体落实到用膳者的一日三餐中，使其按照自身的营养需求摄入合理的热能和各种营养素，以达到平衡膳食、合理营养、促进健康的目的。一份合理的营养食谱，能保证正常人获得均衡的营养，对营养性疾病患者也可作为治疗或辅助治疗的重要手段，而对于膳食管理者和制备者，则是实施膳食营养工作的具体体现。因此，食谱编制是营养学最终目的的体现，也是营养学实践性的集中反映。

（二）老年人食谱编制的原则

食谱编制必须根据用膳对象的生理、病理特点和营养需求来设计，所以，老年人食谱编制要考虑其生理功能衰退和慢性非传染性疾病风险增加等因素。为老年人编制营养食谱应遵循以下基本原则。

考点提示
老年人食谱编制的原则。

1. 膳食营养平衡，遵循老年人营养需求特点　食谱编制首先要保证能量充足和平衡，各种营养素需种类齐全、数量适度、比例合适、能够充分地被人体消化、吸收和利用。编制食谱前应重点了解老年人健康状况，根据用膳对象的年龄、性别、身体活动水平、生理特点、健康需要等要求，确定合理的能量和营养素摄入量，使食物中的能量和营养素的供给量既能满足其生理需要，又不至过量而造成中毒或使慢性病风险增加。营养平衡的含义还包括各营养素之间的比例适宜，如钙、磷元素的比例可影响钙的消化吸收效率，一般成年人膳食的钙磷比应达到1∶1以上，高龄老人膳食的钙磷比应达到1.5∶1；三大产能营养素的比例也可影响机体对营养素和能量的协调代谢，如成年人营养素达到平衡状态时，碳水化合物、蛋白质、脂肪的供能比应分别为50%～65%、10%～15%、20%～30%。

考点提示
建议老年人每天和每周摄入食物品种数。

2. 食物多样，搭配合理，符合平衡膳食要求　食物多样化是食谱编制的重要原则，每一种食物都有其独特的营养价值，既有营养优点也存在营养缺陷，故营养食谱只有做到食物多样化，才有可能实现平衡膳食，达到合理营养。食物品种齐全的膳食应由五大类基本食物组成：谷薯类（包括全谷物和杂豆）、蔬菜水果类、动物性食物、大豆和坚果类、纯能量食物（如烹调油、添加糖等）。

若需量化食谱的食物“多样性”，其指标建议为：平均每天不重复的食物品种数达到12种以上，每周达到25种以上（烹调油和调味品不计算在内）。其中各大类食物平均每天和平均每周的品种数见表2－11。

表2－11　建议摄入的主要食物品种数（种）★

食物种类	平均每天至少品种数	平均每周至少品种数
谷薯类（包括全谷物和杂豆）	3	5
蔬菜水果类	4	10
鱼、禽、蛋、畜肉类	3	5
奶、大豆及其制品、坚果类	2	5
合计	12	25

★：未包括烹调油和调味品。

食物的巧妙搭配包括粗细搭配、荤素搭配和色彩搭配，不仅可以增加食物品种数量，还可提高食物的营养价值和改善食物的口味口感。

（1）粗细搭配　对谷类加工过度会使得谷类中的膳食纤维、B 族维生素和矿物质的含量大大减少，但加工精度过低的谷类又不易被人体消化吸收，特别是老年人和儿童。故提倡主食粗细搭配，既有较好的消化吸收率，又能更多的保留营养素不受损失。近年来，中国居民的膳食中谷类消费量明显下降，动物性食物和油脂摄入量则逐年增多，这些因素都可能增加慢性非传染性疾病的发生风险。故食谱编制选择主食时，更应注意增加全谷物和杂豆类食物的品种和数量，如编制食谱时尽量不单独选配白米饭、白米粥等，而以杂粮饭、杂粮粥、八宝粥等代替，或者在早餐中选择燕麦片、玉米糊等都是增加食物品种，实现粗细搭配的好方法。

（2）荤素搭配　“荤”指动物性食物，“素”指植物性食物。动、植物食物搭配烹调，可以在改善菜肴色、香、味的同时，帮助达到膳食营养平衡，如什锦砂锅、炒杂菜等，食谱编制中一般不出现“纯荤菜”，如红烧肉可搭配胡萝卜或者其他蔬菜同时烹调。

（3）色彩搭配　食物呈现丰富多彩颜色，不仅赏心悦目，促进食欲，同时也可提供多样化的营养物质。如可将食物分为红色、绿色、黄色、白色、黑色等五种颜色，代表了不同营养素和植物化学物的特点，每日五色食物要搭配齐全，色彩诱人，同时满足了食物种类多样化和膳食平衡的要求。

3. 能量供给　与机体需要相适应，吃动平衡，维持健康体重合理安排一日三餐的进食量和能量摄入，是合理膳食的重要组成部分，应根据老年人的生理特点，特别是消化系统的活动规律，并考虑生活习惯和活动特点等来安排餐次。由于老年人消化液分泌和胃肠蠕动减弱，容易出现食欲下降和早饱现象，故老年人可采用少量多餐制。根据膳食指南和实际经验，一般以能量作为三餐进食量的标准。总的来说，营养食谱编制首先要重视早餐，保证早餐的营养丰富全面，其次午餐要吃好，晚餐要适量。可选择奶制品、水果、全麦面包、坚果等作为加餐。按照一日三餐食物品种数的分配，早餐至少摄入 4 ~ 5 个品种，午餐摄入 5 ~ 6 个品种，晚餐 4 ~ 5 个品种，加上零食 1 ~ 2 个品种。

4. 兼顾虑经济条件　食谱编制要考虑就餐者的生活水平和经济承受能力，还需考虑食物烹调加工人员的烹调技术、烹调设备等条件，才能编制出切实可行的食谱，才能使食谱有实际意义。在满足就餐人员膳食营养素推荐摄入量标准，特别是能量和蛋白质供给的前提下，还应尽量节约成本，用价格低、营养价值相近的食物互相替代，如遇风味问题应在烹饪方法上给予弥补。

5. 因地制宜　我国幅员辽阔，各地的饮食习惯及物产不尽相同，充分利用本地资源，因地制宜，更能有效地实现平衡膳食模式。例如，农村和城镇应使用当地近郊的蔬菜水果等食物资源，鼓励家庭庭院的蔬菜自给自足；山区可利用山羊奶以及花生、核桃、榛子等资源，提高蛋白质供给；海产丰富地区可多食用鱼虾类代替肉类。在某些情况下，由于地域、经济或物产有限，无法采用同类互换时，也可以用豆类代替乳类、肉类；或用蛋类代替鱼类、肉类等。

6. 烹制食物能适应老年期生理代谢特点　为老年人编制食谱应照顾其饮食习惯并采用合适的烹调方法。饭菜的适口性与饮食习惯和爱好有关，“好吃”是“吃好”的基础，也是营养食谱编制的重要原则。就餐者对食物的直接感受首先是适口性，然后才能引起食欲，吃喜爱而富有营养的饭菜，吃足够的量并吸收，最终才能达到预期的营养效果。因此，在编制食谱时，可根据就餐者的年龄、生理特点和健康要求，注重口味特征、色泽搭配等方面不简单重复，菜肴品种常变，色香味俱佳。当然，照顾就餐者的饮食习惯和适口性不等于无原则地满足其饮食偏好，如有的就餐者口味偏重，喜欢吃油多盐多的食物，食谱编制时就要加以纠正，而不应该一味地满足其不良的饮食习惯。

食物的烹调方法要符合老年人的生理特点和合理营养原则，符合季节特点。选择合理的烹调方法（如蒸、煮、炖、焖、水滑、溜、烩、烧等）不仅适合老人咀嚼、吞咽和消化，还可以减少用油量。有些食物如面包、鸡蛋等煎炸时，可以吸收较多的油脂，所以最好少用煎炸的方法。高龄和咀嚼能力严重下降的老年人，饭菜应煮软烧烂，如制成软饭、稠粥、细软的面食等；对于有咀嚼吞咽障碍老年人可选择软食、半流质或糊状食物，液体食物应适当增稠。

7. 饮食清淡，注意食品安全卫生　科学加工食物，少用盐，油脂使用要适量。选择清洁、卫生的食物，保证食物的安全性是食谱编制的最基本的要求。购买新鲜的食物，不用腐败和来源不明的食物为原料，保证储藏安全，注意食品加工环节中的安全和卫生，是防止食源性疾病发生的根本措施。杜绝食谱中出现威胁人体健康的致病、致癌等有害因素，严防“病从口入”“癌从口入”。如泡菜和腌制肉制品中含有亚硝酸盐，是致癌物亚硝胺的前体物质，就应该尽量避免编入食谱中。再如野生蕈类中有部分品种具有毒性且不易被识别，编制食谱时一般不应加入野生蕈作为食品原料，应尽量选择常见的人工培养的蕈类品种如香菇、蘑菇、草菇等。

8. 有助于预防老年常见病的发生　保证优质蛋白质、矿物质、维生素的供给，食物摄入无法满足需要时，合理进行营养素补充。

9. 有利于延缓衰老的过程　注意摄入具有抗氧化作用的营养素，如维生素 E、维生素 C、胡萝卜素、硒、多酚等。

知识链接

如何保证老年人获得足够的优质蛋白质

1. 吃足量的肉　鱼、虾、禽肉、猪牛羊等动物性食物，都含有吸收率高的优质蛋白质及多种微量元素，对于老年人肌肉合成十分重要。

2. 每天喝奶　牛奶中的乳清蛋白可促进肌肉合成，预防肌肉衰减。

3. 每天吃大豆　适量摄入大豆及其豆制品。

（三）老年人食物选择的原则

根据中华人民共和国卫生行业标准之《老年人膳食指导》（WS/T 556—2017）的建议，老年人食物选择应遵循以下原则。

1. 谷类为主，粗细搭配，适量摄入全谷物食品　保证粮谷类和薯类食物的摄入量。根据身体活动水平不同，每日摄入谷类男性 250～300g，女性 200～250g，其中全谷物食品或粗粮摄入量每日 50～100g，粗细搭配。

2. 常吃鱼、禽、蛋和瘦肉类，保证优质蛋白质供应　平均每日摄入鱼虾及禽肉类食物

50～100g，蛋类25～50g，畜肉（瘦）40～50g。保证优质蛋白质占膳食总蛋白质供应量50%及以上。

3. 适量摄入奶类、大豆及其制品 每日应摄入250～300g鲜牛奶或相当量的奶制品。同时每日应摄入30～50g的大豆或相当量的豆制品，如豆浆、豆腐、豆腐干等（豆制品应按蛋白质含量折算成相当量的大豆）。

4. 摄入足量蔬菜、水果，多吃深色蔬菜 保证每日摄入足量的新鲜蔬菜和水果，注意选择种类的多样化，多吃深色的蔬菜以及十字花科蔬菜（如白菜、甘蓝、芥菜等）。每日蔬菜摄入推荐量为300～400g，其中深色蔬菜占一半；每日水果摄入推荐量为100～200g。老年人膳食纤维应达到25g/d。

5. 饮食清淡，少油、限盐 饮食宜清淡，平均每日烹调油食用量控制在20～25g，尽量使用多种植物油。减少腌制食品，每日食盐摄入量不超过5.0g。

6. 主动饮水，以白开水为主 主动、少量多次饮水，以维持机体的正常需求。饮水量应随着年龄的增长有所降低，推荐每日饮水量女性1.5L，男性1.7L，以温热的白开水为主。具体饮水量应该根据个人状况调整，在高温或进行中等以上身体活动时，应适当增加饮水量。

7. 如饮酒，应限量 不提倡饮酒，如已有饮酒习惯的老年人，每日饮酒的乙醇含量，男性不超过25g，相当于啤酒750ml，或葡萄酒250ml，或38°白酒75g，或高度白酒（38°以上）50g；女性不超过15g，相当于啤酒450ml，或葡萄酒150ml，或38°白酒50g。患肝病、肿瘤、心脑血管疾病等老年人不宜饮酒，疾病治疗期间不应饮酒。

8. 食物细软，少量多餐，保证充足食物摄入 食物应细软，切碎煮烂，不宜提供过硬、大块、过脆、骨/刺多的食物。通过烹调和加工改变食物的质地和性状，易于咀嚼吞咽。进餐次数宜采用三餐两点制，每餐食物占全天总能量：早餐20%～25%，上午加餐5%～10%，午餐30%～35%，下午加餐5%～10%，晚餐25%～30%。保证充足的食物摄入，每日非液体食物摄入总量不少于800g。不同能量需求老年人推荐的食物摄入量见表2－12。

表2－12 不同能量需求老年人推荐的食物摄入量（单位g/d）

	1400（kcal）	1600（kcal）	1800（kcal）	2000（kcal）	2200（kcal）
谷类	200	225	250	300	300
大豆类	30	30	30	40	40
蔬菜	300	400	400	450	500
水果	200	200	200	300	350
肉类	25	50	50	50	50
乳类	300	300	300	300	300
蛋类	25	25	25	25	50
水产品	50	50	50	75	100
烹调油	20	20	25	25	25
食盐	5	5	5	5	5

9. 愉快进餐，饭菜新鲜卫生 营造温馨愉快的进餐环境和氛围，助餐点和养老院的老年人应集中用餐。需要时由家人、养护人员辅助或陪伴进餐。食物新鲜卫生。

10. 合理使用营养素补充剂，预防营养不足 膳食摄入不足时，合理使用营养补充剂。对于存在营养不良或营养风险的老年人，在临床营养师或医生指导下，选用合适的特殊医学用途配方食品（医用食品），每日1～2次，每次提供能量200～300kcal、蛋白质10～12g。

知识链接

营养素补充剂

“营养素补充剂”是指以补充维生素、矿物质而不以提供能量为目的的产品，包括单一和复合的补充剂，分为营养素补充剂类保健食品、OTC类微量营养素补充产品以及其他各种营养素产品。由于各种原因引起的膳食营养素摄入不足的人群，营养素补充剂的使用具有预防相应的营养素缺乏的作用；对于已经出现营养素缺乏临床表现的个体，营养素补充是最快速有效的治疗措施，建议在专业人员指导下进行营养治疗，补充剂量应依据中国居民膳食营养素参考摄入量（DRIs）来确定。

二、老年人营养成分计算法编制食谱的方法与步骤

（一）食谱编制的方法

食谱编制所依据的理论主要有中国居民膳食指南、平衡膳食宝塔、DRIs、食物成分表、食品营养标签、身体活动水平分级等。目前常用的食谱编制方法主要有营养成分计算法、食物交换份法、膳食软件法及膳食宝塔法等。各种食谱编制方法各有特点，适合于不同的工作环境和不同的服务对象，营养成分计算法适用于个体或家庭营养配餐，营养素计算虽然比较繁琐，但相对精确，也是其他各种食谱编制方法的基础。但无论用哪种方法，编制食谱的第一步都要确定就餐者能量和营养素的需要量，需要注意的是确定正常成年人、特殊生理阶段人群和疾病人群营养需要量的方法有所不同。

用营养成分计算法进行食谱设计，是在确定用膳对象能量需要量的基础上，将能量在三大产能营养素和餐次之间进行合理分配，在确定主、副食种类之后，根据碳水化合物和蛋白质需要量，确定主、副食（主要提供蛋白质的副食）食物数量，然后参照平衡膳食宝塔，确定蔬菜水果的品种和数量以及油、盐的数量，最后编制成食谱。一份完整的食谱应包括以下几项内容：标题、餐次、饭菜名称、食物原料名称和数量。

（二）编制食谱的要求与注意事项

1. 餐次分配 成人一般为一日三餐，一日三餐能量应分配合理。三餐食物分配原则是早餐25%～30%，午餐30%～40%，晚餐30%～40%；高龄老年人和身体虚弱老年人，因食量不够往往偏瘦，可选择少量多餐的方式，在正餐之间加餐1～2次来弥补，以摄入较多的食物。一次正餐提供的能量占全天总能量20%～25%，一次加餐的能量占5%～10%。用餐时间相对固定，建议早餐在7：00～8：00，午餐在11：30～12：30，晚餐在17：30～18：30，睡觉前一小时内不建议用餐，以免影响睡眠。老年人应根据自己的具体情况确定餐次和每餐进餐内容、进食量，加餐内容与正餐能相互弥补，以能够满足食物和营养素需要，并与自己的消化功能相适应为准。不强调一日只有三餐，每餐吃得过饱。如果老年人三餐饮食可以满足营养需要，则不必加餐。最重要的是不能误餐，减少零食。

2. 选择食物品种 选择食物品种应注意食物来源和品种的多样性，做到有主有副、有精有粗、有荤有素、有干有稀，多品种、多花样、多口味，以求得饭菜营养平衡适口、食物多样化。

3. 平衡搭配 平衡搭配的基本原则是：主食粗细巧安排，菜肴品种味常变，餐餐有荤顿顿绿，平衡膳食勤调配。将一周营养食谱的早、中、晚餐分别集中，先定出一周的早餐食谱，然后制定午餐食谱，最后完成晚餐食谱，这样有利于在一周范围内控制平衡。每天中的各餐要注意做到日间的均衡分配，并适度调节。一周的食谱，在各天之间要做到食物、营养与价格的分配保持相对平衡。

4. 核定与矫正营养素膳食目标 在制定营养食谱并核定食物原料用量以后，就应核定与矫正食谱营养素的供给量。首先要根据食谱定量计算出每人平均获得的营养素是否符合膳食营养素参考摄入量的要求，然后对不符合要求的地方加以矫正，一般来说，在制定营养食谱的过程中，如果能符合膳食调配的原则并按照制定营养食谱的要求进行，则可以基本做到营养平衡。

在能量方面，达到膳食营养素参考摄入量的 ±10% 即为正常。在营养素方面，首先要注意蛋白质，摄入量以每日不超出推荐摄入量的 ±10% 为正常；动物蛋白质与大豆蛋白质低于蛋白质总量 30% 以上时，需要加以矫正。其他营养素的周平均摄入量不低于推荐摄入量的 90% 为正常；若低于推荐量的 90%，则需要矫正。

老年人通常易出现蛋白质缺乏，尤其是动物蛋白质和大豆蛋白质等优质蛋白质供应不足；钙、维生素 A 和维生素 B 也时常摄入不足。根据老年人的生理特点，应合理利用大豆及其制品，因为大豆不仅可补充优质蛋白质，也可相应提高钙和 B 族维生素的供给量，且豆制品容易咀嚼，不含胆固醇，还含有很多植物化学物，有利于老年人健康。

对于营养不够合理的营养食谱，需适当调整食物品种和数量，将营养素参考摄入量再次进行核定，如果还不能满足要求，则应进一步有针对性地进行桥正，直至基本合理。这才最终完成了制定食谱的工作。

5. 核定饭菜用量 常见于养老院等集体用餐，核定饭菜用量的原则是既要满足就餐人员的营养需，又要注意节约、防止浪费，使就餐人员吃得够、吃得完。要根据就餐人员的膳食营养推荐摄入量标准，明确能量和蛋白质的供给量。个人饭菜用量的核定主要是基于能量的多少。

6. 食谱的形成 由于食谱的制定是一项重要而又复杂的工作，即使在已经有比较完善的常用菜单的条件下，制定食谱仍需要付出相当多的劳动。因此食谱的形成可以分阶段进行。首先根据总体情况制定出比较完善的、相对稳定的常用菜单，然后依照每个周期（一周至半个月）的市场情况、就餐人员要求、工作任务等制定出基本通用的食谱，将制定食谱的步骤进行到“平衡调配每日膳食”的阶段；此后，再进一步完善“平衡调配每日膳食”，经过核定饭菜用量、成本与销售价格、核定与矫正营养素供给量等步骤，最终形成实际应用的食谱。

7. 食谱的格式 一般用表格表示。集体用餐食谱的格式大致相同，内容一般包括时间和餐次、饭菜名称与定量、费用或计价、营养目标量等，并注明就餐人数和食谱制定人、执行人和监督人。个人用餐食谱编制报告可略有区别，主要是表格设计不同，饭菜品种、定量、营养提供目标量等表示方式大致相同。

（三）营养成分计算法编制食谱的步骤

案例：某男性，65 岁，身体健康，无慢性病史。身高 171cm，体重 68kg，小区保洁员，请为其设计一日食谱。

1. 确定用膳对象全天能量摄入量　确定能量有两种方法：第一种方法为计算法，即根据标准体重和每公斤体重所需能量进行计算；第二种为直接查表法，即按照用膳对象的性别、年龄、身体活动水平等，直接在《中国居民膳食营养素参考摄入量第 1 部分：宏量营养素》中对号入座应用 RNI 或 AI 作为营养目标。原则上健康成人可直接查表。如本例查表得知该男子每日需要 2350kcal 的能量。身体活动水平的分级见表 1 – 1。本例采用计算法确定能量。

> **考点提示**
> 营养成分计算法编制营养食谱的步骤。

（1）计算理想体重（标准体重）　标准体重（kg）= 身高 – 105 = 171 – 105 = 66（kg）。

（2）计算体质指数（BMI），判断体型　体质指数 = 体重（kg）/身高^2（m^2）= 68/1.71^2 = 23.2（kg/m^2），属正常体重。也可根据标准体重计算肥胖度指数来判断体型：肥胖度指数 =（实际体重 – 标准体重）/标准体重 × 100%，±10% 正常，±10% ~ 20% 超重或瘦弱，±20% 以上为肥胖或极瘦弱。其中 20% ~ 30% 为轻度肥胖，30% ~ 50% 为中度肥胖，50% 以上为重度肥胖，100% 为病态肥胖。本例肥胖度指数 =（68 – 66）/66 × 100% = 3.03% < 10%，属于正常体重。

（3）查表确定每日每公斤标准体重所需要的能量　查表 1 – 1，小区保洁员属于中等体力活动水平，查表 2 – 13 成人每日能量供给量估算表得知正常体重、中等体力活动每日能量供给量为 30 ~ 35kcal/kg，该男子 65 岁，属于较年轻的老人，可取 35kcal/kg。

表 2 – 13　成人每日能量供给量估算表（kcal/kg 标准体重）

身体活动水平	体重过低	正常体重	超重/肥胖
重体力活动	45 ~ 50	40	35
中体力活动	40	30 ~ 35	30
轻体力活功	35	25 ~ 30	20 ~ 25
极轻体力活动	25 ~ 30	20 ~ 25	15 ~ 20

（4）计算一天所需要的总能量　全天总能量（kcal）= 理想体重（kg）× 每公斤理想体重所需要的能量值（kcal/kg）= 66kg × 35kcal/kg ≈ 2300（kcal）。

2. 计算三大产能营养素全天应提供的能量　能量的主要来源为蛋白质、脂肪和碳水化合物，为了维持人体健康，这三种能量营养素占总能量比例应当适宜，一般蛋白质占 10% ~ 15%，脂肪占 20% ~ 30%，碳水化合物占 50% ~ 65%，以上比例可以根据本地生活水平具体作出适当调整。以每日摄入总热量数乘以三大产能营养素各自的比例，可得三大产能营养素的一日能量供给量，即三大营养素全天应提供的能量 = 全天所需总能量 × 供热比例。如已知该男子每日能量需要量为 2300kcal，若三种产能营养素占总能量的比例分别为：蛋白质占 15%、脂肪占 25%、碳水化合物占 60%，则三种能量营养素各应提供的能量如下。

蛋白质提供能量：2300 × 15% = 345（kcal）

脂肪提供能量：2300 × 25% = 575（kcal）

碳水化合物提供能量：2300 × 60% = 1380（kcal）

3. 计算三大产能营养素全天应摄入的数量 根据三大产能营养素的能量供给量及其能量折算系数，可求出全天蛋白质、脂肪、碳水化合物的需要量。三大产能营养素全天需要量 = 三大营养素全日应提供的能量 ÷ 热能系数，根据上一步的计算结果，可算出三种能量营养素需要量如下。

蛋白质全天需要量 = 345kcal ÷ 4kcal/g = 86（g）

脂肪全天需要量 = 575kcal ÷ 9kcal/g = 64（g）

碳水化合物全天需要量 = 1380kcal ÷ 4kcal/g = 345（g）

4. 计算三大产能营养素的三餐的摄入量 根据我国大部分居民一日三餐的膳食制度，设定三餐能量分配比例为：早餐 30%、午餐 40%、晚餐 30%。三大产能营养素三餐分配量如下。

早餐（30%）	蛋白质：	86 × 30% = 26（g）
	脂肪：	64 × 30% = 19（g）
	碳水化合物：	345 × 30% = 104（g）
午餐（40%）	蛋白质：	86 × 40% = 34（g）
	脂肪：	64 × 40% = 26（g）
	碳水化合物：	345 × 40% = 138（g）
晚餐（30%）	蛋白质：	86 × 30% = 26（g）
	脂肪：	64 × 30% = 19（g）
	碳水化合物：	345 × 30% = 104（g）

5. 确定全天或一餐主食和副食的品种和数量 主食和副食品种的确定一般根据用膳对象的饮食习惯、市场供应情况和营养知识要求来确定。如主食的选择，北方以面食为主，南方则以大米居多，但要注意大米和面粉、细粮和粗粮、谷类和薯类的搭配；副食的选择，要注意品种多样、荤素结合、干稀结合、避免重复。

（1）确定主食和副食的品种

早餐：主食设定为馒头（标准粉）、小米粥；副食为牛奶、鸡蛋。

午餐：主食设定为二米饭（稻米、黄玉米糁）；副食为草鱼、兔肉、豆腐干、胡萝卜、茄子（紫，长）。

晚餐：主食设定为杂粮米饭（稻米、红心甘薯）；副食为猪里脊肉、北豆腐、小白菜、鲜香菇。

（2）确定主食和副食的数量 已知三种能量营养素的需要量，结合食物成分表，就可以确定主食和副食的数量了。注意应当先确定主食的数量，再确定副食的数量。

1）主食数量的确定 由于粮谷类是碳水化合物的主要来源，因此主食的数量主要根据各类主食原料中碳水化合物的含量结合用膳对象碳水化合物的需要量来确定。如果选择的主食品种包括两种或两种以上，需要确定每一种主食提供碳水化合物的比例。每一种主食提供碳水化合物的比例可根据食谱制订者的工作经验和用餐对象的饮食习惯、饮食量等进行确定。主食需要量的计算公式：各餐主食需要量 = 各餐碳水化合物的需要量 ÷ 食物中碳水化合物的含量 ÷ 食物可食部比例。以早餐为例，根据上一步的计算，早餐中应含有碳水化合物 104g，以小米粥和馒头为主食，设定其分别提供 20% 和 80% 的碳水化合物。查中国食物成分表（2009）得知，每 100g 小米含碳水化合物 75.1g，每 100g 标准粉含碳水化合物

73.6g，则：

所需小米重量 = 104 × 20% ÷ 75.1% ÷ 100% ≈ 28（g）

所需标准粉重量 = 104 × 80% ÷ 73.6% ÷ 100% = 113（g）

同理可计算出午餐和晚餐的主食数量。设定午餐稻米提供 90% 的碳水化合物，黄玉米糁提供 10%，则：

所需稻米重量 = 138 × 90% ÷ 77.9% ÷ 100% ≈ 159（g）

所需黄玉米糁重量 = 138 × 10% ÷ 75.6% ÷ 100% ≈ 18（g）

设定晚餐稻米提供 90% 的碳水化合物，红心甘薯提供 10%，则：

所需稻米重量 = 104g × 90% ÷ 77.9% ÷ 100% ≈ 120（g）

所需红心甘薯重量 = 104 × 10% ÷ 24.7% ÷ 90% ≈ 47（g）

2）副食数量的确定　根据碳水化合物的需要量，首先确定了主食的品种和数量，接下来就需要考虑蛋白质的食物来源了。一般以需要由副食提供的蛋白质的量来确定副食数量。蛋白质广泛存在于动植物性食物中，除了谷类食物能提供蛋白质，各类动物性食物和豆制品是优质蛋白质的主要来源。因此副食品种和数量的确定应在已确定主食用量的基础上，依据副食应提供的蛋白质，扣除主食已提供的蛋白质来确定。由于蔬菜和水果类食品的蛋白质不仅含量低，而且吸收利用率低，在计算过程中往往先忽略不计，因此需要由副食提供的蛋白质就用动物性食品和豆制品进行计算。确定副食数量的计算步骤如下。①计算主食中含有的蛋白质含量。公式：主食提供的蛋白质量 = 主食摄入量 × 主食可食部比例 × 主食的蛋白质含量。②计算副食应提供的蛋白质数量。用餐次应摄入的蛋白质数量减去主食中蛋白质数量，即为副食应提供的蛋白质数量。公式：餐次副食供给的蛋白质数量 = 餐次蛋白质需要量 - 餐次主食提供的蛋白质数量。③确定动物性食品和豆制品应提供的蛋白质数量。一般设定副食中蛋白质的 2/3 由动物性食物提供，1/3 由豆制品提供，据此可求出各自的蛋白质供给量。④查食物成分表并计算各类动物性食物及豆制品的供给量。公式：各餐某一副食需要量 = 各餐副食蛋白质需要量 × 该副食供应比例 ÷ 食物中蛋白质的含量 ÷ 食物可食部比例。本例计算过程如下。

早餐主食为馒头和小米粥，查食物成分表得小米蛋白质含量为 9.0%，标准粉蛋白质含量为 11.2%，则：

早餐主食蛋白质含量 = 小米摄入量 × 小米蛋白质含量 + 标准粉摄入量 × 标准粉蛋白质含量 = 28 × 9.0% + 113 × 11.2% = 2.52 + 12.66 ≈ 15.2（g）

早餐副食应提供的蛋白质数量 = 早餐蛋白质需要量 - 早餐主食提供的蛋白质数量 = 26 - 15.2 = 10.8（g）

早餐选择的副食为牛奶、鸡蛋，没有豆类及制品，故不用分配，设定牛奶、鸡蛋各提供 50% 的蛋白质，则：

早餐需要牛奶的量 = 10.8 × 50% ÷ 3.0% ÷ 100% = 180（g）

早餐需要鸡蛋的量 = 10.8 × 50% ÷ 13.3% ÷ 88% ≈ 47（g）

同理可计算出午餐和晚餐副食的需要量，设定午餐草鱼、兔肉、豆腐干各提供 1/3 的蛋白质，则：

午餐副食需提供的蛋白质 = 34 - 159 × 7.4%　+ 18 × 7.9% ≈ 20.8（g）

午餐需要草鱼的量 = 20.8 × 1/3 ÷ 16.6% ÷ 58% ≈ 72（g）

午餐需要兔肉的量 = 20.8 × 1/3 ÷ 19.7% ÷ 100% ≈ 35（g）

午餐需要豆腐干的量 = 20.8 × 1/3 ÷ 16.2% ÷ 100% ≈ 43（g）

晚餐主食是稻米和红心甘薯，由于红心甘薯蛋白质含量很低，所以不计算其蛋白质含量，晚餐副食需提供的蛋白质 = 26 − 120 × 7.4% ≈ 17（g），设晚餐副食蛋白质中 2/3 由里脊肉提供，1/3 由北豆腐提供，则：

晚餐需要里脊肉的量 = 17 × 2/3 ÷ 20.2% ÷ 100% ≈ 56（g）

晚餐需要北豆腐的量 = 17 × 1/3 ÷ 12.2% ÷ 100% ≈ 46（g）

6. 确定蔬菜、水果的品种和数量 确定了动物性食物和豆制品的数量，就可以保证蛋白质的摄入，最后微量营养素和膳食纤维的需要量选择蔬菜补齐，蔬菜的品种和数量可根据不同季节市场的蔬菜供应情况，以及考虑与动物性食物和豆制品配菜的需要、老年人平衡膳食宝塔的要求、老年人膳食指导等来确定。根据平衡膳食的要求，设计食谱时，必须搭配足够的蔬菜和水果，以保证各种维生素和矿物质的摄取，根据《老年人膳食指导》中的要求，每日要供给 300 ~ 400g 蔬菜，其中深色蔬菜占一半；100 ~ 200g 水果，并尽量选择不同品种和颜色的蔬菜。本例确定为：胡萝卜 100g、茄子（紫，长）100g、小白菜 200g、鲜香菇 50g、香蕉 150g、橙子 150g。由于各种蔬菜各有其不同的营养特点，故以少量多品种的方式进行配制。

7. 确定烹调油的数量 脂肪需要量一般由日常食品和烹调用油两部分提供，由于蔬菜水果脂肪含量很少，可以不忽略不计。为了使膳食脂肪酸构成更加合理，提倡油脂的摄入以植物油为主，有一定量动物脂肪摄入。因此老年人应以植物油作为纯能量食物的来源。

由食物成分表可查出每日摄入各类食物提供的脂肪含量，将需要的脂肪总含量减去食物提供的脂肪量即为每日植物油供应量。烹调油用量计算公式为：

烹调油用量 = 总脂肪需要量一食物中的脂肪含量

在实际工作中，成年人烹调用油的数量亦可按照平衡膳食宝塔的要求确定为 25 ~ 30g/d。

该男性全日脂肪需要量为 64g，食物中脂肪含量见表 2 − 14。

表 2 − 14 某男子食物脂肪含量计算表

食物名称	脂肪含量（%）	食用量（g）	提供脂肪量（g）
草鱼	5.2	72	72 × 5.2% = 3.7
猪里脊肉	7.9	56	56 × 7.9% = 4.4
兔肉	2.2	35	35 × 2.2% = 0.8
豆腐干	3.6	43	43 × 3.6% = 1.5
北豆腐	4.8	46	46 × 4.8% = 2.2
稻米	0.8	279	279 × 0.8% = 2.2
标准粉	1.5	113	113 × 1.5% = 1.7
牛奶	3.2	180	180 × 3.2% = 5.8
黄玉米糁	3.0	18	18 × 3.0% = 0.5
小米	3.1	28	28 × 3.1% = 0.9
鸡蛋	8.8	47	47 × 8.8% = 4.1
合计	—	—	27.8

烹调用油量：64 − 27.8 ≈ 36.2（g）。

8. 初步确定食谱 根据计算的每餐的食物用量，编制一日食谱，老年人可安排三餐二点（表2－15）。

表2－15 某男子一日营养食谱

餐次	饭菜名称	食物原料名称	食物原料重量（g）
早餐	馒头	标准粉	113
	小米粥	小米	28
	牛奶	牛奶	180
	煮鸡蛋	鸡蛋	47
加餐	香蕉	香蕉	150
午餐	二米饭	稻米	159
		黄玉米糁	18
	酸菜鱼	草鱼	72
	凉拌兔肉	兔肉	35
	胡萝卜炒豆腐干	胡萝卜	100
		豆腐干	43
	红烧茄子	茄子（紫，长）	100
	花生油	花生油	20
加餐	橙子	橙子	150
晚餐	杂粮米饭	稻米	120
		红心甘薯	47
	香菇炒肉片	里脊肉	56
		鲜香菇	50
	小白菜豆腐汤	小白菜	200
		北豆腐	46
	花生油	花生油	16

9. 食谱的评价与调整 由于初步确定食谱计算时忽略了蔬菜、水果的计算，所以设计出营养食谱后，应该根据食物成分表对粗配食谱的营养素进行计算评价，确定编制的食谱是否科学合理。实际工作中一般应用营养配餐软件进行能量和营养素的复核计算。

进行营养食谱评价，首先应按类别将食物归类排序，并列出每种食物的数量，看食物种类是否齐全，数量是否充足。利用食物成分表初步计算该食谱提供的能量和各种营养素的含量，与DRIs进行比较，相差在±10%，可认为合乎要求，否则要增减或更换食品的种类或数量。值得注意的是，制定食谱时，不必严格要求每份营养餐食谱的能量和各类营养素均与DRIs保持一致。一般情况下，每天的能量、蛋白质、脂肪和碳水化合物的量出入不应该很大，其他营养素如维生素A、维生素D、钙、铁等以一周为单位进行计算、评价即可。

总之，计算法编制食谱具有逻辑性强，相对准确，可用于电脑程序设计等优点，但编制过程繁琐，计算复杂，人为设定条件多，在日常生活中称重麻烦，实际应用难，可与其他食谱编制方法配合使用。

三、营养食谱的评价和调整

对食谱进行评价是一个分析、调整和更合理化的过程。

（一）食谱评价的内容

1. 食物种类是否齐全，是否做到了食物种类多样化。

2. 各类食物的数量是否充足。

3. 全天能量和营养素摄入量是否合理。

4. 三餐能量摄入分配比例是否合理，早餐是否保证了能量和蛋白质的供应。

5. 优质蛋白质占总蛋白质的比例是否恰当。

6. 三种产能营养素（蛋白质、脂肪、碳水化合物）的供能比例是否适宜等。

考点提示

营养食谱评价的内容和方法。

（二）食谱评价与调整实例

以上述所编食谱为例，对该食谱进行分析评价与调整。

1. 评价膳食结构

（1）分类排序记录食物　结合中国居民平衡膳食宝塔，将食物分为九大类，即：谷薯类、蔬菜类、水果类、水产品类、畜禽肉类、蛋类、奶类及奶制品、大豆及坚果类、油脂。将编好的食谱按照食物分类进行排序，记录在表2－16内食物类别一栏，在食物名称一栏注明各类食物包括的每一种具体食物名称，同时将每一种食物的摄入量填入“摄入量”一栏。

表2－16　某男子膳食结构评价表

食物类别	食物名称	摄入量（g）	实际摄入量合计（g）	推荐量（g）	评价
谷类	稻米	279	438	250～300（其中全谷物食品或粗粮摄入量每日50～100g）	偏多
	标准粉	113			
	小米	28			
	黄玉米糁	18			
薯类	红心甘薯	47	47		
蔬菜类	胡萝卜	100	450	300～400	折算成食部后合理
	长茄子	100			
	小白菜	200			
	鲜香菇	50			
水果类	香蕉	150	300	100～200	折算成食部后基本合理
	橙子	150			
水产品类	草鱼	72	72	50～60	折算成食部后基本合理
畜禽肉类	猪里脊肉	56	91	40～50	偏多
	兔肉	35			
蛋类	鸡蛋	47	47	25～50	合理
奶类及奶制品	牛奶	180	180	250～300	偏少
豆类及制品	北豆腐	16.0※（46）	35.9	30～50	合理
	豆腐干	19.9※（43）			
坚果类	—	—	—	—	—
油脂	花生油	36	36	20～25	偏多

※：按蛋白质含量折算成相当于大豆的数值。

（2）计算各类食物摄入量合计值　把各类食物及摄入量填写入表2－16后，在每一类食物的“实际摄入量合计”一栏中计算出各类食物的摄入合计值。

在计算合计值时应注意有些食物不能直接相加，要进行折算后才能相加，如计算乳类摄入量时，不能将鲜奶与奶粉直接相加，应按蛋白质含量将奶粉算出一个系数，相乘折算成鲜奶的量再相加；各种豆制品也应折算成大豆的量才能相加；粉条、粉皮应折算为谷类后才能进行归类统计等。①豆类及其制品摄入量的计算。按照每百克各种豆类中蛋白质的含量与每百克大豆中蛋白质的含量的比作为系数，折算成大豆的量。公式：豆类摄入量＝某豆制品摄入量×某豆制品蛋白质含量÷大豆中蛋白质含量。②奶类食物摄入量的计算。按照每百克各种奶类中蛋白质的含量与每百克鲜奶中蛋白质的含量的比作为系数，折算成鲜奶的量。公式：奶类摄入量＝某奶制品摄入量×某奶制品蛋白质含量÷鲜奶的蛋白质含量。

本例中的豆腐干和北豆腐应折算成大豆才能相加。查食物成分表得知大豆蛋白质含量为35%。则该男子豆类摄入量＝北豆腐摄入量×北豆腐蛋白质含量÷大豆中蛋白质含量＋豆腐干摄入量×豆腐干蛋白质含量÷大豆中蛋白质含量＝46×12.2%÷35%＋43×16.2%÷35%＝16.0＋19.9＝35.9（g）。

（3）评价各类食物的摄入情况　根据各类食物的实际摄入量与《老年人膳食指导》提供的各类食物参考摄入量进行比较，结合用膳对象的体力活动状态，从摄取食物的种类和数量上来评价膳食结构是否合理（表2－16）。从表中得知，该食谱中食物种类齐全，数量充足，但粮谷类、动物性食物和烹调用油偏多，奶类偏少。

2. 评价能量和营养素的摄入量　每日能量和营养素摄入量是根据食物成分表中各种食物的能量及营养素的含量来计算的。公式：

食物中某营养素含量＝食物摄入量（g）×可食部分比例×每百克食物中营养素含量/100

例：一份青椒肉片的原料有瘦猪肉60g，青椒45g，花生油6g。查食物成分表得知瘦猪肉蛋白质含量为20.3%，青椒蛋白质含量为1.0%，食部均为100%，花生油的蛋白质忽略不计，则：

60g瘦猪肉提供的蛋白质＝60×100%×（20.3/100）＝12.2（g）

45g青椒提供的蛋白质＝45×100%×（1.0/100）＝0.45（g）

一份青椒肉片提供的蛋白质＝60g瘦猪肉提供的蛋白质＋45g青椒提供的蛋白质

＝12.2＋0.45＝12.6（g）

根据以上蛋白质的计算方法，可计算出青椒肉片提供的其他营养素的量，其余食物中营养素的计算依次类推，最后累计食谱中各原料的各营养素含量即可。

将所有食物中的各种营养素和热能累计相加，计算出一日各种营养素和热能总摄入量。将计算结果与《中国居民膳食营养素参考摄入量（DRIs）》中推荐的同年龄、同性别、同劳动强度老年人的水平比较，评价营养素和热能摄入水平，相差在10%上下，可以认为合乎要求。将结果填入表2－17进行比较和评价。

表2－17　能量和营养素评价表

食物名称	摄入量（g）	能量（kcal）	蛋白质（g）	脂肪（g）	碳水化合物（g）	钙（mg）	铁（mg）	锌（mg）	维生素A（μgRAE）	维生素B_1（mg）	维生素B_2（mg）	维生素C（mg）
标准粉	113	400.0	17.7	1.7	80.1	35.0	0.68	0.23	0.0	0.52	0.06	0.0
小米	28	99.4	4.5	0.9	21.8	2.2	0.45	0.79	0.0	0.09	0.02	0.0
牛奶	180	97.2	5.4	5.8	6.1	187.2	0.54	0.76	50.4	0.05	0.25	0.0

续表

食物名称	摄入量(g)	能量(kcal)	蛋白质(g)	脂肪(g)	碳水化合物(g)	钙(mg)	铁(mg)	锌(mg)	维生素A(μgRAE)	维生素B_1(mg)	维生素B_2(mg)	维生素C(mg)
鸡蛋	47	56.4	5.2	4.1	0.6	19.6	0.82	0.41	110.3	0.04	0.13	0.0
香蕉	150	80.5	1.2	0.2	18.4	6.2	0.35	0.16	3.7	0.02	0.04	3.0
稻米	159	550.1	11.8	1.3	122.7	20.7	3.66	2.70	0.0	0.18	0.08	0.0
黄玉米糁	18	53.5	1.3	0.5	14.2	8.8	0.04	0.01	0.0	0.01	0.01	0.0
草鱼	72	40.1	7.4	3.7	0.21	7.1	0.54	0.16	0.0	0.00	0.02	0.0
兔肉	35	35.7	6.9	0.8	0.32	4.2	0.70	0.46	1.1	0.04	0.04	0.0
胡萝卜	100	24.3	1.0	0.2	7.9	26.2	0.29	0.21	664.5	0.00	0.02	8.7
豆腐干	43	178.0	8.4	1.5	4.9	151.4	2.06	0.76	0.0	0.01	0.03	0.0
茄子	100	12.4	1.1	0.1	4.6	47.5	0.48	0.19	0.0	0.03	0.03	0.0
橙子	150	70.5	1.2	0.3	15.8	30.0	0.60	0.20	39.8	0.08	0.06	49.5
稻米	120	415.2	8.9	0.9	92.6	15.6	2.76	2.04	0.0	0.13	0.06	0.0
红心甘薯	47	41.9	0.5	0.1	9.8	9.7	0.06	0.00	0.0	0.02	0.02	11.0
里脊肉	56	84.0	11.0	4.4	0.0	3.4	0.80	1.10	0.0	1.18	1.11	0.0
鲜香菇	50	9.5	1.1	0.2	1.0	1.0	0.15	0.33	0.0	0.00	0.04	1.0
小白菜	200	20.0	2.8	0.6	4.8	234.0	2.60	0.46	618.0	0.02	0.10	128.0
北豆腐	46	51.1	4.2	2.2	1.4	48.3	0.69	0.34	0.0	0.02	0.01	0.0
花生油	36	324.0	—	36.0	—	—	—	—	—	—	—	—
实际摄入量	—	2643.0	102.0	66.0	407.0	858.0	18.00	11.30	1488.0	2.40	2.10	201.0
DRIs	—	2050.0	65.0	—	—	1000.0	12.00	12.50	800.0	1.40	1.40	100.0
摄入量÷DRIs×100%	—	129.0	157.0	—	—	85.0	150.00	90.00	186.0	171.00	150.00	201.0

该食谱含胆固醇309g，膳食纤维26g。

评价：能量、蛋白质、铁、维生素A、维生素B_1合理，维生素B_2、维生素C摄入偏多，膳食纤维、钙、锌摄入合理，胆固醇合适。

3. 评价能量食物来源

（1）将食物分为谷类、杂豆类、薯类、动物性食物、纯热能食物和其他六大类。

（2）按照六类食物分别计算各类食物提供的能量摄入量及能量总和。

（3）计算各类食物提供的能量占总能量的百分比（表2－18）。

表2－18　能量食物来源评价表

食物类别	提供能量（kcal）	占总能量比例（%）	评价标准
谷类	1518	57.4	
薯类	42	1.6	>50%
杂豆类	0	0.0	
其他植物性食物	446	16.9	—
动物性食物	313	11.8	<20%
纯能量食物	324	12.3	<10%
合计	2643	100.0	—

评价：谷薯类和杂豆是主要的能量来源，提供的能量应占全天总能量的50%以上，本例占59%，合理。动物性食物提供的能量合理，纯能量食物提供的能量偏高。

4. 能量营养素来源的评价　根据蛋白质、脂肪、碳水化合物的能量折算系数分别计算出蛋白质、脂肪、碳水化合物三种营养素提供的能量及占总能量的比例。人体的能量来源于蛋白质、脂肪和碳水化合物，三大营养素占总能量的比例应当适宜，一般来讲蛋白质占10%～15%，脂肪占20%～30%．碳水化合物占50%～65%（表2－19）。公式：

蛋白质供能比＝（蛋白质摄入量×4）÷总能量摄入量×100%

碳水化合物供能比＝（碳水化合物摄入量×4）÷总能量摄入量×100%

脂肪供能比＝（脂肪摄入量×9）÷总能量摄入量×100%

表2－19　能量的营养素来源评价表

营养素	摄入量	提供能量（kcal）	占总摄入量（%）	评价标准
蛋白质	102	408	15.0	10%～15%
脂肪	66	702	25.8	20%～30%
碳水化合物	407	1608	59.2	50%～65%
合计	—	2718	100.0	—

评价：三大产能营养素供能比例合理。注：此处由三大产能营养素的实际摄入量计算的总能量与表2－17中直接查食物成分表计算的总能量略有差异。

5. 蛋白质食物来源的评价　优质蛋白质包括动物性蛋白质和豆类蛋白质，其所含有的必需氨基酸种类齐全、比例适当，人体利用率高，因此应该在膳食中保证一定量的动物性蛋白质和豆类蛋白质，老年人对蛋白质利用率低，故建议老年人优质蛋白质占总蛋白质1/2以上。

（1）将食物分为谷类、豆类、动物性食物和其他四大类。

（2）按照四类食物分别计算各类食物提供的蛋白质摄入量及蛋白质总和。

（3）计算各类食物提供的蛋白质占总蛋白质的百分比，尤其是动物性及豆类蛋白质占总蛋白质的比例（表2－20）。

表2－20　蛋白质食物来源评价表

蛋白质食物来源	实际摄入量（g）	占总摄入量比例（%）	评价标准
动物性食物	35.9	35.2	>1/2
豆类	12.6	12.4	
谷类	44.2	43.3	<1/2
其他食物	9.3	9.1	
合计	102.0	100.0	—

评价：优质蛋白质＝动物性蛋白质＋豆类蛋白质＝35.2%＋12.4%＝47.6%，接近50%，基本合理。

6. 脂肪食物来源的评价　一般认为，脂肪提供的能量占总能量20%～30%范围内，动物油主要含饱和脂肪酸高，提供的能量占总能量的1/3以内，植物性油脂一般以不饱和脂肪酸为主，提供的能量占总能量的2/3以内。

（1）将食物分为动物性食物和植物性食物两类。

（2）分别计算动物性食物和植物性食物提供的脂肪摄入量和脂肪总量。

（3）计算各类食物提供的脂肪占总脂肪的百分比（表2－21）。

表 2－21　脂肪食物来源评价表

脂肪食物来源	摄入量（g）	占总摄入量（%）	评价标准
动物性	19.3	29.2	1/3
植物物性	46.7	70.8	2/3
合计	66.0	100.0	100

评价：基本合理。

7. 三餐供能比例的评价　分别把早、中、晚餐摄入的食物所提供的能量除以一天总摄入的能量乘以100%，就得到三餐提供能量的比例。一般能量的适宜分配比例为：早餐占30%，午餐占40%，晚餐占30%分配（表2－22）。

表 2－22　三餐供能比评价表

餐次	能量摄入量（g）	占总摄入量（%）	评价标准（%）
早餐（含加餐）	733	27.7	30
午餐（含加餐）	1144	43.3	40
晚餐	766	29.0	30
合计	2643	100.0	100

评价：三餐能量分配合理。

8. 食谱调整　根据评价的结果，结合粗配的食谱和食物成分表进行食谱的调整。除了考虑营养方面的要求，食谱调整还应包括经常更换原料的品种和口味，还要考虑市场价格等。

（1）食谱能量的调整　食物类别不同，同类食物品种不同，所含能量也不同。热能的调整可对通过调整主食的数量、油脂的用量、食物的品种、水分的多少以及烹调方法等来实现。①先通过表2－17计算出食谱的能量；②由于食谱能量主要来源于粮谷类和烹调油，所以，调整食谱的能量首先考虑调整粮谷类的数量，如果数量不能调整，就考虑调整品种。与表2－22不同能量需求老年人推荐的食物摄入量比较，可调高或调低食谱的能量。如本例中食谱能量为2600kcal，要调低为2200kcal，结果见表2－23。同理可调高食谱的能量。

表 2－23　调低食谱能量

	本例食谱（2600kcal）食物重量	目标食谱（2200kcal）食物重量
谷类	485.0	250
大豆类	35.9	30
蔬菜	450.0	400
水果	300.0	200
肉类	91.0	50
乳类	180.0	300
蛋类	47.0	25
水产品	72.0	50
烹调油	36.2	25

（2）食物价格的调整　目前，市场上食物的种类多种多样，各种食品的品牌也让人眼

花缭乱，食物的价格更是参差不齐。在编制食谱时应该识别各种食物质量的优劣、根据不同的经济条件选择合适的食物，为就餐人员的经济能力所接受。所以，在编制食谱前应了解和熟悉目前市场上各种食物的价格，能够清楚地知道同种食物不同来源、不同产地价格差异的原因，并且能够利用这些信息为不同的人群选择适当价位的食物。为说明食物价格与营养的关系，可采用“物价－营养指数”来表示。物价一营养指数是指单位金额（1 元人民币）可以购得的单位重量（可按千克计）食物中营养物质的量，这里的营养物质指三大产能营养素，用能量表示。食物的营养价值是指其营养素和热能满足人体需要的程度。食物种类很多，营养素的组成千差万别，除个别食物如母乳外，食物的营养价值都是相对的，并不是价高就物美。在考虑食物的营养价值和价格的同时，还必须注意可食用部分的比例，并作为选择食物的重要因素。还要利用食物的产地差价、批零差价、季节差价和成品差价。这里以早餐的“能量－价格比”为例进行讲解。

上例所编食谱中某男子食用的早餐食物及价格为：馒头（小标准粉 113g）1.0 元，小米粥（小米 28g）0.5 元，牛奶（牛奶 180g）1.5 元，鸡蛋（白皮鸡蛋 47g）1.5 元，进行能量及蛋白质、脂肪、碳水化合物的计算得到：总能量 653kcal，蛋白质 31g，脂肪 13g，碳水化合物 109g，总价格为 4.5 元。如果服务对象要求早餐的价格应在 6～8 元之间，则应按照能量相似的原则进行食物品种的调整。比如面包（小麦标准粉 130g）3.0 元，牛奶（牛奶 180g）1.5 元，火腿（火腿 100g）3.0 元，进行能量及蛋白质、脂肪、碳水化合物的计算得到：总能量 656kcal，蛋白质 41g，脂肪 12g，碳水化合物 100g，总价格为 7.5 元。比较以上两个早餐食谱，在能量供给相近的情况下，调整后的早餐食谱总价格比较符合用膳对象的要求。

“能量－价格比值”是一种评价膳食价格支出的方法，数值越大说明越有利。其计算公式如下：

能量－价格比值＝食物的能量（kcal）：食物实际支出价格（元）

调整前早餐食谱能量－价格比值＝653：4.5＝145

调整后早餐食谱能量－价格比值＝656：7.5＝87

可以理解为调整前早餐食谱 1 元钱可以买到 145kcal 的能量，调整后的早餐食谱 1 元钱可买到 87kcal 的能量，说明调整前早餐食谱能量－价格比值较高，较为经济、合理，但用餐对象要求价格较高，所以，从尊重用膳对象的意愿出发，选择调整后的早餐食谱。

任务二　食品交换份法设计食谱

扫码“学一学”

计算法编制食谱的原则和方法，适用于家庭或个人，但其中营养素的计算比较繁琐。因此，简化营养素的计算就成为指导家庭或个人按营养科学要求安排饮食生活的关键。

食物交换份（food exchanges）是将常见食物按照恒量营养素量划分成不同类别，同类食物在一定重量内所含的蛋白质、脂肪、碳水化合物的结构相近、产生能量也相近，食物间可以互换。食物交换份法是将常用食物按其所含营养素量的近似值归类，计算出每类食物每份所含的营养素值和食物重量，然后将每类食物的内容列出表格供配餐时交换使用的一种方法。使用时可以根据不同能量需要，按蛋白质、脂肪和碳水化合物的合理分配比例，计算出各类食物的交换分数和实际重量，并按每份食物等值交换表选择食物。

食物交换份法是一个比较粗略的方法，优点是方法简单，同类食品可以互换，任意选择，便于用餐者根据自己的情况进行食物选择，可使食物多样化，避免单调。食物交换时必须注意同类别、等能量交换，即以粮换粮、以豆换豆、以菜换菜、以鱼禽畜肉换相应的鱼禽畜肉等。实际应用中，可将计算法与食物交换份法结合使用。首先用计算法确定一日食谱，然后以一日食谱为基础，可根据食用者的饮食习惯、市场供应情况等因素，用等量食物交换法编排一周或一月食谱，即在同一类食物中更换品种和烹调方法，编排一周食谱或一月食谱。

一、食物交换份法设计食谱的原理

1. 食物分类 根据食物营养价值特点和所含类似营养素的量，把常用食物分为四大类。

（1）谷薯类 米、面、杂粮及薯类，主要提供碳水化合物、蛋白质、膳食纤维及 B 族维生素。

（2）动物性食物及大豆类 肉、禽、鱼、蛋、奶、大豆类，主要提供蛋白质、脂肪、矿物质、维生素 A 和 B 族维生素。

（3）蔬果类 鲜豆、叶菜、根茎、茄果类，提供膳食纤维、矿物质、维生素 C 和胡萝卜素。

（4）纯热能食物 动植物油、淀粉、食用糖、酒类，主要提供能量，植物油还可提供维生素 E 和必需脂肪酸。

2. 列出各类食品每一个食物交换份中所含三大产能营养素的量（表 2－24）。

表 2－24 食物交换份表

组别	食物类别	每份重量（g）	能量（kcal）	蛋白质（g）	脂肪（g）	碳水化合物（g）	主要营养素
谷薯组	谷薯类	25	90	2.0	—	20.0	碳水化合物、膳食纤维、蛋白质
菜果组	蔬菜类	500	90	5.0	—	17.0	矿物质、维生素、膳食纤维
	水果类	200	90	1.0	—	21.0	
肉蛋组	大豆类	25	90	9.0	4.0	4.0	蛋白质、脂肪
	奶制品	160	90	5.0	5.0	6.0	
	肉蛋类	50	90	9.0	6.0	—	
油脂组	坚果类	15	90	4.0	7.0	2.0	蛋白质、脂肪
	油脂类	10	90	—	10.0	—	

注：①食品交换份分为四大类（8 小类），表中列出了有关名称和三大产能营养素；②90kcal 约合 378kJ；③资料来源于中华人民共和国卫生行业标准 WS/T 558—2017《脑卒中患者膳食指导》。

3. 按类别列出各类食物的等值交换份的质量（表 2－25～2－30）。

表 2－25 等值谷薯类食食物交换份

食品	重量（g）	食品	重量（g）
大米、小米、糯米、薏米	25	干粉条、干莲子	25
高粱米、玉米渣	25	油条、油饼、苏打饼干	25
面粉、米粉、玉米粉	25	烧饼、烙饼、馒头	35
混合面	25	咸面包、窝窝头	35

续表

食品	重量（g）	食品	重量（g）
燕麦面、莜麦面	25	生面条、魔芋条	35
荞麦面、苦荞面	25	茨菇	75
各种挂面、龙须面	25	马铃薯、山药、藕、芋艿	125
通心粉	25	荸荠	150
绿豆、红豆、芸豆、干豌豆	25	凉粉	300

注：每份提供蛋白质2g，碳水化合物20g，脂肪可忽略不计，能量90kcal（378kJ）。

表2－26　等值蔬菜类食物交换份

食品	重量（g）	食品	重量（g）
大白菜、圆白菜、菠菜、油菜	500	白萝卜、青椒、茭白	400
韭菜、茴香、茼蒿、鸡毛菜	500	冬笋、南瓜、菜花	400
芹菜、苤蓝、莴笋、油菜苔	500	鲜豇豆、扁豆、四季豆	250
西葫芦、番茄、冬瓜、苦瓜	500	胡萝卜、洋葱、蒜苗	200
黄瓜、茄子、丝瓜	500	山药、荸荠、凉薯	150
芥蓝、瓢儿菜、塌菜	500	芋头	100
空心菜、苋菜、龙须菜	500	毛豆、鲜豌豆	70
绿豆芽、鲜蘑、水浸海带	500	百合	50

注：每份提供蛋白质5g，碳水化合物17g，能量90kcal（378kJ）。

表2－27　等值肉、蛋类食物交换份

食品	重量（g）	食品	重量（g）
熟火腿、瘦香肠、肉松	20	鸭蛋、松花蛋（1枚，带壳）	60
肥瘦猪肉	25	鹌鹑蛋（6枚，带壳）	60
熟叉烧肉（无糖）、午餐肉	35	鸡蛋清	150
熟酱牛肉、熟酱鸭、肉肠	35	带鱼、鲤鱼、甲鱼、比目鱼	80
瘦猪、牛、羊肉	50	鳍鱼、大黄鱼、黑鲢、鲫鱼	80
带骨排骨	70	对虾、青虾、鲜贝、蛤蜊肉	100
鸭肉、鸡肉、鹅肉	50	河蚌、蚬子	200
兔肉	100	蟹肉、水浸鱿鱼	100
鸡蛋（1枚，带壳）	60	水浸海参	350

注：每份提供蛋白质9g，脂肪6g，能量90kcal（378kJ）。

表2－28　等值豆/乳类食物交换份

食品	重量（g）	食品	重量（g）
干黄豆	25	北豆腐	100
豆浆粉	25	南豆腐（嫩豆腐）	150
油豆腐	30	豆浆	400
豆腐丝、豆腐干	50	全脂奶粉	20
脱脂奶粉	25	酸牛奶、淡全脂牛奶	150
豆腐脑	200	牛奶	245

注：每份提供蛋白质9g，脂肪4g，碳水化合物4g，能量90kcal（378kJ）。

表2-29　等值水果类食物交换份

食品	重量（g）	食品	重量（g）
柿、香蕉、鲜荔枝	150	李子	200
梨、桃、苹果	200	葡萄、樱桃	200
橘子、橙子	200	草莓、杨桃	300
猕猴桃、菠萝	200	西瓜	750
鸭梨、杏、柠檬	250	柚子、枇杷	225

注：每份提供蛋白质1g，碳水化合物21g，能量90kcal（378kJ）。

表2-30　油脂类食品交换份

食品	重量（g）	食品	重量（g）
花生油、香油（1汤匙）	10	芝麻酱、松子仁	15
玉米油、菜籽油（1汤匙）	10	花生米、核桃仁、杏仁	15
豆油、红花油（1汤匙）	10	葵花子（带壳）	25
猪油、牛油、羊油、黄油	10	西瓜子（带壳）	40
猪油	10	牛油	10
羊油	10	黄油	10

注：每份提供脂肪10g，能量90kcal（378kJ）。

4. 列出不同能量需要量所需的各类食物交换分分数和重量，供编制食谱使用（表2-31）。

表2-31　不同能量所需的各类食品交换份分配表及营养素含量

能量（kcal）	交换份数	食物种类和重量（g）								三大营养素（g）		
		谷类	鱼禽虾肉	蛋类	豆制品	蔬菜	水果	奶	植物油	蛋白质	脂肪	碳水化合物
1100	12.0	25	50	50	25	500	200	250	10	51.3	8.8	152
1200	13.0	140	50	50	25	500	200	250	15	52.5	33.8	164
1300	14.5	150	75	50	25	500	200	250	15	57.3	39.0	172
1400	15.5	175	75	50	25	500	200	250	20	59.2	47.0	192
1500	16.5	200	75	50	25	500	200	250	20	61.2	47.2	212
1600	17.5	200	90	50	25	500	200	250	25	63.9	54.0	212
1700	19.0	225	90	50	25	500	200	250	25	65.9	54.2	232
1800	20.0	250	100	50	25	500	200	250	25	69.7	55.4	252
1900	21.0	275	100	50	25	500	200	250	25	71.7	55.6	272
2000	22.0	300	100	50	25	500	200	250	30	73.7	60.8	292

注：本表所列饮食并非固定模式，可根据就餐的饮食习惯，并参照有关内容加以调整。

5. 根据不同能量水平的各种食物需要量，参考各类食物能量等值交换表，确定不同能量供给量的食物交换份数，然后拟订粗配食谱。

二、食品交换份法设计营养餐的方法与步骤

案例：某女性退休教师，72 岁，轻体力活动水平，体重正常。请用食物交换份法为其编制一日营养食谱。

（一）确定一日能量需要量及食物份数

此处用查表法确定能量，查《中国居民膳食营养素参考摄入量（2013）》可知，轻体力活动 72 岁女性每日能量需要量为 1700kcal。每份食物可提供能量 90kcal，换算成食物交换份数为：1700 ÷ 90 ≈ 19 份，也可查表 2 - 31。

> **考点提示**
> 食品交换份法设计营养餐的方法。

（二）确定每类食物交换份的份数和重量

可查表 2 - 31 确定各类食物的重量，查表可知 1700kcal 共需谷薯类食物 225g，蔬菜 500g，水果 200g，鱼禽虾肉 90g，蛋类 50g，豆制品 25g，奶 250g，植物油 25g。也可按以下方法计算。

1. 计算每日所需的三大营养素的份数

碳水化合物份数 = 总份数 × 60% = 19 × 60% ≈ 11 份

蛋白质份数 = 总份数 × 15% = 19 × 15% ≈ 3 份

脂肪份数 = 总份数 × 25% = 19 × 25% ≈ 5 份

2. 确定六大类食物的交换份数

（1）主要提供碳水化合物的食物及相应的份数

蔬菜类：1 份

水果类：1 份

谷薯类：碳水化合物份数 - 蔬菜份数 - 水果份数 = 11 - 1 - 1 = 9 份

（2）主要提供蛋白质的食物

豆类及乳类：2.5 份；其中豆类 1 份，奶类 1.5 份

瘦肉/鱼/蛋类：蛋白质份数 - 豆乳类份数 = 3 - 2.5 = 0.5

（3）主要提供脂肪的食物

油脂类：2.5 份

瘦肉/鱼/蛋类：脂肪份数 - 油脂类份数 = 5 - 2.5 = 2.5

共需瘦肉/鱼/蛋类：0.5 + 2.5 = 3 份，可设为各占一份

3. 将食物份数换算为具体食物重量　由表 2 - 26 得知，1 份蔬菜 500g；由表 2 - 29 得知 1 份水果 200g；由表 2 - 25 得知 1 份谷类 25g；由表 2 - 28 得知 1 份干黄豆 25g，1 份牛奶 150g；由表 2 - 30 得知 1 份植物油 10g；由表 2 - 27 得知 1 枚带壳鸡蛋 60g，1 份鱼 80g，1 份瘦猪、牛、羊肉 50g。所以，该用膳对象所需各类食物重量为：蔬菜 500g，水果 200g，谷类 225g（9 × 25），干黄豆 25g，牛奶 225g（1.5 × 150），植物油 25g（2.5 × 10），带壳鸡蛋 60g，鱼 80g，肉 50g。可见，与查表确定的数量差别不大，本例以查表所得数量进行食谱编制。

（三）确定三餐中各类食物重量

将食物重量大致按 30%、40%、30% 的比例分配至一日三餐中（表 2 - 32）。

表 2－32　三餐食物重量表

食物类别	早餐（30%）（g）	午餐（40%）（g）	晚餐（30%）（g）
谷薯类	67.5≈68	90	67.5≈67
蔬果类	蔬菜 150，水果 100	蔬菜 200，水果 100	蔬菜 150
肉蛋类	鸡蛋 50	肉 30	鱼 60
豆乳类	牛奶 250	—	北豆腐 100
油脂类	5	10	10

（四）依据各类食物交换份表编制一日食谱

见表 2－33。

表 2－33　一日食谱

食物类别	早餐（30%）（g）	午餐（40%）（g）	晚餐（30%）（g）
早餐	牛奶	牛奶	250
	馒头	标准粉	68
	水煮鸡蛋	鸡蛋	50
	凉拌黄瓜	黄瓜	150
		花生油	5
加餐	苹果	苹果	100
午餐	二米饭	大米	70
		小米	20
	香菇炒肉片	香菇	40
		猪瘦肉	30
	清炒小白菜	小白菜	160
		花生油	10
加餐	柚子	柚子	100
晚餐	二米饭	稻米	60
		玉米糁	17
	豆腐鱼	草鱼	60
		北豆腐	100
	清炒油菜	油菜	150
		花生油	10

（五）食谱的评价与调整

与计算法一样，根据以上步骤设计出营养食谱后，还应该对食谱进行评价，确定编制的食谱是否科学合理。

食物交换份法是一个比较粗略的方法，实际应用中，可将计算法与食物交换份法结合使用，首先用计算法确定食物的需要量，然后用食物交换份法确定食物种类及数量。通过食物的同类互换，可以以一日食谱为基础，设计出一周、一月食谱。

调整食谱时可适当更换个别食物品种，也可同种类食物的更换，即以粮换粮、以豆换豆、以蔬菜换蔬菜、以畜鱼禽肉换另一种相应的禽鱼畜肉。

扫码“学一学”

任务三　计算机自动编排法编制食谱

应用膳食软件法进行食谱编制，具有方便、快捷、准确、高效的特点。正版配餐软件是以膳食平衡理论为基础，以我国最新版《食物成分表》作为食物成分数据库，以《中国居民膳食营养素参考摄入量》和平衡膳食宝塔为作为营养素摄入量对比、三餐及三大营养素供能比分析的依据，针对不同性别、年龄、劳动强度和生理状态的人群而设计，使用它可以为不同人群组合或个人设计每餐、每日、每周的营养食谱。主要特性是界面友好、操作方便，自动分析、省时高效，菜肴和食谱库增减配置灵活，食物及菜肴营养素含量查询方便，配餐及查询结果灵活输出，权威数据，科学可靠。目前，一款膳食软件同时拥有桌面版、网络版和手机移动版已成为新发展趋势，以满足用户多样化的新需求。

一、营养配餐软件功能概述

（一）庞大的营养相关知识与资料数据库

由于营养配餐工作涉及的内容很广、数据很多，很多数据靠营养师的记忆是做不到的，往往需要查阅大量的书籍和文件，因此一般软件都应提供与营养知识相关的数据资料库，为操作者和客户提供参考。

（二）丰富的菜肴与食谱数据库

根据我国不同地域饮食特点，软件储备有丰富的地方菜肴和食谱，以及适合进行保健养生和辅助治疗相关疾病的菜肴和食谱。操作者可以根据配餐对象的需求，方便地选择合理的菜肴和食谱。

（三）配餐对象基本信息的录入、修改与删除

软件应适用于不同个体和人群，能够进行信息登记记录、存档，方便对不同对象的就餐计划进行分类、指导、查询和调用。

（四）常见疾病症状与饮食要求

设计膳食餐谱时，应该充分考虑到不同对象、不同身体健康状态对饮食的要求。而熟练地掌握这些知识对初学者来说有一定的困难，因此，智能软件应提供常见疾病症状与饮食要求以供参考。

（五）食物选择与食物数量的确定

这是膳食配餐软件的主要功能部分。为就餐对象设计餐谱，首先应正确地选择食物种类，进行合理配伍，并确定合理的食物摄入数量，为设计食谱打好基础。

（六）个性菜肴的制作

膳食越人性化，越受欢迎。中国餐饮的特点之是不同的家庭、酒店所制作的同一名称的菜肴所用的配料都不同，因此，软件所具备的功能，应能利用不同种类和数量的食物原料，制作出个性化的菜肴。

（七）食物营养分析

设计出的营养餐谱是否科学合理，要有各营养素摄入量的比较，因此，软件应具备对所选食物的营养成分作出分析的功能。通过计算摄入的各种营养素的量与推荐标准相比较找出差距，以利于食谱设计的改进，最终达到科学合理的膳食标准。食物营养分析一般包括：营养素成分及来源分析、产能物质及来源分析等。

（八）人体营养状况的评价

不同个体、人群其健康状况不同，因此所需营养成分的数量也不同。所有科学合理的

配餐都是根据不同个体、人群的营养需求设计而成的，智能膳食配餐软件必须具备一种或多种人体营养状况的评价功能。

（九）信息输出功能

经过一系列的操作后应该具备信息输出能，存档或交付使用对象。

（十）存档功能

各种配餐及营养分析都应能够存入相应的服务对象的文件夹下存档，以备以后查询和分析使用。

选择智能配餐软件时应注意以下几个问题：操作简捷性、配餐运算依据的科学性、营养分析的综合性、合适的价格、升级更新服务。

二、计算机自动编排法编制食谱的步骤

案例：张三，男，65 岁，身高 171cm，体重 68kg，轻体力劳动，无明显并发症，不锻炼，请用计算机自动编排法为其编制一日食谱。

（一）输入配餐对象的基本信息

安装配餐软件，进入系统，选择相应界面，输入相关信息，如配餐对象姓名、年龄、性别、身高、体重、女性是否为特殊生理时期、劳动强度、身体条件及饮食限制、锻炼情况等，以确定配餐对象的能量需求。见图 2－2～2－3，输完后点击下一步。

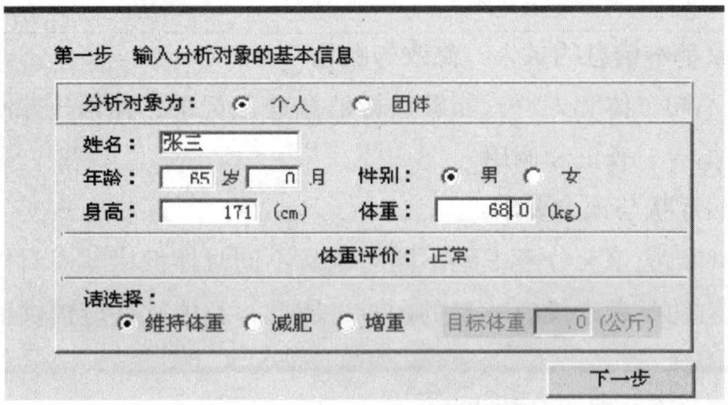

图 2－2 配餐对象的基本信息

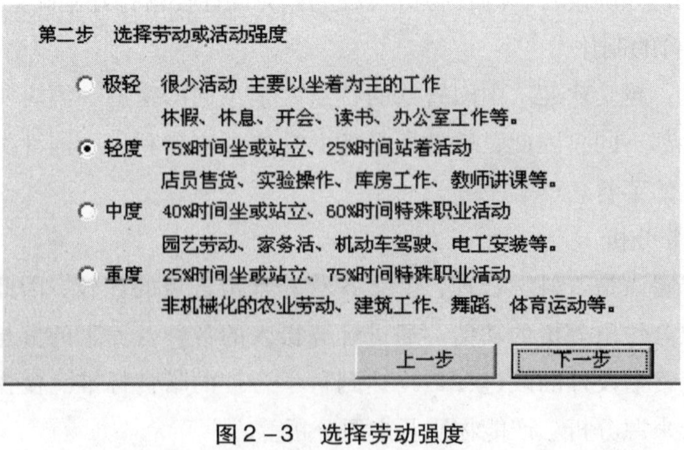

图 2－3 选择劳动强度

（二）确定能量及各营养素的需求量

查看调整并确定配餐对象的能量以及各营养素的需要量，见图2－4～图2－6。

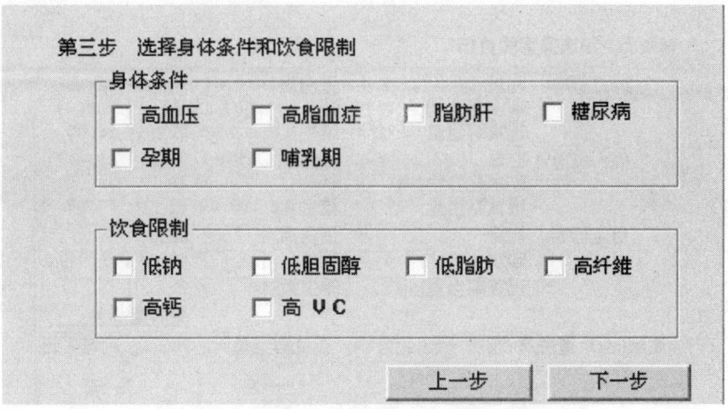

图2－4　选择身体条件及饮食限制

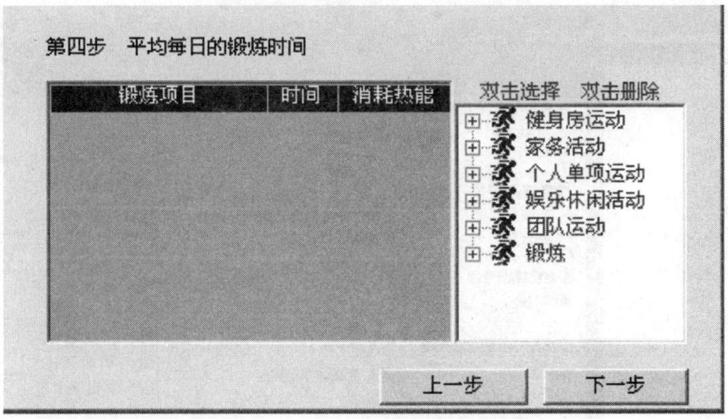

图2－5　确定锻炼情况

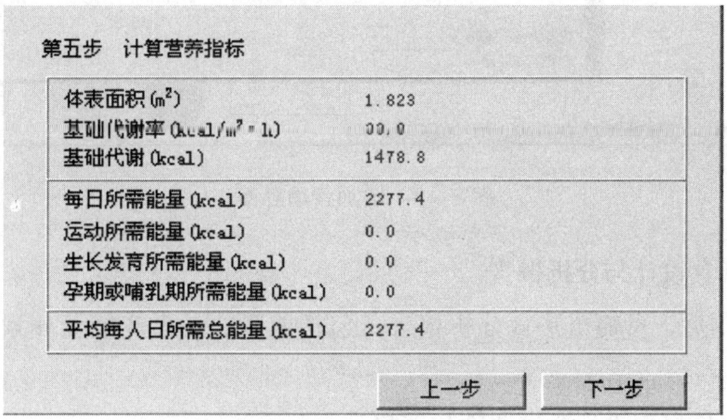

图2－6　确定能量需求量

（三）进行营养食谱的设计

分别在不同的餐别（早、中、晚餐）中，按食物类别进行食物种类的选择，同时确定每类食物的数量。见图2－7～图2－8。点击营养配餐界面左下角的“增加”，弹出“增加食物”对话框，在“增加食物”对话框中选择餐次，先配早餐，早餐配好后再依次配午餐和晚餐；选择好餐次后点击“选择查询方式”确定查询食物的方式，本例选择按食物类别查询；先“食物类别”下拉菜单中选择食物品种“谷类及制品”，在右边食物列表中双击需要选定的食物，输入数量即可。依此方法配完早中晚各餐及加餐，完成食谱编制。

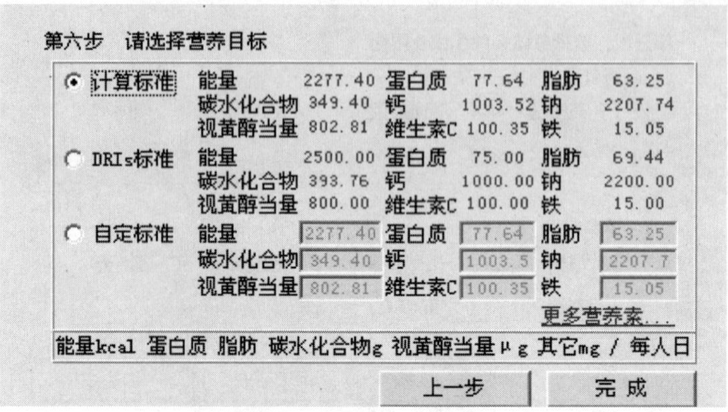

图 2－7　选择营养目标

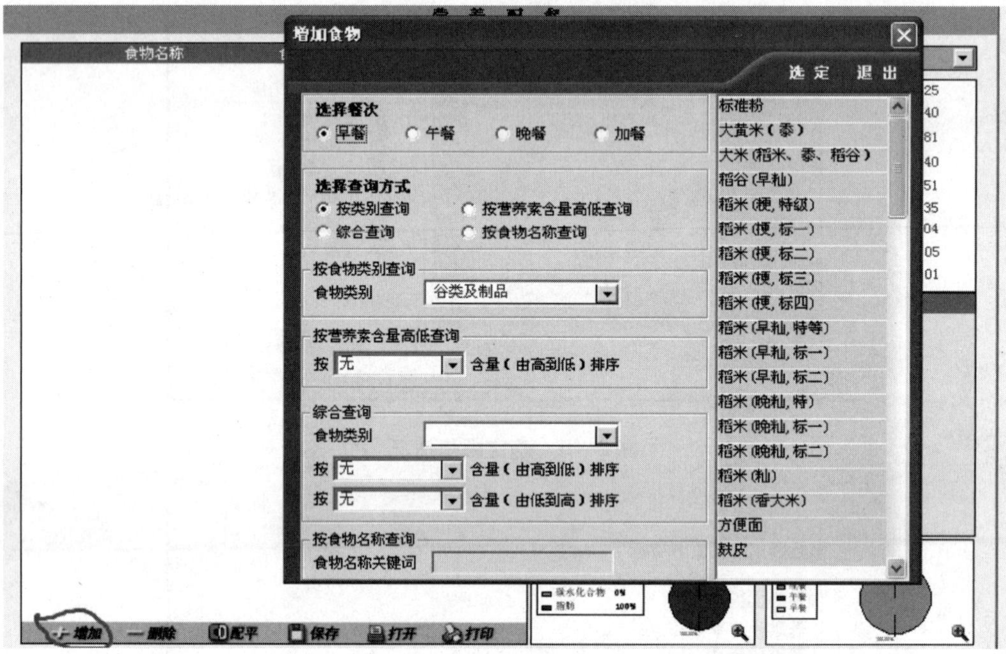

图 2－8　增加食物界面

（四）输出膳食设计与分析报告

设计完成食谱后，可输出膳食分析报告，包括能量、三大产能营养素、主要维生素及矿物质的提供量。

（五）根据分析报告进行食谱评价与调整

膳食分析报告中包括能量和营养素的评价、三大产能营养素的功能评价、三餐能量分配情况评价、蛋白质来源评价、矿物质和维生素的来源评价等。根据评价结果，对不符合要求的项目，通过增减相应食物量和更换食物品种进行调整，将调整后膳食分析报告保存或打印出来即可。由图 2－9 可知，能量、蛋白质、脂肪、碳水化合物、视黄醇当量、磷摄入量过高（软件会出现红字提醒），应进行调整食谱。点击营养配餐界面左下角的“配平”按钮即可完成配平食谱，配平后的食谱及营养成分见图 2－10。

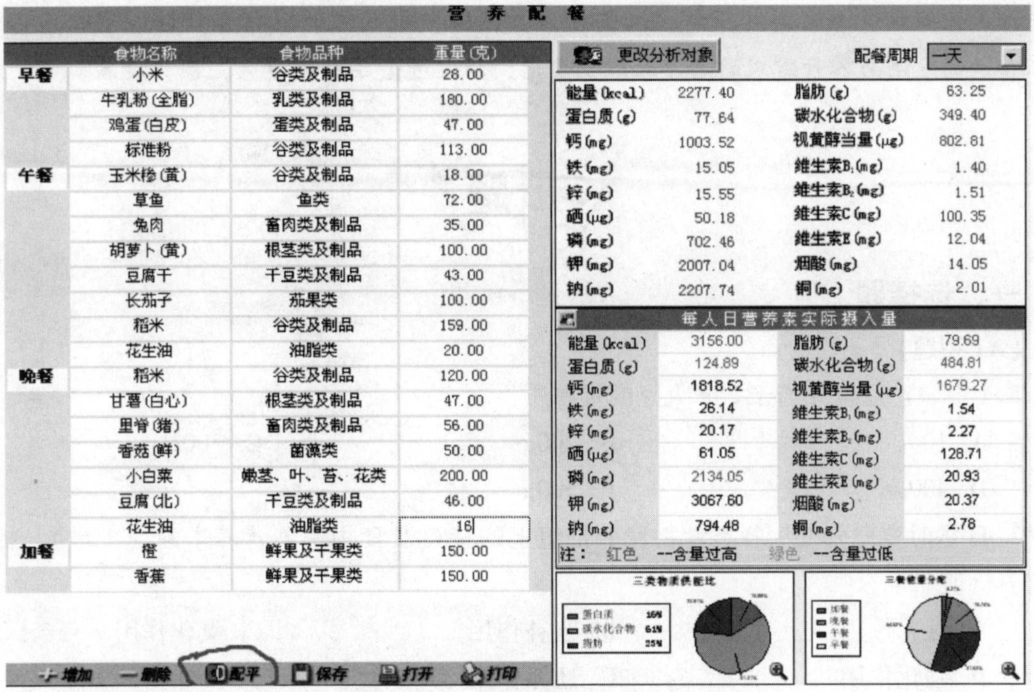

	食物名称	食物品种	重量(克)
早餐	小米	谷类及制品	28.00
	牛乳粉(全脂)	乳类及制品	180.00
	鸡蛋(白皮)	蛋类及制品	47.00
	标准粉	谷类及制品	113.00
午餐	玉米糁(黄)	谷类及制品	18.00
	草鱼	鱼类	72.00
	兔肉	畜肉类及制品	35.00
	胡萝卜(黄)	根茎类及制品	100.00
	豆腐干	干豆类及制品	43.00
	长茄子	茄果类	100.00
	稻米	谷类及制品	159.00
	花生油	油脂类	20.00
晚餐	稻米	谷类及制品	120.00
	甘薯(白心)	根茎类及制品	47.00
	里脊(猪)	畜肉类及制品	56.00
	香菇(鲜)	菌藻类	50.00
	小白菜	嫩茎、叶、苔、花类	200.00
	豆腐(北)	干豆类及制品	46.00
	花生油	油脂类	16
加餐	橙	鲜果及干果类	150.00
	香蕉	鲜果及干果类	150.00

能量(kcal)	2277.40	脂肪(g)	63.25
蛋白质(g)	77.64	碳水化合物(g)	349.40
钙(mg)	1003.52	视黄醇当量(μg)	802.81
铁(mg)	15.05	维生素B₁(mg)	1.40
锌(mg)	15.55	维生素B₂(mg)	1.51
硒(μg)	50.18	维生素C(mg)	100.35
磷(mg)	702.46	维生素E(mg)	12.04
钾(mg)	2007.04	烟酸(mg)	14.05
钠(mg)	2207.74	铜(mg)	2.01

每人日营养素实际摄入量

能量(kcal)	3156.00	脂肪(g)	79.69
蛋白质(g)	124.89	碳水化合物(g)	484.81
钙(mg)	1818.52	视黄醇当量(μg)	1679.27
铁(mg)	26.14	维生素B₁(mg)	1.54
锌(mg)	20.17	维生素B₂(mg)	2.27
硒(μg)	61.05	维生素C(mg)	128.71
磷(mg)	2134.05	维生素E(mg)	20.93
钾(mg)	3067.60	烟酸(mg)	20.37
钠(mg)	794.48	铜(mg)	2.78

注：　红色　--含量过高　　绿色　--含量过低

图2-9　食谱界面

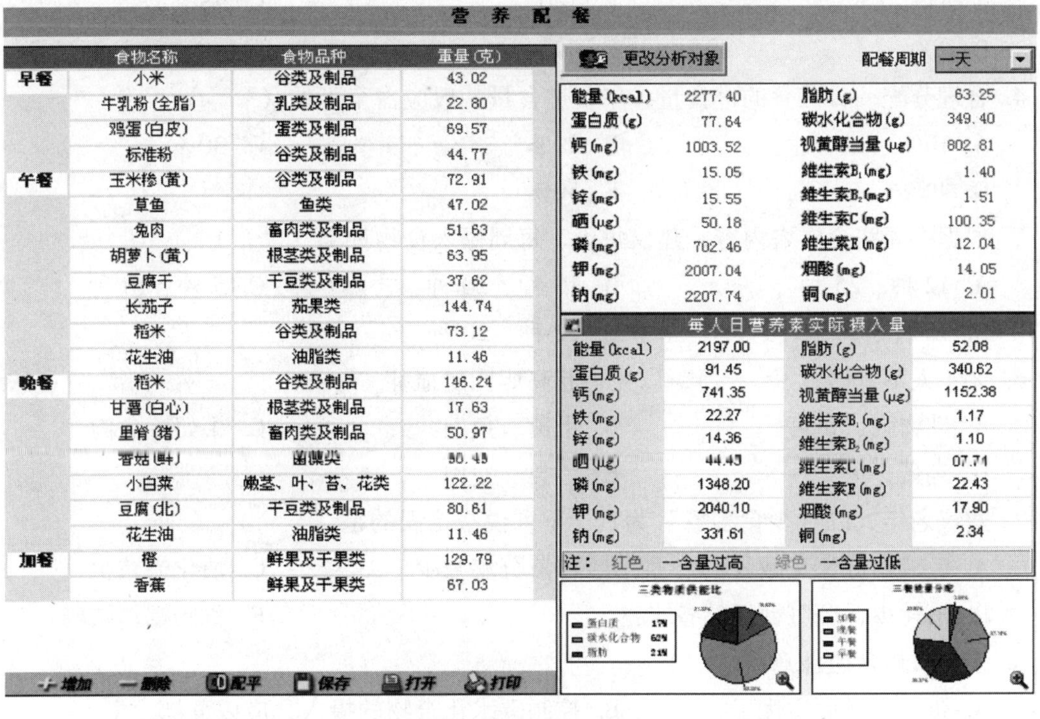

	食物名称	食物品种	重量(克)
早餐	小米	谷类及制品	43.02
	牛乳粉(全脂)	乳类及制品	22.80
	鸡蛋(白皮)	蛋类及制品	69.57
	标准粉	谷类及制品	44.77
午餐	玉米糁(黄)	谷类及制品	72.91
	草鱼	鱼类	47.02
	兔肉	畜肉类及制品	51.63
	胡萝卜(黄)	根茎类及制品	63.95
	豆腐干	干豆类及制品	37.62
	长茄子	茄果类	144.74
	稻米	谷类及制品	73.12
	花生油	油脂类	11.46
晚餐	稻米	谷类及制品	146.24
	甘薯(白心)	根茎类及制品	17.63
	里脊(猪)	畜肉类及制品	50.97
	香菇(鲜)	菌藻类	50.45
	小白菜	嫩茎、叶、苔、花类	122.22
	豆腐(北)	干豆类及制品	80.61
	花生油	油脂类	11.46
加餐	橙	鲜果及干果类	129.79
	香蕉	鲜果及干果类	67.03

能量(kcal)	2277.40	脂肪(g)	63.25
蛋白质(g)	77.64	碳水化合物(g)	349.40
钙(mg)	1003.52	视黄醇当量(μg)	802.81
铁(mg)	15.05	维生素B₁(mg)	1.40
锌(mg)	15.55	维生素B₂(mg)	1.51
硒(μg)	50.18	维生素C(mg)	100.35
磷(mg)	702.46	维生素E(mg)	12.04
钾(mg)	2007.04	烟酸(mg)	14.05
钠(mg)	2207.74	铜(mg)	2.01

每人日营养素实际摄入量

能量(kcal)	2197.00	脂肪(g)	52.08
蛋白质(g)	91.45	碳水化合物(g)	340.62
钙(mg)	741.35	视黄醇当量(μg)	1152.38
铁(mg)	22.27	维生素B₁(mg)	1.17
锌(mg)	14.36	维生素B₂(mg)	1.10
硒(μg)	44.45	维生素C(mg)	07.71
磷(mg)	1348.20	维生素E(mg)	22.43
钾(mg)	2040.10	烟酸(mg)	17.90
钠(mg)	331.61	铜(mg)	2.34

注：　红色　--含量过高　　绿色　--含量过低

图2-10　调整后的食谱

小　结

本项目主要介绍了健康老年人常用的营养食谱编制方法，包括营养成分计算法、食品交换份法和计算机软件法，每一种食谱编制方法都有实例同步讲解。同时介绍了老年人食物选择的原则和食谱编制的原则。编制食谱时应结合老年人的具体生理特点和饮食习惯，选择合适的方法为各种需求的老年人编制食谱，以促进老年人的健康，预防疾病。

习题

一、选择题

【A1 型题】

1. (　　) 豆浆相当于 25g 大豆的蛋白质

A. 100g　　B. 200g　　C. 300g

D. 400g　　E. 500g

2. 配餐时要充分发挥各类食物营养价值上的特点及食物中各营养素的（　　），提高其营养价值

A. 营养作用　　B. 互补作用　　C. 氧化作用

D. 强化作用　　E. 还原作用

3. 总能量 2600kcal，碳水化合物占 60%，午餐碳水化合物摄入量（　　）g

A. 117　　B. 120　　C. 156

D. 200　　E. 390

4. 合理分配一日三餐的进食量，午餐进食量一般应占全天的（　　）

A. 10%　　B. 20%　　C. 30%

D. 40%　　E. 50%

5. 根据中国膳食宝塔内容，建议每天、每周摄入食物种类（　　）

A. 12 种、25 种　　B. 10 种、20 种　　C. 5 种、10 种

D. 15 种、20 种　　E. 12 种、20 种

6. 老年人不宜多食（　　），以免引起高胆固醇血症

A. 动物脑、鱼籽　　B. 蛋黄、鱼肉　　C. 牛奶、兔肉

D. 鸡蛋、贝类　　E. 鱼类、瘦肉

7. 建议老年人以“少食多餐”为宜，下列说法错误的是（　　）

A. 唾液的分泌量减少　　B. 胃液分泌减少　　C. 消化酶减少

D. 消耗少，肝脏糖原储备丰富　　E. 胃肠蠕动减弱

8. 老年人饮食应注意（　　）

A. 蛋白适量而质优　　B. 控制碳水化合物的摄入，应以蔗糖为主

C. 植物油摄入可不受限制　　D. 总热能摄入不变　　E. 增加钠的摄入

9. 引起老年人巨幼细胞贫血的主要原因是（　　）

A. 锌缺乏　　B. 铁缺乏　　C. 维生素 B_{12} 缺乏

D. 维生素 B_6 缺乏　　E. 维生素 C 缺乏

10. 若给出一个营养素和能量的 RNI、AI、UL 的表（表中钾的 RNI 是 2000mg/d），某成年男子摄入 1800mg/d 钾，则（　　）

A. 不足　　B. 合适　　C. 过量

D. 严重不足　　E. 无法判断

【A2 型题】

11. 张某，70 岁，男性，全天总能量为 1600kcal，根据三餐能量分配比例确定其午餐的能量摄入量为（　　）

A. 400kcal　　B. 450kcal　　C. 480kcal

D. 500kcal　　E. 640kcal

12. 张某，70 岁，男性，身高 165cm，体重 70kg，轻体力劳动，其每天所需总能量以下正确的为（　　）

A. 700 ~ 800kcal　　B. 800 ~ 900kcal　　C. 900 ~ 1000kcal

D. 1000 ~ 1200kcal　　E. 1200 ~ 1500kcal

【A3 型题】

（13 ~ 15 题共用题干）

某女，72 岁，身高 155cm，体重 55kg，若每天需要能量 1700kcal，每天碳水化合物摄入量为 230g，脂肪产生的能量占总能量的 25%。

13. 该女性的标准体重为（　　）

A. 40kg　　B. 45kg　　C. 50kg

D. 55kg　　E. 60kg

14. 该女性体重属于（　　）

A. 正常　　B. 超重　　C. 肥胖

D. 过轻　　E. 无法判断

15. 该女性每天碳水化合物的产能量是（　　）

A. 800kcal　　B. 850kcal　　C. 920kcal

D. 1300kcal　　E. 2070kcal

【A4 型题】

（16 ~ 20 题共用题干）

一成年男性，68 岁，身高 170cm，体重 75kg。

16. 其身体质量指数（BMI）为（　　）

A. 22.0　　B. 23.0　　C. 24.0

D. 25.0　　E. 26.0

17. 根据体质指数判断，我国成年人理想体重的正常范同是（　　）

A. < 18.5　　B. 18.5 ~ 23.9　　C. 18.5 ~ 24.9

D. 23 ~ 27.9　　E. 25 ~ 29.9

18. 根据该男子体质指数（BMI），则他的体重程度为（　　）

A. 极度瘦弱　　B. 消瘦　　C. 正常

D. 超重　　E. 肥胖

19. 若优质蛋白质摄入比例为 28%，则（　　）

A. 偏多　　B. 充足　　C. 不足

D. 严重不足　　E. 无法判断

20. 如果该男子全日摄入的总能量为 1700kcal，其能量参考摄入量为 1900kcal，则（　　）

A. 能量摄入过多　　B. 能量摄入不足　　C. 能量摄入严重不足
D. 能量摄入基本合理　　E. 无法判断

二、思考题

某男性，66 岁，身高 175cm，体重 70kg，驾驶员。

请问：

1. 该男子标准体重是多少？
2. 该男子全天总能量是多少？
3. 要为该男子编制一日带量食谱，还需知道什么信息？

（赵　琼）

扫码“练一练”

模块三　老年患者的营养支持与常见病营养指导

项目一　老年患者营养支持

学习目标

1. **掌握**　老年人肠内营养支持和肠外营养支持的定义、方式和适用范围。各种医院膳食的适用范围。

2. **熟悉**　医院基本膳食的分类；营养支持的分类。

3. **了解**　肠内和肠外营养制剂的种类。

4. 具备针对不同老年常见病患者营养状况设计食谱的能力。

5. 关心老年患者的健康状况。

案例导入

患者，女性，68岁。患者15年前开始间歇性咳嗽、咳痰，此后反复发作，多以受凉为诱因，无明显季节性。近3年来症状加重，入院前1周受凉后症状再发，咳嗽、咳痰，气促和下肢水肿。体格检查：身高164cm，体重65kg，体温37.8℃，脉搏90次/分，呼吸28次/分，血压180/100mmHg，神志清；发育正常，营养中等。自动体位，皮肤、巩膜无黄染，口唇轻度发绀，颈静脉无怒张，气管居中，桶状胸；双肺呼吸运动对称，双肺呼吸音粗，双下肺可闻及少量湿啰音；心律齐，各瓣膜区听诊未闻及病理性杂音；腹部平坦，未扪及包块，无压痛，无肌紧张，移动性浊音（+）；双下肢踝关节凹陷性水肿。入院诊断：慢性阻塞性肺疾病（COPD）、充血性心力衰竭、2型糖尿病。

请问：

1. 根据现有资料，该患者可采用何种营养支持？

2. 如何选用合适的制剂？

扫码"学一学"

任务一　医院膳食

一、医院膳食概述

医院膳食是为住院患者制定的符合人体基本营养需要和各种疾病治疗需要的膳食。医院膳食包括常规膳食、治疗膳食和试验膳食。

二、医院膳食种类

（一）常规膳食

常规膳食也称基本膳食，按质地分为普通膳食、软食、半流质膳食和流质膳食四种形式。

1. 普通膳食　即普食，与正常人的饭食相似。每日供应早、中、晚三餐。

（1）适用范围　体温正常、无消化道疾病、康复期、不需膳食限制者及产妇等。

（2）配膳原则　①膳食构成。与正常人饮食基本相同。各种营养素齐全，数量充足，比例恰当，应符合平衡膳食的原则。要注意食物品种的多样化，选择合理的烹调方法合理，尽量做到色、香、味、形俱全。②体积要求。食物应保持适当体积，使患者有饱腹感。③能量分配要求。一般能量分配比例为早餐25%～30%，午餐40%，晚餐30%～35%。如有患者需要加餐可将三餐分为四餐或五餐。

2. 软食　是介于普食和半流质之间的膳食，具有质地柔软、易咀嚼、易消化的特点。每日供应三到五餐。

（1）适用范围　轻微发烧、消化不良、口腔疾患或咀嚼不便的患者以及老幼病员和术后恢复期阶段的患者。

（2）配膳原则　①膳食结构。软食也应符合平衡膳食的原则。通常软食每日提供的总能量为9.21～10.04MJ（2200～2400kcal），蛋白质为70～80g，主食不限量。其他营养素按正常需要量供给。②食物要求。软食应细软、易咀嚼、易消化，如选用含膳食纤维和动物肌纤维多的食物加工时应剁碎并煮烂。③维生素和矿物质要求。软食制作需将食物原料切碎、煮烂，易导致维生素和矿物质流失，为保证维生素和矿物质的摄入量足够，应适当补充菜汁、果汁等。

3. 半流质膳食　食物被加工成半液体状态，比软食更易消化。故宜采用限量、多餐次的进餐形式。

（1）适用范围　发热较高、身体软弱、有腹泻、消化不良等消化道疾病的患者，口腔疾病患者，耳鼻喉术后患者以及身体虚弱者。

（2）配膳原则　①能量要求。术后早期或虚弱、高烧的患者不宜给予过高的能量，采用半流质膳食时，全天总能量一般为6.28～7.53MJ（1500～1800kcal）。②食物性状。呈半流体状态，易咀嚼吞咽，含膳食纤维很少，易消化吸收。③餐次要求。半流质膳食含水量较多，为满足患者能量及营养素的摄入量，应增加餐次，通常每隔2～3小时一餐，每日5～6餐。主食定量，一般全天不超过300g，注意品种多样化以增进食欲。另外，对伤寒、痢疾等不能给予含纤维多及胀气食物的患者，应配制少渣半流质膳食，此时需严格限制含膳食纤维多的蔬菜、水果。

4. 流质膳食　食品加工成液体状态，最易消化，便于吞咽。全日热量只能达到3360kJ（800kcal），缺乏各种营养素，因此不宜长期使用。

（1）适用范围　高热、急性传染病患者，肠道手术术前准备以及术后患者，极度衰弱、无力咀嚼者。清流质和不胀气流质可用于由肠外营养向全流质或半流质膳食过渡。清流质也可用于急性腹泻和严重衰弱患者恢复肠内营养的最初阶段。浓流质适用于口腔、面部、颈部术后。冷流质可用于喉咽部术后的最初1～2天。

（2）配膳原则　①膳食结构。流质膳食属于不平衡膳食，其所含有的营养素不均衡，能量供给不足，平均每日仅3.35MJ（800kcal）左右，最多能达到6.69MJ（1600kcal）。其中浓流质能量最高，清流质最低，常作为过渡期膳食短期应用。有时为了增加膳食中的能量，在病情允许的情况下，可给予少量芝麻油、奶油、黄油和花生油等易消化的脂肪。②膳食性状。流质膳食所选用的食物均为流体状态，或进入口腔后即溶化成液体，易吞咽，易消化，咸、甜应适宜，以增进食欲。③餐次要求。每餐液体量以200～250ml为宜，少食多餐，每日6～7餐。

知识链接

医院常用流质食物

1. 普通流质　可选用各种肉汤、牛乳、麦乳精、浓米汤、蛋花汤、蒸蛋羹、牛乳冲鸡蛋、奶酪、杏仁豆腐、酸奶、藕粉、蔬菜汁、水果汁、豆浆、去壳过箩赤豆或绿豆汤等。当患者需要高能量时，应选用浓缩食品，如奶粉、鸡蓉汤等，或进行特别制备。

2. 不胀气流质　除忌用蔗糖、牛乳、豆浆等产气食品外，其他同流质。

3. 浓流质　浓流质多以吸管吸吮，故选用无渣较稠食物为宜，如较稠的藕粉、鸡蛋薄面糊、牛乳冲麦乳精、牛乳、可可乳等。

4. 清流质　可选用过箩猪肉汤、过箩牛肉汤、排骨汤、过箩米汤、过滤果汁、果汁胶胨、稀藕粉、淡茶等，禁用牛奶、豆浆及过甜的食物。

5. 冷流质　一般选用冷牛乳、冷米汤、冷豆浆、冷蛋羹、冷藕粉、冰淇淋、冰砖、冰棍、甜果汁、冷的果汁胶胨等。其中奶油冰棍、冰砖或冰淇淋等是扁桃体术后患者喜食的食品，术后第一天可多食用一些。

（二）治疗膳食

根据不同的病理与生理状况，调整膳食中营养成分或制备方法，治疗或辅助治疗疾病、促进健康的膳食。治疗膳食的基本原则是以平衡膳食为基础，在允许的范围内，除必须限制的营养素外，其他均应供给齐全，配比合理。同时饮食的制备应适合患者消化、吸收和耐受能力，并照顾患者的饮食习惯，注意食物的色、香、味、形以及品种多样化。治疗膳食一般可分为增减热能及营养素饮食和特别制备膳食。

1. 增减热能及营养素膳食　见表3－1。

表3-1 增减热能及营养素膳食

名称	适用对象	配膳原则及内容
高热量膳食	体重不足，长期患消耗性疾病，如肺结核、伤寒、肿瘤、甲状腺功能亢进，高热、烧伤、产妇、肝炎、胆道疾患等患者	尽可能增加主食量及菜量。除正餐外，可加2~3次点心，如牛奶、甜点等含热量高的食物每日供给总热量12.552MJ（3000kcal）左右
低热量膳食	需减重的患者，如单纯性肥胖；需减少机体代谢负担而控制病情的患者，如高血压、高脂血症、糖尿病、冠心病等	限制总能量，适当提高蛋白质功能比至15%~20%，优质蛋白占一半以上，脂肪功能比限制在20%左右，保证充足的膳食纤维、矿物质和维生素，适当减少食盐，一般不超过5g/d
高蛋白膳食	慢性消耗性疾病，如结核病、溃疡性结肠炎；营养不良严重贫血、烧伤、肾病综合征、大手术后及癌症晚期等患者	在基本饮食基础上增加含蛋白质丰富的食物，如肉类、鱼类、蛋类、乳类、豆类等，蛋白质供应1.5~2g/(kg·d)，但总量不超过120g，总热量10.46~12.552MJ（2500~3000kcal）
低蛋白膳食	限制蛋白质摄入者，如急、慢性肾炎、尿毒症、肝性脑病等患者	每日蛋白质不超过40g（包括动植物蛋白）；每天多食用蔬菜，适当选用优质蛋白，如牛奶、鸡蛋等12~15g；采用含蛋白质较低的小麦淀粉、马铃薯、甜薯、芋头等代替部分主食
高纤维素膳食	无蠕动力的便秘或误食异物需刺激肠道蠕动使异物排出，冠心病、高血脂、高胆固醇、糖尿病等患者	采用含纤维多的食物如韭菜、芹菜、黄豆芽等蔬菜，水果及粗粮；清早饮水可刺激肠道蠕动；蜂蜜、浓糖水、果酱、豆类等产气食物也能刺激肠道蠕动

2. 特别制备膳食

见表3-2。

表3-2 特别制备膳食

名称	适用对象	配膳原则及内容
低盐膳食	心脏病、肾脏病（急性、慢性肾炎）、肝硬化（有腹水）、重度高血压（水肿较轻）、先兆子痫、接受肾上腺皮质激素治疗的患者	禁用各类腌制品，如咸肉、香肠、咸蛋、皮蛋、酱菜等；每日钠摄入量不超过2000mg，为提高患者食欲，可用糖醋、番茄汁、芝麻酱等调味，或原汁蒸炖
无盐膳食	较上述症状更为严重者	全天摄入钠1000mg以内，禁用食盐及一切含盐食物
低钠膳食	较上述症状更为严重者	除禁用食盐外，还禁用加碱的馒头、面条、发酵粉做的点心；每日膳食中含钠量不超过100mg或遵照医嘱
少油膳食	用于胆囊胆道及肝脏胰脏病患者	每日脂肪量限于40g以下，禁用油炸食物、肥肉、猪油及含脂肪多的点心；食物烹调可采用蒸、卤煮、烩等，少用油或不用油的方法来改善食物的色、香、味
少渣膳食	凡腹泻、肠炎、肛门肿瘤、喉部及消化道手术、伤寒、痢疾及溃疡病康复期等患者	介于半流质与软饭之间，食物除了少纤维外，禁用含脂肪过多的食物，如肥肉、油炸食物等
无渣膳食	比上述情况严重者	选择在消化后留下极少渣滓的食物，如牛奶、鸡蛋、鱼、豆浆、豆腐脑、豆腐等；肉类、菜泥、果泥等均不宜采用
低胆固醇膳食	用于肝、胆及血管疾病患者	胆固醇每日限制在300mg；牛奶、鸡蛋、瘦肉等可少量选用，而对含胆固醇高的食物，如动物内脏、蛋黄、脑、鱼子等应尽量少用；不用肥肉及动物油脂
低嘌呤膳食	痛风患者、无症状高尿酸血症患者、尿酸性结石患者	限制嘌呤、总能量和脂肪的摄入，适量限制蛋白质的摄入，保证碳水化合物和蔬菜的供给，忌用脑、肝、肾等动物内脏、凤尾鱼、沙丁鱼、肉汁、鸡汁等嘌呤含量高的食物

（三）诊断试验膳食

诊断试验膳食是通过调整膳食成分的方法协助临床诊断，即在短期的试验期间，在患者膳食中限制或添加某种营养素，并结合临床检验和检查的结果，以达到明确诊断的目的。诊断试验膳食见表3－3。

表3－3　诊断试验膳食

名称	适用对象	配膳原则及方法
潜血试验膳食	适用于胃癌、伤寒、胃和十二指肠疾患疑有出血者及原因不明的贫血疑有消化道出血者	①试验期一般为3～5日，试验膳食开始后的第3日起，连续3日留存患者粪便，用联苯胺法进行检查；②试验期间粮食可随意食用；③试验期间禁食肉类（鱼、肉、禽）、动物血和绿色蔬菜及含铁丰富的食物和药物，以避免因这些食品和药品与联苯胺作用产生假阳性，而影响诊断的准确性；④可用的食物有牛奶、豆制品、白菜、冬瓜、土豆、芽白、粉条等，鸡蛋每天以1个为限
胆囊造影膳食	适用于需要用X线或B型超声波进行胆囊与胆管形态与功能检查的患者	①检查前1日午餐进食高脂肪、高蛋白膳食，以刺激胆囊收缩排空，使显影剂进入胆囊；②检查前1日晚餐采用无油高碳水化合物、低蛋白少渣清淡膳食。晚餐后口服造影剂后禁食禁烟；③检查当天早餐禁食。在服药后12～14小时开始胆囊检查。第1次摄片后，如胆囊显影。进食高脂肪膳食（脂肪量不少于25～50g），促进胆囊收缩排空并进行第2次摄片，进行胆囊形态和功能的观察和分析
肌酐试验膳食	适用于检查肾功能、重症肌无力	①试验期一般为3日，前2日为准备期，后1日为试验期；②试验期间供给低蛋白、低热能膳食、每日蛋白质总摄入量＜40g；③限制主食、谷类，每日以300g为限；④禁用肉类、禽类、鱼类，限制豆制品；⑤可用适量牛奶，鸡蛋每日以1个为限；⑥多用蔬菜或用淀粉、糖类以使患者饱腹
同位素吸碘试验膳食	适用于甲状腺功能亢进和甲状腺机能减退症	检查前1周至2月禁食含碘高的食物。需禁食2月的有海带、海蜇、紫菜、苔菜、淡菜。需停食2周的有海蜒、毛绀蚶、干贝、蛏子。需停食1周的有带鱼、黄鱼、鲍鱼、目鱼、虾米等
葡萄糖耐量膳食	适用于疑似糖尿病患者、糖耐量异常和空腹血糖受损者	①试验前3天每天进食碳水化合物不可少于300g；②试验前晚餐后禁食、忌喝咖啡和茶；③试验日应卧床休息，清晨测空腹血糖同时留尿标本。取75g葡萄糖溶于200～400ml水中服下后于30、60、120和180分钟各采血一次，同时留尿标本作血糖定量和尿糖定性测定

任务二　老年患者营养支持

扫码“学一学”

一、营养支持概述

营养支持是在不能正常进食的情况下，通过消化道或静脉将特殊制备的营养物质送入患者体内的营养治疗方法。分为肠内营养和肠外营养两类。

二、肠内营养

（一）概念

肠内营养（enteral nutrition，EN）是临床营养支持（clinical nutrition support）的重要手段之一，指是指患者通过口服或管饲摄入不需消化或只需化学性消化的营养制剂，从而获得机体所需营养素的营养治疗方法。

（二）适用范围

肠内营养支持适应范围广、方法简便，且能使消化道保持适当负荷，维持消化道功能，避免肠道黏膜失用性萎缩对全身免疫及营养代谢功能造成的损害。原则上，只要患者胃肠道功能存在，就应该首选肠内营养，对于胃肠道功能受损者，可以采用特殊制剂，以维持或改善患者的营养状态。

主要适应证：严重咽下困难、喉及食管阻塞及功能不全；昏迷或谵妄状态；恶心呕吐，但无肠梗阻；持续厌食状态；胃及小肠部分梗阻；远端小肠及回肠瘘；吸收不良；反胃或食物呛入呼吸道；疾病需要服用特殊溶液；口服不能达到需要营养需求。

（三）分类

根据供给方式，可将肠内营养分为口服营养和管饲营养。

1. 口服营养 是指在非自然饮食条件下，口服由极易吸收的中小分子营养素配制的营养液。口服的肠内营养液不一定要求等渗。冷饮、热饮、加调味剂或以其他饮料配制都可随患者的喜爱。口服剂量应能满足营养素的需要并纠正过去的缺乏。不能耐受要素型肠内营养液的气味者可用冷饮，以降低其不适。

2. 管饲营养 是指对于上消化道通过障碍者，经鼻－胃、鼻－十二指肠、鼻－空肠置管，或经颈食管、胃、空肠造瘘置管，输注肠内营养制剂的营养支持方法。管饲营养可分为一次性推注、间歇性重力滴注、连续性经泵输入。采用何种方法取决于肠内营养液的性质、喂养管的类型与大小、管端的位置及营养素的需要量。采用推注法或重力滴注法进行营养支持时，患者应采取半卧位，尤其是老年、体弱、痴呆及昏迷的患者，以免发生误吸或反流。肠内营养液的浓度、输入速度和输入量必须由低到高逐渐增加，直至能够满足需要，以免引起不良反应。

（四）常用肠内营养制剂

肠内营养膳食应是营养素齐全、配比合理、残渣极少、易消化或不需消化、化学成分明确、使用方便的肠内营养制剂。根据氮源分为3类：氨基酸型、短肽型、整蛋白质型；上述3类又可各分为平衡型和疾病适用型。

1. 氨基酸型 含氨基酸、脂肪、葡萄糖、3个物质、维生素等成分。提高谷氨酰胺和精氨酸含量，防止肠黏膜的萎缩。易溶于水，直接缓慢滴注。渗透压偏高，比较容易引起腹泻。适用于具有部分肠道功能，有一定吸收能力的患者。此类制剂使用时可加温，需要注意的是，糖尿病患者慎用；为避免长期使用导致的必需脂肪酸和电解质的缺乏，需定期补脂肪乳和电解质。

2. 短肽型 含短肽链乳清蛋白、植物油、中链甘油三脂、麦芽糊精、膳食纤维、维生素、矿物质等成分。结构是水解蛋白，易被动扩散进入上皮细胞，容易吸收。渗透压略高。适应于胃肠功能有损伤、代谢性胃肠道功能障碍的患者。与氨基酸型肠内营养制剂不同的是，使用中不宜加过高温，可用于糖尿病的患者。

3. 整蛋白型 这类肠内营养制剂以整蛋白或蛋白质游离物为氮源，渗透压接近等渗（300～450mOsm/L），口感较好，适于口服，也可管饲，适用于有胃肠道功能或部分胃肠道功能，具有消化蛋白能力的患者。不宜加过高温。可用于糖尿病的患者。

此外，尚有模块型制剂，如氨基酸、短肽、整蛋白质模块、糖类制剂模块、长链甘油三酯（LCT）模块件、中长链甘油三酯（MCT）模块、维生素制剂模块等。

知识拓展

特殊医学用途配方食品

特殊医学用途配方食品是指为了满足进食受限、消化吸收障碍、代谢紊乱或特定疾病状态人群对营养素或膳食的特殊需要，专门加工配制而成的配方食品。该类产品必须在医生或临床营养师指导下，单独食用或与其他食品配合食用。特殊医学用途配方食品是商品化的匀浆膳，具营养素食含量可定量调节、质量控制有标准、配制环境规范统一、成品状态稳定、配制方式简便、能量密度可定量调节等特点。根据不同临床需求和适用人群分为以下三类。

1. 全营养配方食品　适用于需要全面营养补充和（或）营养支持的人群，如体弱、长期营养不良、长期卧床等患者。

2. 特定全营养配方食品　适用于特定疾病或医学状况下需对营养素进行全面补充的人群。

3. 非全营养配方食品　适用于需要补充单一或部分营养素的人群，按照患者个体的医学状况或特殊需求而使用。

（五）肠内营养并发症防治

一般来说，肠内营养的安全性很高，但也可能发生某些并发症，主要有胃肠并发症、代谢性并发症、感染并发症和置管并发症。选用肠内营养时应根据实际情况找到并发症原因并进行改进。

1. 胃肠并发症　肠内营养最常见的并发症是腹泻、腹胀、恶心、呕吐。腹泻考虑两方面因素，一是营养制剂方面，选择和配制是否得当、营养液滴速过快和温度过低、医源性感染；二是患者方面，是否有低蛋白血症及营养不良、乳糖酶缺乏、胰腺疾病、胃部手术、胆道梗阻、回肠切除。如果腹泻严重者，则暂停肠内营养，改用肠外营养支持。发生腹胀的原因有：膳食浓度、脂肪含量高或产气的食物多；肠麻痹；胃无张力；输注速率过快，温度过低。处理时应根据患者的具体情况，降低浓度或减慢输注速率，适当加热输注液，必要时使用促进肠蠕动药物，亦可行温盐水灌肠，对腹胀严重者同时行胃肠减压。引起恶心、呕吐的主要原因是氨基酸和短肽的异味，渗透压导致胃潴留，输注速度过快等，可减慢输注速度，降低渗透压，对症处理，如给予止吐剂等。

2. 代谢性并发症　代谢并发症主要有水、电解质及酸碱代谢异常、微量元素代谢异常、维生素及脂肪酸的缺乏，最常见的是脱水和高血糖症，但发病率明显低于肠外营养，预防及处理的关键是认真监测，及时纠正。

3. 感染并发症　主要原因有营养液污染、输液系统污染、吸入性肺炎等，预防措施是严格规范操作、加强护理、认真监测。

4. 置管并发症　与喂养管的质地、粗细以及置管方法和部位有关。主要有鼻、咽及食管损伤，喂养管堵塞，喂养管拔出困难，造口并发症等，预防措施同感染并发症。

三、肠外营养

（一）概念

肠外营养（parenteral nutrition，PN）是指无法经胃肠道摄取营养或摄取营养物不能满足自身代谢需要的患者，通过肠道外通路（即静脉途径）输注包括氨基酸、脂肪、碳水化合物、维生素及矿物质在内的营养素，提供能量，纠正或预防营养不良，改善营养状态，并使胃肠道得到充分休息的营养治疗方法。

肠外营养技术不同于通常的静脉输液，它使用完全新型的营养物质（复方氨基酸液、脂肪乳剂、多种维生素和微量元素复合液等），经中心静脉导管或周围静脉输入，在大多数情况下可满足患者全面的营养需求，有效地改善并维持机体的营养状态。由肠外途径直接供给营养液，是为不能经胃肠道吸收营养者的唯一营养途径，目前肠外营养支持已成为危重患者抢救工作中不可缺少的重要组成部分。

（二）适用范围

肠外营养方式的选择也需要根据患者预期营养支持时间、疾病严重程度、机体状况（如血管情况）等因素而定。

（三）分类

根据患者营养需要的满足程度，可将肠外营养分为完全肠外营养（total parent nutrition，TPN）和部分肠外营养（partial parent nutrition，PPN）。前者是指患者需要的所有营养物质都由静脉途径输入；后者则只是部分输入，其余部分营养物质可能通过经肠途径（口服或管饲）补充。根据置管方式还可将肠外营养分为中心静脉营养（central parenteral nutrition，CPN）和周围静脉营养（peripheral parenteral nutrition，PPN）两种。中心静脉营养即TPN，多由上腔静脉穿刺置管。接受TPN的胎儿和婴儿应能够生长发育，成人可以生存并恢复正常的营养状态。采用肠外营养支持时应根据患者实际情况调整配方，不足与过量都达不到理想效果。周围静脉营养多由外周静脉穿刺置管，是在患者肠内营养摄入不足情况下应用，患者可以经肠道摄取一定量的营养物质，不足部分由静脉途径补充。其优点是对机体全身代谢的影响较小，并发症也少。

（四）常用肠外营养制剂

肠外营养的组成和特殊营养素的摄入必须根据患者代谢状况和实际需要准确计算给予。接受肠外营养的患者不能控制营养素的吸收，所有经静脉给予的营养素都要被吸收、代谢。肠外营养制剂一般包括复方氨基酸、碳水化合物制剂、脂肪乳、常量元素、微量元素、水溶性维生素、脂溶性维生素等，浓度、成分各异，可以根据患者营养需要自由组合、配制。除以上必需营养素外，还可以加入一些对患者具有特殊生理作用的物质，如谷氨酰胺、精氨酸、肉碱、n－3脂肪酸等。营养素必须完整，即必须足量给予所有必需营养物质。

1. 碳水化合物制剂　包括可溶性单糖和由多个单糖组成的大分子可溶性多聚体，主要功能是提供能量。人体对葡萄糖代谢的最大利用率一般约为6mg/(kg·min)，超量后易引起高血糖和糖尿，长期过量会转化成脂肪沉积在肝脏等内脏组织。其他碳水化合物制剂有果糖、麦芽糖、山梨醇、木糖醇注射液等，静脉输入经水解成葡萄糖后进入糖代谢途径而被机体利用，其在体内的利用率与葡萄糖相似，但对血糖浓度的影响较葡萄糖小。葡萄糖是肠外营养主要热能来源，葡萄糖输入血液后，很快被代谢供能，剩余的则以糖原形式储存在肝或肌细胞内，失去它原来的渗透性，留下水分。人体的大脑每天需120～140g葡萄糖作为能量来源，如不能自外源获得，机体则可通过糖原分解和糖异生保证能量供应。

2. 脂肪乳制剂　静脉输入的脂肪乳及在血液中分解成甘油三酯，再由脂蛋白酶水解成甘油、脂肪酸和其他甘油酯等，供组织吸收利用。同时给予葡萄糖有利于游离脂肪酸氧化，并显著增加游离脂肪酸的清除速度。静脉输入脂肪乳剂在血液中清除，并不完全表示为人体所利用，但从输入脂肪乳剂后氮利用增加、必需脂肪酸缺乏得到纠正和体重增加的情况看，人体确能充分利用输入的脂肪乳剂。

3. 蛋白质制剂　向机体内直接输入蛋白质，如全血、白蛋白、血浆，从营养支持的角度讲是不可取的，不仅因异体蛋白可致过敏反应，而且这些蛋白质在机体内的半衰期一般较长，需经分解成氨基酸后方能被机体利用，在分解过程中需要消耗部分能量，故其利用缓慢且不充分，并可引起病毒行肝炎等并发症，因此，血液制品只能作为直接补充血液某一成分的不足。只有水解蛋白或复方氨基酸液才能被机体迅速利用，进而合成机体所需的各种蛋白质。

4. 维生素制剂　在人体代谢和生理功能上占有重要的地位，碳水化合物、脂肪和氨基酸三大营养成分的正常代谢，以及某些生化和生理功能都需要有各种维生素的参与。

5. 微量元素制剂　主要用于维持血液的酸碱平衡和水盐平衡，以保持机体有恒定的内环境，主要有钠、钾、钙、镁、磷、氯。

（五）肠外营养并发症防治

肠外营养并发症主要为置管并发症、感染并发症和代谢并发症三大类。

1. 置管并发症　这类并发症多与置管技术及护理有关。周围静脉穿刺可引起空气栓塞、导管栓塞、营养输液局部外流、血栓静脉炎或静脉血栓及塑料导管反应等；经锁骨下静脉穿刺可能引起气胸、水（营养液）胸、血胸、空气栓塞、皮下气肿和血肿；导管误插、动静脉窦、心脏穿刺或填塞、心律不齐、损伤三尖瓣、损伤锁骨下动脉及臂丛神经损伤及脑血管意外等。所以穿刺插管前必须详细了解插管区域局部解剖学关系，导管插入要用 X 线作定位检查。此外，导管脱出、折断等并发症也需注意加强护理。

2. 感染并发症　最常见和最严重的并发症是败血症，由于未严格无菌操作，营养输液中比较齐全的营养素是微生物的良好培养基。锁骨下静脉插管也是重要的感染途径，尤其插管与输液管道连接处，长时间使用容易发生污染。所以配置营养液要在无菌的条件下，残留液要培养观察，对穿刺点皮肤和导管要加强护理。

3. 代谢并发症　常见的有糖代谢紊乱、肝胆系统异常、酸碱平衡失调、电解质紊乱、微量元素缺乏、代谢性骨病、消化系统并发症，应根据患者实际情况，选用合适的肠外营养制剂，控制输入速度，严格监测各项生化指标，一旦发生异常及时处理，确保肠外营养得以继续和安全实施。

四、老年患者的营养筛查与评估

针对住院患者早期采用敏感、特异、易用的营养筛查及评估是开展规范化营养支持的起始依据。推荐老年患者使用的营养筛查工具主要为微营养评定法简表（MNA－SF）；住院患者可采用营养风险筛查 2002（NRS2002）。有营养不良相关高危因素的老年患者应进行全面营养评估，并依此制定营养干预计划。此外，结合临床客观数据，进行营养综合评估，可了解老年患者治疗获益程度。关于老年患者的具体营养支持方法请阅读中华医学会肠外肠内营养学分会老年营养支持学组编写的《老年患者肠外肠内营养支持中国专家共识》。

小　结

本项目主要介绍了医院膳食，老年患者营养支持的概念、种类、常见并发症及预防，特殊医学用途配方食品及种类，老年患者的营养筛查与评估等内容。建议对老年患者都首先进行营养评估，必要时进行全健康评估。通过本项目的学习，应能对老年常见病进行营养指导和并发症的处理。

习　题

一、选择题

【A1 型题】

1. 医院膳食不包括（　　）

A. 基本膳食　　B. 治疗膳食　　C. 试验膳食
D. 干膳　　E. 代谢膳食

2. 患者基本膳食中软食不适合于（　　）

A. 轻微发烧的患者　　B. 肠道疾病恢复患者　　C. 吞咽困难的患者
D. 咀嚼不便的老年人　　E. 口腔疾病的患者

3. 下列为软食适用的对象是（　　）

A. 高热患者　　B. 腹泻患者　　C. 幼儿
D. 手术期患者　　E. 特殊感染的患者

4. 下列为半流质的适用对象是（　　）

A. 低热患者　　B. 急性腹泻患者　　C. 吞咽极度困难患者
D. 便秘的患者　　E. 准备动手术的患者

5. 下列为流质膳食的适用对象是（　　）

A. 营养不良的患者　　B. 消化功能不良的患者　　C. 高热患者
D. 老年患者　　E. 孕妇

6. 急性胃炎，病情逐渐好转后可由清流质逐步增加牛奶、蛋羹，再过渡到（　　）

A. 高膳食纤维饮食　　B. 高碘饮食
C. 低脂少渣半流质或软饭　　D. 肠外营养
E. 高盐饮食

7. 低嘌呤饮食主要应用于（　　）

A. 肾功能衰竭　　B. 肝功能衰竭　　C. 痛风
D. 胆结石　　E. 风湿性关节炎

8. 下列符合低嘌呤膳食的要求是（　　）

A. 每天限嘌呤 100mg　　B. 每天限嘌呤 200mg　　C. 选用瘦肉
D. 选用粗粮　　E. 选用植物油

9. 术前患者的营养补充最好选择（　　）

A. 高蛋白膳食　B. 粗细粮搭配食用　C. 低盐饮食

D. 低胆固醇膳食　E. 高热能、高维生素膳食

10. 下列不属于低蛋白膳食的适应证是（　　）

A. 急性肾炎　B. 急、慢性肾功能不全　C. 肝昏迷

D. 肝昏迷前期　E. 慢性心力衰竭

11. 关于肠内营养，下列措施不恰当的是（　　）

A. 肠内营养符合生理、并发症少

B. 只要肠道有功能，尽量采取肠内营养支持

C. 昏迷患者不能用肠内营养支持

D. 营养液输入初始应该缓慢、低浓度

E. 营养液的温度应接近体温

12. 肝脏功能衰竭患者采用肠内营养，选择膳食时应注意（　　）

A. 苯丙氨酸含量较高　B. 支链氨基酸含量较高　C. 蛋氨酸含量较高

D. 高蛋白饮食　E. 以上都对

13. 肠外营养的氮源是（　　）

A. 复方氨基酸溶液　B. 机体蛋白质的分解　C. 内分泌调节减少消耗

D. 其他　E. 以上都对

14. 完全胃肠外营养是（　　）

A. 通过静脉输入全部营养　B. 胃管内补其不足　C. 少量口服

D. 补充要素膳　E. 添加匀浆液

15. 对肠外营养描述不正确的是（　　）

A. 直接由静脉输入各种营养素

B. 可通过周围静脉和中心静脉输入

C. 营养素安全，不引起并发症

D. 常用于无法吞咽、肠道梗阻的患者

E. 糖类是静脉营养中主要热能来源

【B 型题】

［16～20 题共用备选答案］

A. 高蛋白膳食　B. 低蛋白膳食　C. 低热能膳食

D. 低渣膳食　E. 低盐膳食

请为下列疾病选择膳食。

16. 肥胖应选择（　）

17. 肾病综合征应选择（　）

18. 肠道手术前应选择（　）

19. 肝昏迷应选择（　）

20. 大面积烧伤应选择（　）

扫码“练一练”

（何　苗）

项目二　老年常见病营养指导

学习目标

1. **掌握**　老年高血压、血脂异常、冠心病的概念；老年心血管疾病的营养治疗原则；老年脑卒中患者食物选择的原则；老年糖尿病患者的营养膳食指导；老年痛风的饮食治疗原则；骨质疏松症老人的营养膳食指导和食物选择；老年肥胖症的营养治疗原则、老年肥胖和消瘦的判定标准；老年便秘患者的食物选择和营养指导；老年慢性肾脏病、阿尔茨海默病、肿瘤患者的营养指导原则。

2. **熟悉**　膳食营养因素与老年心血管疾病的关系；脑卒中的概念、分类；糖尿病患者的食物选择；痛风的概念、病因；肥胖症的临床表现和食物选择；消瘦患者营养指导的原则；便秘的定义；慢性肾脏病、阿尔茨海默病患者的食物选择；具抗癌作用的食物和肿瘤相关的营养因素。

3. **了解**　心血管疾病的流行状况；脑卒中和痛风的病因、临床表现、诊断；糖尿病患者的营养需求；不同食物种类的嘌呤含量；老年人骨质疏松症的发病特点；肥胖症的营养代谢特点；消瘦的原因及危害；便秘的病因及分类；慢性肾脏病的概念和分期；阿尔茨海默病的发病特点；肿瘤患者主观整体营养评估。

4. 具备膳食营养管理能力，能为患有心血管疾病、脑卒中、肥胖、消瘦、便秘、慢性肾脏病老年人进行营养指导和编制食谱。

5. 具有关心慢性病患者营养健康状况，不怕苦不怕累，愿为其做好膳食指导的思想品质。

故事点睛

旁白：俗语常说“千金难买老来瘦”，意即形体瘦不仅是老年人的宝贵财富，也是老年人长寿的前提。那么，这句话有道理吗？

有一天，某校正在举行“千金难买老来瘦”的辩论赛，正方的观点是：老年人容易患上高血压、高血脂、糖尿病等慢性病，而这些疾病都与肥胖有关，因此老年人瘦点好；反方的观点是：据美国和日本的研究发现，略胖的人反而更长寿，且老年人瘦了不利于抵抗疾病的消耗，因此老年人胖点好。

清代大文豪赵翼说，“只眼须凭自主张，纷纷艺苑漫雌黄”，大家在激烈的辩论，而作为医学生，我们自己也应该有所决断。

人物：在班上随机抽取若干名同学进行角色扮演：正方一辩、二辩、三辩、四辩，反方一辩、二辩、三辩、四辩。

请问：

1. 消瘦和肥胖有什么危害？
2. 消瘦老年人的膳食原则是什么？
3. 肥胖老年人的膳食原则是什么？

扫码“学一学”

任务一　老年心血管疾病患者的营养指导

老年人常见的心血管疾病主要包括：高血压、血脂异常、冠状动脉粥样硬化性心脏病（冠心病），其他还可见到心脏瓣膜病、肺源性心脏病、先天性心脏病、感染性心内膜炎、老年性心肌病以及糖尿病性心脏病等。对老年心血管疾病的总体流行病学资料分析结果表明，高血压是我国患病率最高的疾病，其次为冠心病。这里主要介绍高血压、血脂异常和冠心病的营养指导。

一、高血压病

高血压（hypertension）是指以体循环动脉血压［收缩压和（或）舒张压］增高为主要特征（收缩压≥140mmHg，舒张压≥90mmHg），可伴有心、脑、肾等器官的功能性或器质性损害的临床综合征。

（一）膳食营养因素与高血压病

1. 蛋白质　近年来，国内外学者对蛋白质摄入量与高血压的关系进行了研究，结果表明，多摄入优质蛋白质可使高血压的发病率下降。日本近年来脑血管病死亡率明显下降，认为这可能与日本人膳食中肉、蛋、奶等动物蛋白增高有关。一些沿海地区渔民长期海上作业，冠心病和脑血管病的发病率也较低，专家们认为与膳食中蛋白质摄入多以及不饱和脂肪酸高有关。优质动物蛋白质预防高血压的机理可能是通过促进钠的排泄，保护血管壁，或通过氨基酸参与血压的调节（如影响神经递质或交感神经兴奋性）而发挥作用。因此，在日常生活中一味强调素食来预防高血压是不可取的。我们在饮食中应适当地选择动物蛋白，如鸡、鸭、鱼、牛奶等，尤其是优质鱼是不可少的。

2. 脂肪　近20年来，大量的研究已表明膳食中脂肪酸组成不仅影响血液脂质，而且对血压也有明显影响。在膳食饱和脂肪酸摄入量高的国家（如芬兰和美国），几组有对照的人群试验证明，降低膳食总脂肪，减少饱和脂肪酸，增加多不饱和脂肪酸，P/S值自0.25上升至1.0，可使人群血压下降约8mmHg，同时观察到血压正常者和轻型高血压者的血压均显著下降。

3. 矿物质　①钠。钠摄入量与原发性高血压密切相关。人们生活必需的调味品，如食盐、酱油、辣椒酱及咸菜中含有大量的氯化钠，在体内分解为氯离子和钠离子。过多的钠进入机体，刺激“肾素－血管紧张素－醛固酮系统”激素分泌增加，引起小动脉痉挛，血压升高。同时，由于钠盐吸附水分，大量钠盐进入体内，在肾脏的保钠排钾功能作用下可导致水钠潴留。钠潴留在体内，使钠盐在血浆中含量升高，渗透压增加，使血压升高，此外，钠潴留也可引起细胞外液增加，心排出量增高，导致血压升高。长期的高血压未能有效控制还会损害肾脏，当肾脏功能受损时，钠的摄入量更需调整。过多的钠潴留体内还易导致水肿，甚至发生心功能不全。②钾。钾的摄入量也与血压有一定关系，钠钾比例与血压呈正相关。钾不仅可以减少体内钠的不良作用，能阻止过多食盐引起的血压升高，这可能与肾素释放减少相关。钾对轻型高血压有调节作用，饮食中增加钾摄入量有利于水与钠的排出，对防治高血压有一定好处。③钙。钙的摄入量与血压呈负相关。当膳食钙摄入不足，在细胞外液中的钙含量相对较低，致使血管平滑肌细胞膜的通透性增加，细胞外的钙向细胞内流，促使平滑肌细胞收缩，阻力增加使血压上升。钙还与血管的收缩和舒张有关，当钙摄入量增加时，促进钠的排泄可以降低血压。④镁。一般认为镁的摄入量与高血压发病风险呈负相关，提高膳食镁的摄入有助于降血压，其可能机制与镁减少胞内钙含量、降低血管紧张性和收缩性、促进血管舒张有关。

（二）高血压病的营养治疗原则

根据《高血压患者膳食指导》（WS/T 430—2013）和《心血管疾病营养处方专家共识》的建议，老年高血压患者应遵循以下原则。

1. 限制能量的平衡膳食，维持健康体重　适当地降低能量摄入有利于收缩压和舒张压以及低密度脂蛋白胆固醇（LDL－C）的降低。

2. 增加身体活动　每天≥30 分钟中等强度有氧运动，每周 5 天。

3. 严格控制钠盐　推荐每日食盐用量＜5g，提倡低盐膳食（全天摄入钠 2000mg 以内），减少隐性盐的摄入，限制或不食用腌制食品。

4. 适当增加钾摄入量　推荐高钾膳食，即全天膳食中钾的摄入量至少应达到 3100mg（相当于 80mmol 钾，1mmol 钾＝39mg 钾）。建议每日从自然食物中摄取 3500～4700mg 钾。

5. 足量的钙和镁　推荐饮用牛奶，食用蔬菜和水果。

6. 限制饮酒　尽量少喝或不喝。

7. 每天摄入充足的膳食纤维和维生素。

8. 在食物的选择上，遵循食物多样化及平衡膳食的原则，尽量减少摄入富含油脂和精制糖的食物，限量食用烹调油。

9. 在饮食习惯上，进食应有规律，不宜进食过饱，也不宜漏餐。

（三）高血压病患者营养需要

根据《高血压患者膳食指导》的建议，老年高血压患者能量和各营养素需要量如下。

1. 能量　体重正常的老年高血压患者（BMI＝21.0～26.9kg/m^2）每天能量的摄入可按每千克健康体重 25～30kcal（1kcal＝4.184kJ）计算。超重和肥胖者除适当增加体力活动外，应适当减少每天的能量摄入，根据健康体重，按 20～25kcal/kg 计算每天总能量。或通过膳食调查评估，在目前摄入量的基础上减少 300～500kcal，或女性患者能量摄入在 1000～1200kcal/d，男性患者能量摄入在 1200～1600kcal/d。

2. 营养素　推荐的营养素摄入量见表 3－4。

表 3－4　推荐的高血压患者营养素摄入量

营养素名称	每日推荐摄入量
蛋白质	体重正常者：占总能量 12%～15%
	超重、肥胖者：占总能量 15%～20%

续表

营养素名称	每日推荐摄入量
脂肪	≤总能量的30%
饱和脂肪酸	<总能量的7%
多不饱和脂肪酸	<总能量的10%
单不饱和脂肪酸	占总能量的10%左右
反式脂肪酸	<总能量的2%
胆固醇	不超过300mg/d，如合并高胆固醇血症，每日胆固醇摄入量少于200mg/d
碳水化合物	占总能量50%～65%
膳食纤维	不少于14g/(1000kcal/d)
钠	<2000mg（相当于食盐5g）
钾	>2500mg（相当于氯化钾4.75g）
钙	800～1000mg
镁	350～500mg
维生素C	100～150mg
维生素D	5～10μg（200～400IU）
烟酸	10～20mg

（四）高血压患者食物选择

1. 谷类和薯类　增加全谷类和薯类食物的摄入，粗细搭配。视体力活动的不同，每日谷类和薯类的摄入量不同，轻、中度体力活动的高血压患者，推荐每日摄入谷类150～400g，其中1/3～1/2为粗粮和杂粮。少食用或不食用加入钠盐的谷类制品如咸面包、方便面、挂面等。

2. 动物性食品　选择鱼、虾、禽、蛋和瘦肉类食品，每日摄入鱼虾类25～50g，禽肉25～50g，蛋类25～50g，畜肉类25～50g。少食用或不食用高钠盐、高脂肪、高胆固醇的动物性食品。优先选择脱脂或低脂牛奶、酸奶，推荐每日摄入奶类200～300g。

3. 豆制品　每日适量食用豆制品，例如豆腐、豆浆、豆腐脑、豆腐干、豆腐丝等。推荐每天摄天摄入豆腐干50g，其他豆制品按水分含量折算。不宜食用豆豉、豆瓣酱、腐乳、臭豆腐、咸豆汁等。

4. 蔬菜和水果　每日蔬菜摄入量为500g，至少3个品种，最好5个品种以上，且每天摄入的蔬菜中要有深色蔬菜、叶类蔬菜等；推荐食用富钾蔬菜，例如菠菜、芥蓝、莴笋叶、空心菜、苋菜等；水果摄入量至少200g/d，每天至少1个品种，最好2个品种以上。

5. 坚果　可适量食用坚果，每周50g左右，食用坚果时应注意控制摄入的总能量，合并肥胖和超重者应注意防止摄入过多的脂肪，以免增加体重或导致减重失败。

6. 油脂　优先选择富含单不饱和脂肪酸的橄榄油、菜籽油、茶籽油以及含多不饱和脂肪酸的大豆油、玉米油、花生油等。尽量不食用动物油、椰子油、棕榈油。推荐交替使用不同种类的植物油，每天烹调用油控制在20～30g。少食用或不食用油炸和富含油脂的食品以及含反式脂肪酸的食品（如蛋糕、点心、人造黄油等）。

7. 酒 不宜饮酒，尽量戒酒。

8. 水、饮料 不宜饮用含糖饮料和碳酸饮料，可适量饮用白开水、茶水（红茶和绿茶）、矿泉水、低糖或无糖的水果汁和蔬菜汁，保证摄入充足的水分。

9. 其他 ①少食用或不食用特别辛辣和刺激性食物，也不推荐饮用浓茶和浓咖啡。②高血压合并水肿、肾功能不全等患者适用无盐膳食（全天摄入钠1000mg以内）；高血压危象或合并心衰等患者适用低钠膳食（全天摄入钠500mg以内），且应适当注意限制水分的摄入。无盐膳食和低钠膳食以及水的限制量需遵循临床医师或营养师的指导。③高血压患者合并高尿酸血症或痛风时，除遵循以上膳食原则外，还要限制富含嘌呤的食物，优先选择嘌呤含量<30mg/100g可食部和<75mg/100g可食部的食物。④高血压患者服用华法令等抗凝药物治疗时，需适当限制富含维生素K的食物。⑤高血压患者合并糖尿病、慢性肾脏病变，应听从临床医生和（或）营养师的指导意见。

（五）高血压病营养指导举例

案例：王某，70岁，男性，患高血压病5年，服用降压药物5年，尚未发现明显的心脑血管疾病及肾脏并发症，抽烟20支/天，喝白酒100g/d，睡眠较差。身高167cm，体重65kg，请为其设计一日食谱。

1. 了解基本病情 询问现病史，测量血压；与血压相关的其他并发症，血糖、血脂、心功能、肾功能等；了解与营养相关的高血压发生危险因素（如肥胖、精神压力、外出进餐、饮酒、睡眠等）。

2. 了解患者饮食和行为，评估目前膳食营养状况和身体活动水平 内容包括但不限于以下内容。

（1）询问饮食习惯和喜好。

（2）每日吃几餐（包括加餐）。

（3）主食摄入量。

（4）蔬菜、水果摄入情况。

（5）肉蛋、奶制品（全脂或脱脂）摄入情况。

（6）烹调油脂、坚果类摄入情况。

（7）家庭调味品（食盐、酱油、鸡精、味精、腌制品等的摄入情况）。

（8）外出进餐的频率。

（9）饮酒的习惯，计算每日乙醇摄入量（不可忽略的能量摄入）。

（10）身体活动情况，目前身体活动水平在什么阶段。

（11）吸烟的时间、年限，是否准备戒烟（对于控制血压的益处）。

3. 编制营养食谱

（1）计算BMI判断体型 BMI=65/1.672=23.3，属于正常体重。

（2）计算理想体重 理想体重=167－105=62（kg）。

（3）计算总能量 该患者体型正常，可按25～30kcal/kg标准体重来计算总能量，本例取30kcal/kg，则总能量=62×30=1860kcal。

（4）计算三大产能营养素的需要量 根据表3－4体重正常者蛋白质供能占总能量

12%～15%，本例取15%；脂肪取占总能量的25%，碳水化合物取占总能量60%进行计算。

$$蛋白质需要量=1860\times15\%\div4\approx70\ (g)$$

$$脂肪需要量=1860\times25\%\div4\approx52\ (g)$$

$$碳水化合物需要量=1860\times60\%\div4=279\ (g)$$

（5）编制营养食谱　食物选择时注意，主食中应有粗杂粮50g左右，蔬菜以叶菜和瓜类为主，水果以低含糖量水果为宜，肉类以鸡鸭类为主，减少畜肉类，鱼虾以海鱼为佳，蛋类每3～4个/周，烹调用植物油20～25g/d，食盐<5g/d。其余编制方法同健康老年人食谱编制。老年高血压患者王某一日参考食谱见表3－5。

表3－5　老年高血压患者一日参考食谱

餐次	食物和用量
早餐	荞麦馒头（荞麦面50g）、半脱脂牛奶250ml、拌芹菜（芹菜叶150g）
午餐	二米饭（大米100g，小米10g）、清蒸鲫鱼（鲫鱼130g带骨）、西红柿鸡蛋汤（西红柿150g，鸡蛋50g）、蒜泥拌海带丝（浸海带丝100g）、花生油15g
加餐	香蕉200g
晚餐	米饭（大米90g）、蒜香带鱼（带鱼80g）、凉拌魔芋（魔芋粉10g）、青菜豆腐汤（小白菜150g，北豆腐120g）、花生油10g
全天	花生油25g；盐3g

该食谱提供能量1712kcal、蛋白质77g、脂肪50g、碳水化合物246g、膳食纤维19g、胆固醇311mg、钠1373mg、钾2218mg。

4. 生活方式指导

（1）饮食尽量清淡少盐，肥肉、油炸油煎食品尽量少吃；严格控制猪、牛、羊肉和火腿等畜肉摄入，可选禽肉，增加鱼类摄入。

（2）严格限制高钠食品的摄入，每天食盐摄入量不超过5g；除了注意食盐和酱油限量外，应特别注意鸡精、味精、饮料、罐头等含钠高的食品；尽量少吃或不吃加工食品。

（3）增加日常蔬菜、水果和奶制品摄入，尤其是绿叶菜、各种水果以及根茎蔬菜、低脂乳制品、豆类和坚果类，以增加钾、钙、镁摄入。

（4）戒酒。如果不能戒掉，严格控制饮酒量，白酒一天不超过50ml，或葡萄酒250ml，或啤酒750ml。

（5）增加日常身体活动，坚持运动锻炼，每天步行或快走30～40分钟，每周5～7天。超重或者肥胖的高血压患者应该力求每天300～500kcal，或者每周1000～2000kcal的运动能量消耗，以促进减轻或者控制体重。在减重后还想进一步维持更低的健康体重者，可进行每天60～90分钟中等强度运动活动。

（6）调整工作压力，生活放松。这有利于睡眠的改善，并协助控制血压。

（7）建议戒烟。评估戒断症状和戒断意愿。

5. 营养教育　对患者进行食物营养教育，健康膳食选择；会看食物营养标签；认识高盐食物，知道如何避免过高的盐摄入量；认识运动的好处，减肥的重要性等。注意监测血压，并跟踪反馈。

知识拓展

DASH饮食（得舒饮食）

DASH饮食是由1997年美国的一项大型高血压防治计划（Dietary Approaches to Stop Hypertension；DASH）发展出来的饮食，在这项计划中发现，饮食中如果能摄食足够的蔬菜、水果、低脂（或脱脂）奶，以维持足够的钾、镁、钙等离子的摄取，并尽量减少饮食中油脂量（特别是富含饱和脂肪酸的动物性油脂），可以有效地降低血压。因此，现在常以DASH饮食来作为预防及控制高血压的饮食模式，被推荐为高血压患者的最佳饮食方案之一。饮食原则如下。

1. 足量的蔬菜、水果和低脂奶制品。
2. 减少饱和脂肪、胆固醇和反式脂肪含量较多食物的摄入。
3. 适量的全谷物、鱼、禽肉和干果类。
4. 控制钠、甜点、含糖饮料和红肉的摄入。

扫码“看一看”

二、血脂异常

血脂是人体血浆内所含脂质的总称，其中包括胆固醇、甘油三酯、胆固醇脂、β-脂蛋白、磷脂、未脂化的脂肪酸等。血脂异常是一个总的名称，当血液中的胆固醇（TC）、甘油三酯（TG）、低密度脂蛋白胆固醇（LDL-C）过高或高密度脂蛋白胆固醇（HDL-C）过低，称为血脂异常。它是脂质代谢失调的表现，对健康的意义在于它与多种疾病有密切关系，而最受重视的是与动脉粥样硬化和冠心病的关系。

（一）膳食营养因素与血脂异常

1. 碳水化合物 碳水化合物为人体的生命活动提供能量，当其摄入过多时，一方面，容易引起肥胖，并导致血脂代谢的异常；另一方面过量的碳水化合物（主要是单糖和双糖）本身又可以直接转化为内源性甘油三酯，导致血脂异常特别是高甘油三酯血症的发生。不同种类的碳水化合物对血脂的影响各不相同。在热能相同的情况下，多糖可以使血清甘油三酯水平降低，而简单糖类（单糖和双糖），其中主要是果糖和蔗糖则可以使血清甘油三酯水平升高。流行病学研究表明，以复杂碳水化合物为主食的国家和地区，居民血清胆固醇含量和冠心病的发生率均显著降低。

2. 蛋白质 食物蛋白质在血脂异常和冠心病发病中的作用，在近年来才引起人们的重视。实验证明，不含脂肪的动物性蛋白质喂饲家兔也能引起高胆固醇血症和动脉粥样硬化。在高胆固醇饲料中再加入动物性蛋白质，动脉粥样硬化斑块形成的时间大为缩短，严重程度明显加重，表明动物性蛋白质有诱发动脉粥样硬化的作用。流行病学研究表明，动物性蛋白质摄入量多的人群，血脂异常和冠心病的发病率比摄食植物性蛋白质的人群明显增高。但是，也应该认识到食物蛋白质的数量和质量对保持人体健康和防治各种疾病具有十分重要的意义。食物蛋白质摄入不足，则生长发育迟缓、体重减轻、免疫功能低下，对许多疾病特别是传染病的抵抗能力下降，严重时还可导致营养不良性浮肿。因此，人们必须摄入一定数量的蛋白质，以保持身体健康。健康人和高胆固醇血症的患者，每天都应摄入一定数量的蛋白质。

3. 脂类　①饱和脂肪酸：它是导致血胆固醇升高的主要脂肪酸，其中以豆蔻酸（$C_{14:0}$）作用最强，其次为棕榈酸（$C_{16:0}$）和月桂酸（$C_{12:0}$），流行病学研究及动物实验和人群干预实验研究表明，饱和脂肪酸可以通过抑制 LDL 受体活性、提高血浆 LDL－C 水平而导致动脉粥样硬化。②单不饱和脂肪酸：摄入富含单不饱和脂肪酸的橄榄油较多的地中海居民，尽管脂肪摄入总量较高，但冠心病的病死率较低。以富含单不饱和脂肪酸的油脂如橄榄油和茶油替代富含 SFA 的油脂，可以降低血 LDL－C 和 TC，而且不会降低 HDL－C 水平。③多不饱和脂肪酸：其 n－6 系亚油酸可促进人体内多余胆固醇变成胆汁酸盐，阻止胆固醇在动脉壁沉积，有降低血胆固醇含量，防治动脉粥样硬化作用。n－3 系 α－亚麻酸有降低血胆固醇作用，还能降低甘油三酯、降低血小板凝集率和降血压，预防和治疗动脉粥样硬化。另一方面多不饱和脂肪酸易产生脂质过氧化，而损伤血管内膜，促进心脑血管疾病的发生发展。故在适宜脂肪摄入量的前提下，各类脂肪酸达到平衡时不饱和脂肪酸才会利于健康。④反式脂肪酸（TFAs）：增加 TFAs 的摄入量，可使 LDL－C 升高、HDL－C 降低及 Lp（α）升高，明显增加冠心病的风险，TFAs 导致动脉粥样硬化的作用甚至比 SFA 更强。⑤膳食胆固醇：人体内的胆固醇只有很少一部分为外源性的，直接来自食物摄取，其余 70%～80% 在肝脏内源性合成。膳食诱发高胆固醇血症的敏感性存在个体差异，影响因素包括膳食史、年龄、遗传因素及膳食中各种营养素之间的比例等。⑥磷脂与动脉粥样硬化：磷脂是一种强乳化剂，可使血液中胆固醇颗粒变小，易于通过血管壁为组织利用，从而降低血胆固醇，避免胆固醇在血管壁的沉积，有利于防治动脉粥样硬化。

4. 矿物质　人体每日对微量元素的需要量很少，但对人体来说必不可少。有研究表明，许多微量元素与脂代谢紊乱相关。①锌：膳食中锌含量对血脂代谢有重要影响，缺锌可引起血脂代谢异常。②铜。铜对血脂代谢有一定影响，铜含量低下会引起血清 LDL－C 异常升高。③铬。是葡萄糖耐量因子，是葡萄糖和脂质代谢的必须微量元素，缺乏可引起糖代谢和脂肪代谢紊乱、血胆固醇增加、动脉受损。④钙。动物实验显示，钙可以抑制血小板聚集，而动物缺钙可引起血胆固醇和 TG 升高。

5. 能量　体重稳定，胆固醇水平也稳定，当能量摄入过多，会导致超重和肥胖，胆固醇也会上升，如果体重下降，胆固醇也会下降。

6. 膳食纤维　膳食纤维可以吸附大量的胆汁酸，阻止进入血液，并增加排泄，从而增加了胆固醇与胆酸的转换率，起到降低胆固醇的作用。另外，膳食纤维也能使 TC 合成胆汁酸的活动加强，从而使血清 TC 水平下降。

7. 维生素　目前认为对血脂代谢有影响的维生素主要是维生素 C 和维生素 E。维生素 C 可促进胆固醇降解、转变为胆汁酸，从而降低血清 TC 水平；可增加脂蛋白脂酶活性，加速血清 VLDL－C、TG 降解。维生素 E 能影响参与胆固醇分解代谢的酶的活性，有利于胆固醇的转运和排泄，对血脂水平起调节作用。

8. 饮酒　乙醇可升高血清 HDL－C 水平，但同时也使血浆 TG 水平升高。通常认为少量饮酒（每日摄入乙醇 20～30g，或白酒不超过 50g），尤其是葡萄酒对冠心病有保护作用，但不应提倡用饮酒来提高血清 HDL－C 水平。

9. 茶　研究表明，各种茶叶均有降低血脂、促进脂肪代谢的作用，其中以绿茶降血脂作用最好。

10. 运动　运动可以使胆固醇水平降低。如果饱食高脂肪饮食，同时保持足够的运动量，血胆固醇也不会上升。

（二）血脂异常的营养治疗原则

总原则是膳食结构合理、改变不良饮食习惯、改变不良生活方式、增加体育锻炼等。

1. 单纯性甘油三酯增高 限制总能量摄入，不宜吃蔗糖、果糖、水果糖、蜂蜜及含蔗糖的点心和罐头，烹调菜肴时不加糖，喝牛奶、豆浆、果汁等不加蔗糖；限制胆固醇摄入，<300mg/d，每周进食鸡蛋 3 只；适当补充蛋白质，尤其是豆类及其制品、瘦肉、去皮鸡鸭，适当进食鱼类。P/S 值以 1.5 ~2.0 为宜。

2. 单纯性高胆固醇血症 限制胆固醇摄入量，轻度增高患者胆固醇摄入 <300mg/d，中度和重度增高的患者，胆固醇 <200mg/d；限制动物脂肪，适当增加植物油；P/S 值以 1.5 ~2.0 比较理想；多食新鲜蔬菜及瓜果类，多吃具有降低胆固醇作用的食物，如洋葱、大蒜、苜蓿、大豆及其制品等。

3. 高胆固醇及高甘油三酯血症 控制能量，使体重降低并维持在标准体重范围；限制胆固醇摄入，<200mg/d，禁食高胆固醇食物；P/S 值在 1.5 ~2.0 范围；禁食蔗糖、果糖、甜点心及蜂蜜等含糖食品。

（三）血脂异常患者营养指导

1. 血脂异常患者饮食指导

（1）低胆固醇 每天低于 300mg。高血脂患者要严格选择胆固醇含量低的食物，如蔬菜、豆制品、瘦肉、海蜇等，尤其是多吃含纤维素多的蔬菜；各种植物油类，如花生油、豆油、菜籽油等均含有丰富的多不饱和脂肪酸，而动物油类，如猪油、羊油、牛油则主要含饱和脂肪酸，应减少使用；动物内脏、鱼子等，含胆固醇较高，应忌用或少用。

（2）高膳食纤维 最好每天不少于 30g。膳食纤维能降低胆固醇可能有两方面作用：一是由于膳食维具有很强的结合胆酸能力，因而具有明显降低胆固醇作用；二是膳食纤维能改变胆固醇的吸收、合成，降低其浓度。纤维素主要存在于植物性食物中，如谷物、蔬菜和水果。

（3）低脂 脂肪供能不超过总能量的 30%。高血脂患者做菜应少放油，尽量以蒸、煮、凉拌为主，少吃煎炸食品。烹调油每日不超过 20g。

（4）低糖 总碳水化合物供能占总能量的 50% ~60%，添加糖供能应低于总能量 10%。高血脂患者应限制甜食，糖可在肝脏中转化为内源性甘油三酯，使血浆中甘油三酯的浓度增高，所以应限制甜食的摄入。注意粗粮、细粮合理搭配。

（5）低热 总能量以维持理想体重为宜。肥胖是血脂代谢异常的重要危险因素，对体重超过正常标准的患者，应在医生指导下逐步减轻体重，以每月减重 1 ~2kg 为宜，达到并维持理想体重。降体重时的饮食原则是低脂肪、低糖、足够的蛋白质。

（6）戒烟 吸烟者的血清总胆固醇水平显著高于非吸烟者。吸烟降低血清高密度脂蛋白胆固醇水平，并且吸烟量越大，血清高密度脂蛋白胆固醇水平越低。吸烟还可以使血清甘油三酯水平升高。因此，吸烟者应戒烟。

（7）限酒 乙醇除了给身体提供更多的热量外，还可以刺激甘油三酯合成，使血中甘油三酯升高；加以大量美味佳肴伴酒助兴，也就意味着更多的热量和脂肪进入体内，为甘油三酯的升高增添了原料。甘油三酯明显升高的患者饮酒，会发生急性出血性胰腺炎，严重威胁生命安全。所以，血脂异常者最好戒酒。

（8）适宜运动　体力活动能够消耗体内大量的能量，既可以降低血浆中胆固醇和甘油三酯的含量，又可以使高密度脂蛋白的水平升高。但需要注意运动处方的设计。

2. 生活方式指导　饮食治疗和生活方式干预是治疗血脂异常的基础措施，无论是否进行药物调脂治疗，都必须坚持控制饮食和改变生活方式。治疗性生活方式改变包括在满足每日必需营养需要基础上控制总热量，合理选择各营养要素的构成比例，控制体重，戒烟，限酒，坚持规律的中等强度代谢运动。血脂异常患者治疗性生活方式改变的基本要素见表3－6。

表3－6　血脂异常患者治疗性生活方式改变的基本要素

要素	建议
1. 使LDL－C增加的营养素	
饱和脂肪酸	< 总热量的7%
膳食胆固醇	<200mg/d
反式脂肪酸	0或< 总热量的1%
2. 能够降低LDL－C的膳食成分	
植物甾醇	2g/d
可溶性纤维素	10～25g/d
3. 总热量	调节到能够保持理想的体重或能够预防体重增加
4. 体力活动	包括足够的中等强度锻炼，每天至少消耗200kcal热量，相当于中速步行累计50～60min

3. 血脂异常患者食物选择　见表3－7。

表3－7　血脂异常患者食物选择

食物类别	摄入量（g/d）	选择品种	减少或避免的食物品种
谷类	250～400	标准粮（米、面）、杂粮	精粮（米、面）、糕点、甜食、油炸油煎食品
肉类	75	瘦猪、牛、羊肉，去皮禽肉，鱼类	肥肉、加工肉制品（肉肠类）、鱼籽、虾蟹黄、鱿鱼、动物内脏
蛋类	3～4★	鸡蛋、鸭蛋蛋清	蛋黄
奶类	250	脱脂/低脂鲜牛奶、酸奶	全脂牛奶、奶粉、乳酪等奶制品
大豆	30～50	黄豆、豆制品（豆腐150g，豆腐干45g）	油豆腐、豆腐泡，素什锦等
新鲜蔬菜	400～500	深绿叶菜、红黄色蔬菜、紫色蔬菜	
新鲜水果	200	各种新鲜水果	加工果汁、加糖果味饮料
食用油	20	橄榄油、茶油、低芥酸菜子油、豆油、花生油、葵花子油、芝麻油、亚麻子油	棕榈油、椰子油、奶油、黄油、猪油、牛羊油，其他动物油
添加糖类	<10	白砂糖、红糖	
盐	<6	高钾低钠盐	酱类、腐乳、咸菜等腌制品

★摄入量单位为个/周。

4. 具有降脂作用的食物

（1）大豆　含人体必需的八种氨基酸、多种维生素及多种微量元素，可降低血中胆固醇。

（2）黄瓜　黄瓜中含有细纤维，能促进肠道腐败物质排泄和降低胆固醇。另外，黄瓜中含有的丙醇二酸，可抑制糖类物质转化为脂肪，尤其适用于心血管病患者。

（3）蘑菇　含有一种嘌呤衍生物，有明显降血脂作用。

（4）大蒜　含有挥发性辣味素，可清除积存在血管中的脂肪，有明显降低胆固醇的作用。

（5）洋葱　含有三烯丙基二硫化物及硫氨基酸，有良好的降血脂作用。

（6）生姜　含有油树脂，可抑制人体对胆固醇的吸收。

（7）胡萝卜　富含果胶酸钙，它能与胆汁酸结合后从大便中排出。身体要产生胆汁酸势必会动用血液中的胆固醇，从而促使血液中胆固醇的水平降低。

（四）营养指导举例

与高血压病营养指导相似，这里只做食谱举例。

张某，女，72 岁，患高胆固醇血症 10 年，无高血压病史，其他血脂指标均正常，无明显并发症，身高 156cm，体重 67kg。请为其设计一日食谱。

早餐：小米粥（小米 50g），牛奶 100g。

加餐：橘子 50g。

午餐：杂粮饭（大米 100g、带皮荞麦 20g）、红烧豆腐（北豆腐 160g、猪里脊 50g）、清炒莜麦菜（莜麦菜 250g），花生油 10g。

晚餐：大米饭（大米 80g）、肉末茄子（紫长茄子 150g、猪里脊 30g），花生油 10g。

加餐：牛奶 150g。

该食谱提供能量 1529kcal、蛋白质 62g、脂肪 52g、碳水化合物 219g、钙 727mg、铁 13mg、锌 10mg、视黄醇当量（μg）439、硫胺素 0.97mg、核黄素 0.91mg、抗坏血酸16mg、膳食纤维 19g、胆固醇 38mg。与《中国居民膳食营养素参考摄入量 2013》比较，该食谱无机盐和维生素不足，应补充膳食补充剂。

三、冠心病

冠状动脉粥样硬化性心脏病（coronary heart disease，CHD）是中老年人较为常见的一种心血管疾病。它是由于冠状动脉发生动脉粥样硬化病变而引起的血管管腔狭窄或阻塞，造成心肌缺血、缺氧或坏死而引起的心脏病，常常被称为“冠心病”，又称缺血性心脏病。另外，炎症、栓塞等也可引起血管腔狭窄或闭塞。

（一）膳食营养因素与冠心病

1. 碳水化合物　波兰罗兹医科大学研究人员在慕尼黑举行的 2018 年欧洲心脏病学会年会（ESC）上提出，低碳水化合物饮食或许会增加癌症、脑血管疾病、冠心病患病的概率。1999 年至 2010 年间，波兰研究人员在全国范围内选取了 24825 名平均年龄为 47.6 岁的人，就低碳水饮食与死亡率的关系进行了调查研究。研究发现，摄入过少碳水化合物的人死亡率要高 32%。另外，这些人死于冠心病、脑血管疾病、癌症的风险分别增加了 51%、50% 和 35%。研究员将调查结果与另外 7 项共有 447506 人（平均年龄为 16 岁）参与的不同研究进行比对后，证实了低碳水化合物饮食会增加患病风险。研究显示，长期摄入过少碳水化合物的人，死亡风险会增加 15%。研究人员称，低碳水化合物饮食在短期内有减肥效用，并且可以降低血压、控制血糖，但从长期来看，这种饮食习惯不利于健康，会增加冠心病、脑血管疾病、癌症的患病风险。

2. 蛋白质　蛋白质与动脉粥样硬化的关系不是很清楚。动物实验显示，高动物蛋白（如酪蛋白）膳食可促进动脉粥样硬化的形成。人体实验发现，减少脂肪、增加蛋白质的摄入可减少冠状动脉的损伤。研究发现，一些氨基酸与动脉粥样硬化的形成有关。如蛋氨酸摄入增加可引起血浆同型半胱氨酸升高，而目前公认高同型半胱氨酸血症是血管损伤或动脉粥样硬化的独立危险因子。

3. 脂肪　动脉粥样硬化的形成与血脂异常关系密切，其中主要与胆固醇和甘油三酯有关。在人体内胆固醇主要以游离胆固醇及胆固醇酯形式存在。除游离脂肪酸外，血液中其他脂类都是与血浆载脂蛋白结合形成脂蛋白才能被运输至组织进行代谢。因各种脂蛋白所含的蛋白质和脂类的组成和比例不同，所形成的脂蛋白颗粒大小、密度、表面负荷、电泳表现和免疫特性均不同，根据其密度、颗粒大小以超速离心方法，可将血浆脂蛋白分为：乳糜微粒（CM）、极低密度脂蛋白（VLDL）、中间密度脂蛋白（IDL）、低密度脂蛋白（LDL）和高密度脂蛋白（HDL）。此外，还有一种脂蛋白称为脂蛋白（a）［Lp（a）］，是载脂蛋白 A 和载脂蛋白 B100 通过二硫键连接形成的特殊脂蛋白，其水平升高是冠心病和脑卒中的危险因素。血浆 TC、LDL－C、TG 和 Lp（a）的升高与 HDL－C 的降低是动脉粥样硬化的危险因素。

4. 矿物质　已有研究表明，冠心病的发病率和死亡率与当地饮用水质和无机盐含量有关，即软水地区冠心病死亡率高，或由饮用硬度较高的井水改为硬度小的自来水后，冠心病的发病率和死亡率迅速上升。其原因主要是软水中对心脏有保护作用的无机盐减少而毒害心脏的无机盐增多。对心脏有保护作用的矿物质有镁、钙、硒、硅、钼、氯，尤其是钙、镁、硒在冠心病的预防、治疗和控制心律失常方面尤显重要。对心脏有害的矿物质包括钠、镉、钴、铅、钡，这些元素均与高血压和冠心病的发病和死亡呈平行关系。部分元素如锰、氟、铬、锌、铜与冠心病的关系目前尚未定论。

5. 维生素　大剂量的维生素 C 可改善冠状动脉循环，使血管壁富有弹性，可保护和维持血管壁的完整以增强血管壁的抵抗力，对防治心血管疾病特别对防治冠心病和高胆固醇血症都是十分有利的。在一定程度上还起到了防止动脉粥样硬化的作用。而 B 族维生素在体内，能将亚油酸转变为多不饱和脂肪酸。如果缺乏 B 族维生素可诱发动脉粥样硬化，所以，应保证充足的 B 族维生素。维生素 D 有升高血清胆固醇的作用，所以食用维生素 D 量应适宜。一般情况下，维生素 D 靠日光照射是可以满足的，所以不必特意地补充维生素 D 制剂。维生素 E 有抗氧化功能，能改善心肌缺氧状况，使血栓难以形成，从而在一定程度上杜绝了心绞痛、心肌梗死的发生。大剂量烟酸能降低甘油三酯，使末梢血管扩张，并能防止血栓形成，但其剂量也不宜过大，应以每天 3g 为宜。含烟酸丰富的食物有糙米、黑面、瘦肉、花生、葵花籽、紫菜等。

（二）老年冠心病患者的营养治疗原则

1. 针对目前主要的膳食问题进行干预　降低 LDL－C，降低饱和脂肪酸和反式脂肪酸，降低总能量。鼓励 n－3 脂肪酸以鱼类或鱼油胶囊的形式摄入，适当选择植物甾醇补充剂。

2. 严格控制饱和脂肪和肉类食品，适量控制精制碳水化合物食物　应控制为动物脂肪及红肉，控制精白米面、糕点、糖果、含糖果汁等，保证蔬菜、水果摄入。

3. 限制钠盐　盐摄入量不超过 6g/d。

4. 适量饮酒　应因人而异，并取得医师的同意。不饮酒者，不建议适量饮酒。如有饮酒习惯，建议男性每天的饮酒量（乙醇）不超过 25g，女性减半。

5. 少量多餐　避免过饱，忌烟和浓茶。

6. 适量身体活动　每天坚持足量的中等强度锻炼。

（三）老年冠心病患者营养指导

1. 食物　多样化，粗细搭配，平衡膳食。

2. 能量 总能量摄入与身体活动要平衡，以保持健康体重，使 BMI 维持在21.0～26.9 kg/m^2。

3. 低脂肪、低饱和脂肪膳食 膳食中脂肪提供的能量不超过总能量的30%，其中饱和脂肪酸不超过总能量的10%，尽量减少摄入肥肉、肉类食品和奶油，尽量不用椰子油和棕榈油。每日烹调油用量控制在20～30g。

4. 减少反式脂肪酸的摄入 控制其不超过总能量的1%，少吃含有人造黄油的糕点、含有起酥油的饼干和油炸油煎食品。

5. 摄入充足的多不饱和脂肪酸 占总能量的6%～10%，n－6/n－3多不饱和脂肪酸比例适宜，一般为（5%～8%）/（1%～2%），即n－6/n－3比例达到（4～5）：1。适量使用植物油，每人每天25g，每周食用鱼类≥2次，每次150～200g，相当于200～500mgEPA和DHA。素食者可以通过摄入亚麻籽油和坚果获取α－亚麻酸。提倡从自然食物中摄取n－3系列脂肪酸，不主张盲目补充鱼油制剂。

6. 适量的单不饱和脂肪酸 占总能量的10%左右。适量选择富含油酸的茶油、玉米油、橄榄油、米糠油等烹调用油。

7. 低胆固醇 虽然2016版《中国居民膳食指南》取消了膳食胆固醇摄入量不应超过300mg/d的上限，但对于冠病患者还是要限制富含胆固醇的动物性食物，如肥肉、动物内脏、鱼子、鱿鱼、墨鱼、蛋黄等。由于富含胆固醇的食物同时也多富含饱和脂肪，选择食物时应一并加以考虑。因为蛋黄中的磷脂具有降低血清胆固醇、改善血液循环、预防心血管疾病的作用，所以，冠心病老年人不必过分严格限制蛋黄，可2～3天吃一个蛋黄。

8. 限盐 每天食盐不超过6g，包括味精、防腐剂、酱菜、调味品中的食盐，提倡食用高钾低钠盐（肾功能不全者慎用）。

9. 适当增加钾 使钾/钠＝1，即每天钾摄入量为70～80mmol/L。每天摄入大量蔬菜水果，以获得钾盐。

10. 足量摄入膳食纤维 每天摄入25～30g，从蔬菜水果和全谷类食物中获取。

11. 足量摄入新鲜蔬菜和水果 蔬菜400～500g/d，水果200～400g/d，包括绿叶蔬菜、十字花科蔬菜、豆类。

12. 增加身体活动 每天30分钟中等强度身体活动，每周5～7天。

（四）食物选择

冠心病患者可参考血脂异常的方案选择食物制定膳食营养方案。

（五）营养指导举例

与高血压病营养指导相似，这里只做食谱举例。

张某，76岁，男性，患高血压病20年，查出冠心病5年，无其他并发症。身高166cm，体重75kg，请为其设计一日食谱。

1. 计算BMI判断体型 BMI＝75/1.66²＝27.2，属于超重。

2. 计算理想体重 理想体重＝166－105＝61（kg）。

3. 计算总能量 该患者体重超重，可按20～25kcal/kg标准体重来计算总能量，本例取25kcal/kg计算，则总能量＝61×25＝1525kcal。

4. 计算三大产能营养素的需要量 设定蛋白质供能占总能量的15%，脂肪占总能量的25%，碳水化合物取占总能量60%进行计算。

$$\text{蛋白质需要量} = 1525 \times 15\% \div 4 \approx 57\ (\text{g})$$

$$\text{脂肪需要量} = 1525 \times 25\% \div 9 \approx 42\ (\text{g})$$

$$\text{碳水化合物需要量} = 1525 \times 60\% \div 4 = 229\ (\text{g})$$

5. 编制食谱　第一阶段主要是进行行为干预，改变饮食习惯。冠心病患者一日参考食谱见表 3－8。

表 3－8　冠心病患者一日参考食谱

餐次	食物和用量
早餐	脱脂酸奶 160ml、小米粥（小米 15g）、窝窝头（玉米面 30g）
午餐	清蒸鲫鱼（鲫鱼 80g）、麻婆豆腐（北豆腐 140g）、香菇油菜（香菇 50g、黑油菜 150g）、米饭（大米 80g）、花生油 10g
加餐	苹果 200g
晚餐	二米饭（大米 60g、带皮荞麦 10g），糖醋排骨（猪小排 70g），拌芹菜（芹菜茎 100g），炒豆腐干（豆腐干 30g），花生油 10g
加餐	蒸红薯（红薯 50g）
全天	花生油 20g、盐 5g

该食谱提供能量 1581kcal、蛋白质 61g、脂肪 59g、碳水化合物 210g、膳食纤维 17g、胆固醇 97mg、钙 953mg、钠 610mg、钾 1552mg、铁 20mg、锌 10mg、视黄醇当量（μg）575、硫胺素 0.7mg、核黄素 0.8mg、抗坏血酸 62mg。与参考摄入量比较，脂肪偏高，钾和维生素不足，应补充膳食补充剂。

行为干预一段时间后，下一阶段进行个体化的营养治疗膳食，在上述食谱基础上适当减少动物性食物和油脂的摄入量，再通过食物同类互换的原则，可编制出丰富多彩的食谱。

（赵琼　孙铮）

任务二　老年脑卒中患者的营养指导

扫码“学一学”

一、脑卒中的基本知识

脑卒中（stroke）是脑血管阻塞或破裂引起的脑血流循环障碍和脑组织功能或结构损害的疾病，具有发病率高、病死率高、致残率高、复发率高以及并发症多的特点。临床上常以猝然昏倒，不省人事，或伴有口眼歪斜、言语不利和偏瘫为主要表现。分为缺血性脑卒中和出血性脑卒中。缺血性脑卒中包括短暂性脑缺血发作、动脉粥样硬化性血栓性脑梗死、脑栓塞、脑血管痉挛等；出血性脑卒中包括脑出血、蛛网膜下腔出血、高血压病、血管性痴呆。缺血性脑卒中的发病率高于出血性脑卒中，占脑卒中总数的 60% ~70%。按照病理生理演变过程，临床上将缺血性脑卒中分为 4 期。①超早期：发病 6 小时内；②早期：发病 6 ~72 小时内；③急性后期：发病 72 小时 ~1 周内；④恢复期：发病一周后。膳食营养因素与脑卒中的关系与高血压、血脂异常和冠心病差不多，这里不再赘述。

二、老年脑卒中患者营养治疗原则

根据《脑卒中患者膳食指导》（中华人民共和国卫生行业标准 WS/T 558—2017）的建

议，老年脑卒中患者营养治疗原则如下。

（一）平衡膳食

选择多种食物，达到营养合理，以保证充足的营养和适宜的体重（$21.0kg/m^2 \leq BMI < 26.9kg/m^2$）。每日推荐摄入谷薯类，蔬菜、水果类，肉、禽、鱼、乳、蛋类，豆类，油脂类共五大类食品，做到主食粗细搭配。

（二）个体化膳食指导

针对脑卒中的不同人群，进行相应的医学营养治疗，满足其在特定时期的营养需求。对于老年脑卒中患者，除提供适宜的能量和营养素外，还应考虑其心理社会因素。

（三）烹调方法

多用蒸、煮、炖、拌、氽、水溜、煨、烩等少盐少油烹调方式。减少咀嚼，易于消化和吸收。

（四）食物质量与性状的改变

针对吞咽障碍的患者将固体食物改成泥状或糊状。固体食物经过机械处理使其柔软，质地更趋于一致，不容易松散，从而降低吞咽难度。脑卒中后大部分吞咽障碍患者最容易误吸的是稀液体，将稀液内加入增稠剂以增加黏度，可减少误吸，增加摄入量。注意在结构改变的食物中强化可能丢失了的营养成分，尽量使食物能引起患者食欲。

三、老年脑卒中患者营养需要量

（一）能量

脑卒中患者的基础能量消耗约高于正常人的30%（采用Schofield修正公式计算正常人群的基础代谢消耗）。建议能量摄入为20～35kcal/(kg·d)，再根据患者的身高、体重、性别、年龄、活动度、应激状况进行系数调整。稳定期患者的能量供给量可与正常人相同，体重超重者应减少能量供给。发病后能量需要量应按照公式“BEE×活动系数”计算。

知识链接

Schofield修正公式

18～44岁，（男性）基础能力消耗（kcal/d）=［15.3×体重（kg）+679］×95%；（女性）基础能力消耗（kcal/d）=［14.7×体重（kg）+496］×95%。

45～59岁，（男性）基础能力消耗（kcal/d）=［11.6×体重（kg）+879］×95%；（女性）基础能力消耗（kcal/d）=［8.7×体重（kg）+829］×95%。

（二）蛋白质

脑卒中患者的蛋白质摄入量至少1g/(kg·d)，存在分解代谢过度的情况下（如有压疮时）应将蛋白摄入量增至1.2～1.5g/(kg·d)。动物蛋白与植物蛋白比例为1∶1左右。

（三）脂肪

总脂肪能量占一天摄入总能量的比例不超过30%，对于血脂异常的患者，不超过25%。饱和脂肪酸能量占一天摄入总能量的比例不超过7%，反式脂肪酸不超过1%。n－3多不饱和脂肪酸摄入量可占总能量0.5%～2%，n－6多不饱和脂肪酸摄入量可占总能量2.5%～9%。

（四）碳水化合物

在合理控制总能量的基础上，脑卒中患者膳食中碳水化合物应占每日摄入总能量的50%～65%。

（五）维生素、矿物质

均衡补充含多种维生素和矿物质的食品和特殊医学用途配方食品，尤其是富含维生素 B_6、维生素 B_{12}、维生素 C、叶酸等维生素的食品，预防微量元素的缺乏并降低患者的发病风险。

（六）膳食纤维

脑卒中患者膳食纤维每日摄入量可为 25～30g/d，卧床或合并便秘患者应酌情增加膳食纤维摄入量。

（七）胆固醇

限制胆固醇摄入，每天不超过 300mg，血脂异常者不超过 200mg。

（八）水

无限制液体摄入状况下，在温和气候条件下，脑卒中患者每日最少饮水 1200ml，对于昏迷的脑卒中患者可经营养管少量多次补充，保持水电解质平衡。

四、老年脑卒中患者的食物选择

（一）谷类和薯类

保证粮谷类和薯类食物的摄入量在 200～300g。优选低糖高膳食纤维的种类，如莜麦、荞麦、玉米面、小米、燕麦、麦麸、糙米等。

（二）动物性食品

1. 禽畜肉类 老年人的体内代谢过程以分解代谢为主，需要较为丰富的蛋白质来补充组织蛋白的消耗；但由于其体内的胃胰蛋白酶分泌减少，过多的蛋白质可加重老年人的消化负担，因此蛋白质的摄入原则应该是优质少量，建议每日禽肉类食物的摄入量在 50～75g，优选低脂肪高优质蛋白的种类，如鸽肉、火鸡腿、鸡胸肉、牛里脊、猪里脊等。

2. 鱼虾类 建议每日鱼虾类食物的摄入量在 75～100g。优选低脂肪高优质蛋白的种类，且含丰富多不饱和脂肪酸的食物，如海参、鲢鱼、青鱼、鲤鱼、带鱼、鳗鱼、鳕鱼等。鱼类中含有丰富的脂肪酸，而脂肪酸能够调节人体血液的循环状态，有助于防止血液形成血凝斑块，从而造成大脑血管阻塞。医学研究发现，常吃鱼可减少发生脑卒中的危险，人群调查研究发现，年龄在 60～69 岁的老年人，每周至少吃鱼 1 次者，同那些不吃鱼的人相比，在今后的 15 年内发生脑卒中的危险性要减少一半。

3. 蛋类 建议每日蛋类的摄入量在 25～50g。对伴有高血压、血脂异常、糖尿病的脑卒中患者，应少吃蛋黄，可 2～3 天吃一个。

4. 奶类及奶制品 根据医学专家统计，经常饮用牛奶的人，脑卒中发病率为 3.7%，而不饮牛奶的人，脑卒中发病率为 7.9%，后者为前者的 2.14 倍。牛奶中富含有利于人体吸收的多种营养物质，这些物质对脑神经起着保护的重要作用。因此，每天喝牛奶对防治脑中风大有益处。建议每天饮 300g 奶或相当量的奶制品，优选低脂肪、脱脂奶及其制品。

（三）豆类及其制品

建议每天摄入 30～50g 大豆或相当量的豆制品。优选绿豆、黑豆、红小豆、黄豆、豆浆、豆腐、豆汁等。

（四）蔬菜

脑血管疾病患者每日蔬菜摄入量为500g以上，以新鲜蔬菜为主，如菠菜、油菜、空心菜、生菜、莴笋叶、土豆等。

（五）水果

水果中含有丰富的维生素C，维生素C具有抗氧化性，可以减少血中纤维蛋白原的浓度，具有对心脑血管的保护作用。建议不伴有高血糖的脑血管疾病的老年脑卒中患者每日水果摄入量为150g左右。可优选香蕉、西瓜、橙子、柚子、柠檬、桃子、杏、猕猴桃、枇杷、菠萝、草莓、樱桃、火龙果等。现代医学研究发现，香蕉中富含的钾元素对于脑中风疾病具有很好的预防作用。因为钾是神经传递的媒介物质，对于神经信号传递和细胞营养的吸收起着至关重要的作用。

（六）坚果

坚果含丰富的蛋白质、脂肪、维生素、矿物质，建议每周可摄入50g左右。优选开心果、大杏仁、白瓜籽、核桃等。

（七）油脂

限制动物内脏、脂肪、忌食肥肉，烹调用植物油，不宜吃含油脂过高及油炸类食物，以增加不饱和脂肪酸的摄入，如肥肉、动物油等。

（八）调味品

摄取过量的盐分会使人体内的水分滞留，引起血压上升，损伤脑部组织。因此，老年脑卒中患者不宜吃含盐高食品，如腌渍食品、腊味食品及调味浓重的罐头食品等较咸的人工或加工食物。食盐应不超过每日5g，如果合并高血压，每日应不超过3g。处于脑卒中急性期的患者易并发应激性溃疡，不宜吃辛辣调味品及咖啡、浓茶等刺激食物。

（九）酒

脑卒中患者应限制饮酒。李时珍在《本草纲目》里说："痛饮则伤神耗血，损胃亡精，生痰动火。"现代医学研究认为，酗酒可引发脑卒中等疾病，因此，脑卒中患者应限制饮酒。康复后如要饮酒，推荐女性一天饮用酒的乙醇量不超过15g，男性一天饮用酒的乙醇量不超过25g。15g乙醇相当于450ml啤酒、150ml葡萄酒或50ml低度白酒。

（十）无添加糖食品

如阿斯巴甜、食用糖精等以其制作的食物。

（十一）脑卒中患者合其他疾病的营养指导

1. 脑卒中患者合并糖尿病　应适量补充维生素B_6、叶酸和维生素B_{12}以降低患者同型半胱氨酸水平，随机血糖控制在10mmol/L以下。

2. 脑卒中患者合并高血压　应低盐低钠饮食，营养管理措施同普通卒中患者。

3. 脑卒中患者合并脂代谢紊乱　建议给予含n-3多不饱和脂肪酸丰富的食物。

4. 脑卒中患者合并神经病变　应适量补充叶酸、维生素B_{12}。

5. 脑卒中合并吸入性肺炎、应激性溃疡、吞咽障碍、肝性脑病　应听从临床医生和（或）营养师的指导意见，给予肠内或肠外营养。

五、老年脑卒中患者营养食谱举例

案例：老王，76岁，男，身高165cm，体重70kg，患高血压20余年，半年前诊断为脑出血，经过积极治疗，目前病情稳定，生活能自理，无其他并发症，请为其设计一日食谱。

本例选择食物交换份法制定营养食谱。

（一）计算每日能量和营养素需要量

按照代谢状态，以能量和营养素需要量为基础，计算每日蛋白质、脂肪和碳水化合物的需要量。

1. 计算BMI判断体型　BMI = 70/1.65^2 = 25.7，属于超重。

2. 计算理想体重　理想体重 = 165 − 105 = 60（kg）

3. 计算总能量　该患者体重超重，该患者病情稳定，可按20～35kcal/kg标准体重来计算总能量，本例取30kcal/kg计算，则总能量 = 60 × 30 = 1800kcal。

4. 计算三大产能营养素的需要量　设定蛋白质供能占总能量的15%，脂肪占总能量的25%，碳水化合物取占总能量60%进行计算。

蛋白质需要量 = 1800 × 15% ÷ 4 ≈ 68（g）

脂肪需要量 = 1800 × 25% ÷ 9 ≈ 50（g）

碳水化合物需要量 = 1800 × 60% ÷ 4 = 270（g）

（二）计算每日食品交换份份数

按照计算总能量除以90得出所需总交换份数。参考食物交换份表分配食物（见表2－24），把各类食物份数合理地分配于各餐次。

总交换份数 = 1800 ÷ 90 = 20（份）

（三）根据膳食原则及交换份选择食物

见表2－25～表2－30。

（四）编制食谱

具体编制方法见模块二项目四食品交换份法设计食谱。老王的一日举例食谱如表3－9。

表3－9　老王一日食谱

餐次	饭菜名称	食物原料名称	食物原料数量（g）
早餐	脱脂酸奶	脱脂酸奶	260
	馒头	标准粉	60
	水煮鸡蛋	白皮鸡蛋	50
加餐	中华猕猴桃	中华猕猴桃	100
午餐	二米饭	大米	90
		小米	10
	豆腐鱼	鲈鱼	70
		北豆腐	120
	清炒花菜	菜花（花椰菜）	100
	红烧茄子	紫皮长茄子	80
		胡麻油	20
加餐	香蕉	香蕉	200
晚餐	二米饭	稻米	60
		玉米糁	10
	红烧兔丁	兔肉	40
		花生仁（生）	20
		红萝卜	80
	香菇木耳炒山药	香菇	60
		山药	50
		干木耳	10
		胡麻油	10

该食谱提供能量1850kcal、蛋白质76g、脂肪60g、碳水化合物261g、膳食纤维24g、胆固醇360mg、钙775mg、钠312mg、钾2170mg、铁23mg、锌10mg、视黄醇当量（μg）575、硫胺素1.0mg、核黄素0.8mg、抗坏血酸85mg。与参考摄入量比较，脂肪偏高，维生素不足，应补充膳食补充剂。

（赵琼　孙铮）

扫码“学一学”

任务三　老年糖尿病患者的营养指导

随着我国人口老龄化与生活方式的变化，糖尿病从少见病变成一个流行病，糖尿病患病率从1980年的0.67%飙升至2013年的10.4%。以2型糖尿病为主，男性（11.1%）高于女性（9.6%）。各民族间的糖尿病患病率存在较大差异：满族15.0%、汉族14.7%、维吾尔族12.2%、壮族12.0%、回族10.6%、藏族4.3%。经济发达地区的糖尿病患病率明显高于不发达地区，城市高于农村（12.0%比8.9%）。未诊断糖尿病比例高于全球平均水平（54%）比例较高。2013年全国调查中，未诊断的糖尿病患者占总数的63%。肥胖和超重人群糖尿病患病率显著增加，肥胖人群糖尿病患病率升高了2倍。2013年按体质指数（BMI）分层显示，BMI＜25kg/m² 者糖尿病患病率为7.8%、25kg/m²≤BMI＜30kg/m² 者患病率为15.4%，BMI≥30kg/m² 者患病率为21.2%。

一、糖尿病患者的营养需要

根据《中国2型糖尿病防治指南》的建议，2型糖尿病患者能量和各营养素的供给要注意以下几方面。

（一）能量

对老年糖尿病患者应该接受个体化能量平衡计划，对肥胖或超重的患者应减重，适当减重可改善胰岛素抵抗，但对2型糖尿病患者不建议长期接受极低能量（＜800kcal/d）的营养治疗。

（二）蛋白质

针对肾功能正常的老年糖尿病患者，推荐蛋白质的适宜摄入量占总能量的15%～20%，保证优质蛋白质比例超过三分之一。推荐摄入范围内，单纯增加蛋白质不易引起血糖升高，但可能增加胰岛素分泌反应。近年来有研究表明，乳清蛋白可促进胰岛素分泌，改善糖代谢。

推荐蛋白摄入量每天约0.8g/kg，过高的蛋白摄入（如每天＞1.3g/kg）与蛋白尿升高、肾功能下降、心血管及死亡风险增加有关；低于每天0.8g/kg的蛋白摄入并不能延缓糖尿病肾病进展，已开始透析患者蛋白摄入量可适当增加。蛋白质来源应以优质动物蛋白为主，必要时可补充复方α－酮酸制剂。

（三）脂肪

1. 膳食中由脂肪提供的能量应占总能量的20%～30%。

2. 饱和脂肪酸摄入量不应超过饮食总能量的7%，尽量减少反式脂肪酸的摄入。单不饱和脂肪酸是较好的膳食脂肪酸来源，在总脂肪摄入中的供能比宜达到10%～20%。多不饱和脂肪酸摄入不宜超过总能量摄入的 10%，适当增加富含 n－3 脂肪酸的摄入比例。

3. 参考中国居民膳食指南（2016），应控制膳食中胆固醇的过多摄入。

（四）n－3 多不饱和脂肪酸

糖尿病主要是因为胰岛素代谢紊乱，而导致这种紊乱的罪魁祸首是脂肪，胰岛素对脂肪细胞不敏感，体内脂肪细胞增加会使机体分泌更多的胰岛素，导致胰岛素抵抗。而过多的胰岛素会增加脂肪酸转运，促进脂肪细胞内的中性脂肪合成并抑制其分解，从而出现脂肪沉积，引发肥胖，肥胖又加重胰岛素抵抗，形成恶性循环，最终导致糖尿病。出现这一问题的原因是细胞膜中缺乏 n－3 多不饱和脂肪酸，如果增加 n－3 多不饱和脂肪酸的摄入量，细胞对胰岛素的敏感性就会提高，其作用也可以正常发挥，所以补充 n－3 多不饱和脂肪酸是解决肥胖和糖尿病的关键一环。从我国脂肪酸摄入情况来看，亚油酸等 n－6 多不饱和脂肪酸摄入比例过高，n－3 多不饱和脂肪酸摄入明显不足。n－6 多不饱和脂肪酸和 n－3 多不饱和脂肪酸的比例最好为 1∶10～1∶4，维持这个比例应多吃绿叶蔬菜、豆类食物、鱼和其他海产品。

（五）碳水化合物

碳水化合物是人体获取能量的主要来源，但对于糖尿病患者，碳水化合物摄入过多不利于血糖的控制，而且还增加胰岛负担，因此建议低碳水化合物饮食，食物来源尽量为低 GI、高膳食纤维含量食物。

1. 膳食中碳水化合物所提供的能量应占总能量的 50%～65%。对碳水化合物的数量、质量的体验是血糖控制的关键环节。

2. 低血糖指数食物有利于血糖控制，但应同时考虑血糖负荷。

3. 糖尿病患者适量摄入糖醇和非营养性甜味剂是安全的。过多蔗糖分解后生成的果糖或添加过量果糖易致 TG 合成增多，不利于脂肪代谢。

4. 定时定量进餐，尽量保持碳水化合物均匀分配。控制添加糖的摄入，不喝含糖饮料。

（六）维生素、矿物质

糖尿病患者容易缺乏 B 族维生素、维生素 C、维生素 D 以及铬、锌、硒、镁、铁、锰等多种微量营养素，可根据营养评估结果适量补充。长期服用二甲双胍者应预防维生素 B_{12} 缺乏。不建议长期大量补充维生素 E、维生素 C 及胡萝卜素等具有抗氧化作用的制剂，其长期安全性仍待验证。

（七）膳食纤维

添加膳食纤维可延长糖尿病患者胃排空时间，延缓葡萄糖的消化与吸收，改善餐后血糖代谢，有利于长期控制糖尿病。豆类、富含纤维的谷物类、水果、蔬菜均为膳食纤维的良好来源。谷物膳食纤维还可以改善胰岛素抵抗。建议糖尿病患者达到膳食纤维每日推荐摄入量，即 10～14g/1000kcal。

（八）饮酒

不推荐糖尿病患者饮酒。若饮酒应计算乙醇中所含的总能量。女性一天饮酒的乙醇量不超过 15g，男性不超过 25g。每周不超过 2 次。应警惕乙醇可能诱发的低血糖，避免空腹饮酒。

（九）钠

食盐摄入量限制在每天 6g 以内，每日钠摄入量不超过 2000mg，合并高血压患者更应严格限制摄入量。同时应限制摄入含钠高的调味品或食物，例如味精、酱油、调味酱、腌制品、盐浸等加工食品等。

（十）膳食模式

不同的膳食干预模式要求在专业人员的指导下，结合患者的代谢目标和个人喜好（例如风俗、文化、宗教、健康理念、经济状况等），设计个体化的饮食治疗方案。合理膳食模式指以谷类食物为主，高膳食纤维摄入、低盐低糖低脂肪摄入的多样化膳食模式。合理膳食可以降低2型糖尿病风险20%。控制畜肉摄入量，同时监测血脂、肾功能以及营养状况的变化。

二、具有降糖作用的食物

（一）洋葱

洋葱中含有刺激胰岛素合成和分泌的物质，对糖尿病有辅助治疗作用，而且其所含的前列腺素A和硫胺基酸，有扩张血管、调节血脂、防止动脉硬化的作用。因此，对糖尿病伴有血脂异常的老年患者最为适宜。

（二）南瓜

南瓜甘温无毒，有补中益气功效。而且南瓜中含有能抑制葡萄糖吸收的果糖，能与人体内多余的胆固醇结合，可防止胆固醇过高，预防动脉硬化。而且南瓜中还含有腺嘌呤、戊聚糖、甘露醇等许多对人体有益的物质，可以促进胰岛素分泌。如果每天食用南瓜100g，可有效改善糖尿病症状。

（三）黄瓜

黄瓜性味甘凉，甘甜爽脆，具有除热止渴的作用。其含糖低，可以作为糖尿病患者常用的代食品，并可从中获得维生素C、胡萝卜素、纤维素和矿物质等。黄瓜中所含的丙醇二酸，能抑制人体内糖类物质转变为脂肪。肥胖型老年糖尿病患者每天食用黄瓜100g，还可降脂降压。

（四）苦瓜

苦瓜性味苦寒，肉质柔嫩，富含多种营养成分，尤其是维生素C的含量很高。苦瓜中所含的苦瓜皂苷，有非常明显的降血糖作用，不仅有类似胰岛素样物质的作用，而且还可刺激胰岛素释放，所以苦瓜有植物胰岛素之称。

（五）菠菜

菠菜性味甘寒，具有润燥清热、下气调中、调血之功效。但菠菜含草酸较多，与含钙丰富的食物共烹，容易形成草酸钙，不利于人体吸收，对肠胃也有不利影响，烹调时应加以注意。但是菠菜可作为辅助治疗糖尿病口渴喜饮的最佳蔬菜。

（六）小扁豆

小扁豆含有丰富的可溶性纤维素，具有降糖、降甘油三酯和有害胆固醇的作用。用小扁豆30～50g煮食，每天1次，对糖尿病合并血脂异常者效果较好。

（七）薏苡仁

薏苡仁性味甘淡微寒，可补肺健脾、利尿除湿。其含有丰富的蛋白质、脂类、碳水化合物、灰分及B族维生素及钙、磷、铁、钾等，有降低血糖的作用，尤其适用于肥胖型糖尿病伴有高血压患者。

（八）芹菜

芹菜是富含纤维素的绿色健康食物，能除心下烦热，散节气，下瘀血。具有降血糖、降血脂、降血压作用。糖尿病合并高血压的老年患者可以长期食用。

（九）韭菜

韭菜具有理中行气、散血解毒之功效，并且韭菜中含有所有微量元素、维生素，并且包含了蛋白质、脂肪、碳水化合物这些，这些营养成分的含量都是高于其他蔬菜的。所以适用于高血脂、冠心病、糖尿病患者。

（十）山药

山药能有效改善高血糖，并且其中的黏滑成分也是由黏蛋白形成的。黏蛋白能包裹肠内的其他食物，使糖分被缓慢地吸收。这一作用能抑制餐后血糖急剧上升，同时也可以避免胰岛素分泌过剩，从而能更好地控制血糖。山药中还含有胰岛素分泌必不可少的镁和锌等有效成分，以及维生素 B_1、维生素 B_2，这些成分促进了血液中葡萄糖的代谢。除此之外，山药还含有淀粉酶，这种酶可消化糖类，使血液中不再积存糖分。

（十一）芋头

芋头最适合需要限制热量的老年人，芋头中除了有黏蛋白、镁、锌、维生素 B_1 等有效成分，还含有半乳聚糖，能有效降低血压和胆固醇，并且热量低。因糖尿病、高脂血症、肥胖等疾病而必须限制饮食的时候，芋头可作为比较适合的食品。食用时大多选择将芋头煮熟后再食用，这样虽然容易损伤黏蛋白，但是有利于其他有效成分的吸收。

（十二）肉桂

肉桂性味辛温，具有补元阳、暖脾胃的作用。有研究发现，肉桂当中主要含有桂皮醛、乙酸桂皮酯、香豆素等成分，对于胰岛素的功能具有改善作用，可以帮助转运葡萄糖，进而达到降低体内血糖水平的作用，因此适宜糖尿病人群使用。建议在烹调时加入 1～3g 肉桂，但肉桂辛热，不适宜阴虚型糖尿病患者。

（十三）银耳

银耳性味甘平，具有滋阴调燥、生津养胃的作用，不仅营养丰富，有较高的药用价值，而且银耳热能较低，又含有丰富的食物纤维，可延缓血糖上升。近年来有研究报道，银耳中含有较多的银耳多糖，它对胰岛素降糖活性有影响，可延缓胰岛素在体内的作用时间。因此老年糖尿病患者宜常食银耳，每天可食用银耳 15～20g，炖烂后服食，每天 1 次。

三、糖尿病患者的营养指导

（一）医学营养治疗的目标

1. 维持健康体重。超重/肥胖患者减重的目标是 3～6 个月减轻体重的 5%～10%。消瘦者应通过合理的营养计划达到并长期维持理想体重。

2. 供给营养均衡的膳食，满足患者对微量营养素的需求。

3. 达到并维持理想的血糖水平，降低 HbA1c 水平。

4. 减少心血管疾病的危险因素，包括控制血脂异常和高血压。

5. 控制添加糖的摄入，不喝含糖饮料。

（二）膳食指导

《中国糖尿病膳食指南（2017）》给出了八点建议。

1. 吃动平衡，合理用药，控制血糖，达到或维持健康体重 强调要特别控制腰围、预防腹型肥胖，同时保持规律运动，每天至少运动 30 分钟。男性腰围不超过 90cm，女性腰围不超过 85cm。成年人 BMI 应在 18.5～23.9kg/m^2之间；规律运动以有氧运动为主，每周至少 3 次。

2. 主食定量，粗细搭配，提倡低血糖指数食物 主食定量，按需摄入；全谷物、杂豆类宜占主食摄入量的 1/3。在选择主食时，可参考血糖指数（GI）和血糖负荷（GL）两个参数。常见食物 GI 和 GL 详见附录 3。

3. 多吃蔬菜、水果适量，种类、颜色要多样 增加新鲜蔬菜摄入量以降低膳食 GI，建议餐餐有蔬菜；每日蔬菜摄入量 300～500g，深色蔬菜占 1/2 以上，其中绿色叶菜不少于 70%；两餐之间适量选择低 GI 的水果，每次在 150～200g。

4. 常吃鱼禽蛋类和适量畜肉，限制加工肉类，同时减少肥肉摄入 每周不超过 4 个鸡蛋、或每两天 1 个鸡蛋，不弃蛋黄；限制腌制、烘烤、烟熏等加工肉类制品的摄入。

5. 天天有奶类豆类，零食加餐合理选择 特别推荐每日摄入 300g 液态奶，临时加餐可选择坚果。重视大豆类及其制品的摄入。

6. 清淡饮食，足量饮水，限制饮酒 糖尿病患者确实应该限制饮酒，但淡茶或者咖啡可以饮用的。

7. 定时定量，细嚼慢咽，注意进餐顺序 餐次安排视病情而定；控制进餐速度，早晨 15～20 分钟，中晚餐 30 分钟左右；细嚼慢咽，每口饭菜最好咀嚼 25～30 次；改变进餐顺序，先吃蔬菜、再吃肉类、最后吃主食，这样的饮食顺序的前提是炒菜不能太咸。

8. 注重自我管理，定期接受个体化营养指导 注重包括饮食控制、规律锻炼、遵医嘱用药、监测血糖、足部护理以及高低血糖预防和处理等 6 方面的自我管理；定期接受营养（医）师的个体化营养指导，频率至少每年 4 次。

四、糖尿病老年人食谱设计

参照实训任务 10。

（陈灿映）

任务四　高尿酸血症与痛风老年人的营养指导

扫码“学一学”

一、高尿酸血症和痛风的基本知识

高尿酸血症是嘌呤代谢障碍引起的代谢性疾病，与痛风密切相关，并且是糖尿病、代谢综合征、血脂异常、慢性肾脏病和脑卒中等疾病发生的独立危险因素。其诊断标准为：通常饮食状态下，2 次采集非同日的空腹血，以尿酸氧化酶法测定血尿酸值，男性高于 420μmol/L 者或女性高于 360μmol/L 者。

痛风是一种由单钠尿酸盐沉积所致的晶体相关性关节病，与嘌呤代谢紊乱及（或）尿酸排泄减少所致的高尿酸血症直接相关，属代谢性疾病范畴。常表现为急性发作性关节炎、痛风石形成、痛风石性慢性关节炎、尿酸盐肾病和尿酸性尿路结石等，重者可出现关节残疾和肾功能不全。痛风重者可出现关节破坏、肾功能受损，也常伴发代谢综合征的其他表现，如腹型肥胖、血脂异常、2 型糖尿病及心血管疾病等。

随着年龄的增长，老年人痛风的患病率增加，且男性多于女性，随着物质生活条件的改善、饮食结构的改变及寿命的延长，痛风已成为老年人的高发病。

二、高尿酸血症与痛风患者能量及营养素推荐摄入量

（一）能量

摄入能量以达到并维持正常体重为标准，超重或肥胖者应该减轻体重。减轻体重应循序渐进，否则容易导致酮症或痛风急性发作。应根据患者性别、年龄、身高、体重和体力活动等估计能量需求。采用体质指数（BMI）判定体重状况。在轻体力活动水平情况下，正常体重者每日给予 25～30kcal/kg 能量，体重过低者每日给予 35kcal/kg 能量，超重/肥胖者每日给予 20～25kcal/kg 能量；在中体力活动水平情况下，正常体重者每日给予 30～35kcal/kg 能量，体重过低者每日给予 40kcal/kg 能量，超重/肥胖者每日给予 30kcal/kg 能量；在重体力活动水平情况下，正常体重者每日给予 40kcal/kg 能量，体重过低者每日给予 45～50kcal/kg 能量，超重/肥胖者每日给予 35kcal/kg 能量。

（二）碳水化合物

碳水化合物提供的能量占总能量的 50%～60%。应限制添加糖摄入，宜选择低 GI 食物。鼓励全谷物食物占全日主食量的 30% 以上。全天膳食纤维摄入量达到 25～30g。

（三）蛋白质

蛋白质的膳食摄入量为 1g/(kg·d)，提供的能量占总能量的 10%～20%。食物来源推荐奶制品和蛋类。如果是瘦肉、鸡鸭肉等，应该煮沸后去汤食用，避免吃炖肉或卤肉。

（四）脂肪

脂肪提供的能量占全天总能量的 20%～30%。合并肥胖或代谢综合征者应严格限制，每日脂肪摄入总量占全天总能量不超过 25%，且饱和脂肪酸占全天总能量不超过 10%。如合并血浆低密度脂蛋白胆固醇升高（≥2.59mmol/L）者，饱和脂肪酸摄入量应小于总能量的 7%。反式脂肪酸应小于全天总能量的 1%。亚油酸与 α-亚麻酸的每日摄入量应分别占全天总能量的 5%～8% 和 1%～2%。单不饱和脂肪酸每日摄入量应占总能量的 10%～15%。

三、高尿酸血症与痛风患者营养指导

（一）营养治疗的目标

通过医学营养治疗，减少外源性嘌呤摄入，减轻血尿酸负荷，降低痛风发生的风险或减少痛风急性发作的次数；延缓相关并发症的发生与发展；促进并维持机体适宜的营养状态，预防及配合治疗相关疾病，改善临床结局。

扫码“看一看”

（二）营养指导原则

应基于个体化原则，建立合理的饮食习惯及良好的生活方式，限制高嘌呤动物性食物，控制能量及营养素供能比例，保持健康体重，配合规律降尿酸药物治疗，并定期监测随诊。

（三）食物选择

1. 建议避免的食物　应避免食用肝脏和肾脏等动物内脏、贝类、牡蛎和龙虾等带甲壳的海产品及浓肉汤和肉汁等。对于急性痛风发作、药物控制不佳或慢性痛风石性关节炎的患者，还应禁用含乙醇饮料。

2. 建议限制食用的食物

（1）高嘌呤含量的动物性食品，如牛肉、羊肉、猪肉等。

（2）鱼类食品。

（3）含较多果糖和蔗糖的食品。

（4）各种含乙醇饮料，尤其是啤酒和蒸馏酒（白酒）。总体饮酒量男性不宜超过 2 个乙醇单位/日，女性不宜超过 1 个乙醇单位/日（1 个乙醇单位约合 14g 纯乙醇）。1 个乙醇单位相当于 12 度的红葡萄酒 145ml、3.5 度的啤酒 497ml 或 40 度的蒸馏酒 43ml。

3. 建议选择的食物

（1）脱脂或低脂乳类及其制品，每日 300ml。

（2）蛋类，鸡蛋每日 1 个。

（3）足量的新鲜蔬菜，每日应达到 500g 或更多。

（4）鼓励摄入低 GI 的谷类食物。

（5）充足饮水（包括茶水和咖啡等），每日至少 2000ml。

（四）体重管理指导

超重或肥胖的患者应缓慢减重达到并维持正常体重。

（五）饮食习惯指导

建立良好的饮食习惯。进食要定时定量或少食多餐，不要暴饮暴食或一餐中进食大量肉类，少用刺激性调味料。海产品、肉类及高嘌呤植物性食物煮后弃汤可减少嘌呤量。

四、常见食物的嘌呤含量

痛风是因为血中尿酸过高引起的疾病，尿酸是体内嘌呤化合物分解代谢的终末产物，嘌呤代谢紊乱可导致尿酸生成过多。对痛风患者而言，必须了解各种食物中嘌呤含量多少。

1. 无嘌呤食物、嘌呤含量很少（小于 20mg/100mg）或不含嘌呤的食物

（1）谷类　大米、淀粉、小米、玉米、精白面、富强粉、精白面包、馒头、高粱粉、面条、细挂面、苏打饼干等。

（2）蔬菜类　卷心菜、胡萝卜、白萝卜、芹菜、大白菜、茄子、甘蓝、莴苣、南瓜、南瓜、黄瓜、西葫芦、西红柿、山芋、山药、马铃薯、泡菜、菠菜、洋葱、青葱、蒜头等。

（3）蛋类及制品　鸡蛋、鸭蛋等。

（4）奶类及制品　鲜奶、炼乳、酸奶、麦乳精、奶粉等。

（5）其他　各种水果及干果类（苹果、核桃、杏、梨、橙、葡萄等）、可乐、汽水、茶、果汁、咖啡、巧克力、蜂蜜、海参、海蜇皮等。

2. 低嘌呤食物　每 100g 食物中嘌呤含量 20～75mg。

（1）蔬菜类　花菜、四季豆、豌豆、荷兰豆、红豆、豆浆、花豆、菜豆、豆干、豆腐、蘑菇、大蒜、茼蒿菜等。

（2）水产类　小龙虾、金枪鱼、鲈鱼、贝壳类（未确定具体）等。

（3）禽畜类　火腿、猪血、猪皮等。

（4）其他　麦片、面包、植物油等。

3. 中嘌呤食物　每 100g 食物中嘌呤含量为 75～150mg。

（1）水产类　虾、螃蟹、鲫鱼、鳕鱼、大比目鱼、草鱼、鲤鱼、刀鱼、鲍鱼、黄鳝等。

（2）禽畜类　瘦猪肉、牛肉、猪心、猪肚、动物脑、猪肾、鸭肉、鸭心、牛舌、鸭肠、鸡胸肉、鸡腿肉、鸡心、鸽子、鹌鹑、野鸡、兔肉、羊肉、鹿肉等。

（3）其他　绿豆、黄豆、黑豆、银耳、海带、腰果、花生等。

4. 高嘌呤食物　每100g食物中嘌呤含量为150～1000mg。

（1）豆类及蔬菜类　香菇、芦笋、豆芽、豆苗等。

（2）水产类　鲭鱼、鲑鱼、鱿鱼、鲳鱼、乌鱼、牡蛎、三文鱼、海鳗、沙丁鱼、蛤蜊、秋刀鱼、带鱼、干贝、小鱼干、鲱鱼等。

（3）禽畜类　鹅肉、胰脏、猪肝、牛肝、鸡肝、鸭肝、马肉、浓肉汁、猪大小肠等。

（4）其他　酵母粉、紫菜等。

五、营养食谱举例

早餐：精粉面包50g，大米稀饭（大米50g），五香茶蛋（鸡蛋50g），腌瓜丝（黄瓜50g）

考点提示

痛风的营养治疗原则。

加餐：橘汁饮料200ml。

午餐：大米饭（大米100g），卤豆腐（豆腐100g），炒西葫芦（西葫芦100g）。

加餐：苏打饼干25g，牛奶200ml。

晚餐：糖包（面粉70g、红糖20g），炒小白菜（小白菜100g），紫菜蛋汤（紫菜10g、鸡蛋30g）。

全日烹调用油20g，热能7098kJ（1690kcal）左右。

痛风患者的饮食治疗非常重要。在进行饮食治疗过程中，除了遵循低嘌呤膳食的原则之外，在食物的选择上还应注意选择具有特殊疗效功能的食物。

（赵　琼　孙　铮）

任务五　老年骨质疏松症患者的营养指导

扫码“学一学”

一、骨质疏松症概述

骨质疏松症是一种与衰老有关的常见病，以骨量减少和骨组织微结构破坏导致骨脆性增加为特征，其发生的主要原因是缺钙。老年人对钙的吸收能力下降，再加上肾功能降低又使1，25－二羟维生素D_3合成减少，同时骨骼中的钙丢失严重，因此，骨质疏松的发病率高，尤其是绝经后的老年女性由于雌激素分泌减少，骨质疏松的发生率是老年男性的4倍。骨质疏松症患者可在全身不同部位产生不同性质和程度的骨痛，尤其是腰背酸痛，其次为膝关节、肩背部、前臂、上臂、手指，甚至是髋部及双下肢。由于重力和韧带牵拉的作用，可使胸椎后突畸形，发生身高缩短、背曲加剧。由于骨脆性增加，老年人容易摔倒，在做转身、持物等日常动作时易发生骨折。

骨质疏松症按照病因可分为三大类型：原发性骨质疏松症、继发性骨质疏松症、特发性骨质疏松症。

（一）原发性骨质疏松症

是一种随年龄增长而出现的骨退行性病变，分为两型。

1. Ⅰ型 又称为绝经后骨质疏松症，好发于51～65岁绝经后女性，为高转换型骨质疏松，即为骨吸收和骨转换都很活跃，但骨吸收增加，小梁骨丢失大于皮质骨丢失，好发部位常见于脊柱和桡骨远端。

2. Ⅱ型 又称老年性骨质疏松症，多在65岁以后发生，为低转换型骨质疏松症，骨形成不足，小梁骨和皮质骨均呈同等比例减少，好发部位主要在椎骨和髋骨。

（二）继发性骨质疏松症

是由一些影响骨代谢的疾病，比如内分泌性疾病、白血病、长期卧床等或药物导致的骨质疏松。

（三）特发性骨质疏松症

好发于8～14岁青少年，多受遗传因素的影响，女性多于男性。

二、骨质疏松症的食物选择

对于骨质疏松症的老年人建议多食富含钙和维生素D的食物，如奶及奶制品、豆类及豆制品、虾皮、海带、芝麻、沙丁鱼、三文鱼、鲑鱼、鳜鱼、青鱼、鸡蛋、适量的畜禽鱼肉类、各种水果和蔬菜（含草酸高的除外）、各种坚果和种子等，最好保证饮食的多样化。含草酸高的菠菜、冬笋、茭白、洋葱头等尽量少食，食用时应先焯水。不食含磷高的肝脏和高磷酸盐添加剂的食品，不过多摄入咖啡及浓茶，养成坚持喝牛奶的习惯，每天饮250～500ml基本满足钙的需要，牛奶含钙高且易吸收。

三、骨质疏松症的营养指导

（一）充足的钙

钙是骨矿物质中最主要的成分，尤其对老年女性更要注意每日钙的摄入。钙最好的食物来源是奶及奶制品，如牛奶、羊奶等鲜奶，以及以其为主要原料经加工制成的各种食品，其钙含量丰富，而且吸收率高，是钙的最好来源。研究发现，排除其他钙补充剂等的干扰，摄入一定量的奶制品可以增加骨强度，尤其对老年女性，高摄入者的骨强度显著高于低摄入者，由此也说明奶及奶制品的摄入量与骨强度呈正相关。血脂高的老年患者可选脱脂奶；对于乳糖不耐受的老年人，可选酸奶、奶酪等一些特殊加工的低乳糖奶制品，或可食用一些烹饪得当带骨的小鱼、小虾、坚果类，有必要的情况下也可适当补充钙剂。当然补钙不是越多越好，一定要控制好补钙的量，总钙量不超过2000mg/d，过多会增加肾结石的发病风险。

（二）少食钠盐及高磷食物

高钠饮食可导致钙的重吸收减少，使尿钙排泄增多，呈现钙代谢负平衡。膳食磷的供给量是600mg/d，适宜的钙磷比例有利于钙的吸收利用，但磷摄入过多反而会影响维生素D的合成，减少肠钙吸收，增加骨质疏松的风险。值得注意的是一些食物在加工过程中会添加多种含磷的添加剂，导致食物中普遍含磷，所以人体也很少出现磷缺乏。

（三）适量的蛋白质

蛋白质可促进钙的吸收和储存，但要遵循适量原则，过量会导致钙的流失，建议摄入量占总能量的15%。牛奶中的乳清蛋白、蛋类中的白蛋白以及骨头里的骨白蛋白都含有丰富的胶原蛋白和弹性蛋白，是连接纤维和组织的重要物质，也是合成骨基质的重要原料。

（四）充足的维生素

维生素D可促进钙的吸收和利用，有利于防止骨质疏松的发生，推荐摄入量为每天10μg。适量多晒太阳可增加维生素D的合成。其次维生素A和维生素C促进骨基质中胶原蛋白和黏多糖的合成，应足量供给。日常生活中，可选择新鲜的水果和蔬菜，除了含维生素外，还富含多种矿物质、植物化学物及膳食纤维等，每周摄入250g水果就可以明显增加男性与女性的骨密度。必要时，可适当补充维生素制剂。

（五）大豆及豆制品

生活中常见的大豆包括黄豆、黑豆、青豆等，除了富含钙、维生素等，还有特殊的营养成分——大豆异黄酮。它可以和雌激素受体结合，表现出弱雌激素的作用，与成骨细胞内的雌激素受体结合，加强成骨细胞的活性，促进骨基质的产生、分泌和骨矿化过程，从而预防骨质疏松症的发生。大豆异黄酮属于纯天然食品成分，对于不适用于雌激素治疗或不愿接受雌激素疗法的骨质疏松症患者，可服用异黄酮，尤其对女性，大豆异黄酮还具有预防和保健的作用。

（六）合理烹饪

谷类或部分蔬菜中含酸性物质，可与钙结合形成不溶性钙盐从而降低钙的吸收，但可以在烹调过程中采取有效措施去除干扰钙吸收的因素。如大米中的植酸，淘洗过程中可先用适量温水浸泡，像面粉、玉米粉等可先发酵一段时间，使植酸水解。对草酸含量高的蔬菜，烹饪前可在沸水中焯一下水，这样可去除部分草酸。

四、骨质疏松症老年人营养食谱举例

早餐：馒头（小麦标准粉80g），牛奶300g，凉拌豇豆（紫豇豆100g）。

午餐：米饭（稻米110g），清蒸鲫鱼（鲫鱼100克），小白菜豆腐汤（小白菜100g、北豆腐100g），炝炒油菜（油菜150g）。

晚餐：米饭（稻米90g），豆腐干炒鸡胸肉（香干100g、鸡胸脯肉30g），冬寒菜鸡蛋汤（冬寒菜100g、鸡蛋40g）。

全天花生油25g。

该食谱提供能量2127kcal，蛋白质109g，脂肪60g，碳水化合物297g，钙1300mg。

（陈灿映）

任务六 老年肥胖症患者的营养指导

扫码"学一学"

中国老年人膳食指南（2016）核心推荐第三条是延缓肌肉衰减，维持适宜体重。老年人的体重与健康状况是密切相关的，体重过高或过低都会影响老年人的健康。体重不足可使机体抵抗力下降、易患营养缺乏病（如骨质疏松症、贫血、骨折、消瘦和虚弱等），引起较高的病死率。体重过重也会导致患各种慢性疾病的风险增加，如糖尿病、高血压、高脂血症、痛风等。因此建议老年人从膳食营养和运动方面采取积极的措施，保证适宜的食物，足够的营养素摄入和适宜的运动，需将体重维持在适宜范围内，从而预防营养不足或过多，提高健康水平。对于既往肥胖的老年人，应在专业人员的指导下，调整饮食、增加活动量，循序渐进地减轻体重。

肥胖症是指人体长期摄入热量多于消耗热量或机体代谢的改变而导致体内脂肪积聚过多，造成体重过度增长，并引起人体病理生理的一种多因素慢性代谢疾病。在世界范围内肥胖症发病率逐年增加，已成为世界范围内重要的公共卫生问题。随着年龄增加，饮食结构改变，运动量减少，劳动强度降低，老年人很容易发生超重和肥胖，因此老年人肥胖问题更应受到重视。2010~2012 年中国居民营养与健康调查结果显示，我国老年人群中肥胖率为 11.4%，其中城市 13.5%，农村 9.3%。60~74 岁年龄段老人的肥胖率明显高于 75 岁以上老年人，特别是 60~74 岁年龄段女性老年人群中肥胖问题更为突出。肥胖可引起高血压、糖尿病、冠心病、高脂血症、睡眠呼吸暂停、抑郁症、肿瘤、结石等与寿命及生活质量直接相关的疾病。特别是肥胖达到病态性肥胖时（BMI 超过 40），其死亡率会急剧增加。肥胖老年人如何降低体重已成为老年人日常保健工作的一个重要课题。

根据病因和发病机制的不同，肥胖可以分为单纯性肥胖和继发性肥胖两大类。单纯性肥胖占肥胖的 99%，是遗传与环境因素共同作用的结果。继发性肥胖占肥胖的比例仅为 1%，可由于甲状腺功能减退症、肾上腺皮质功能亢进症、性腺功能减退症、下丘脑 - 垂体炎症等疾病引起。

一、肥胖症的判断

目前肥胖症的判定主要根据标准体重和体质指数。标准体重可以参考国际推荐适用于东方人的标准体重计算方法：（男性）标准体重 =（身高 cm - 100）×0.9（kg）；（女性）标准体重 =（身高 cm - 100）×0.9（kg）- 2.5（kg）或 Broca 改良公式：标准体重（kg）= 身高（cm）- 105。如患者实际体重超过标准体重 10% 即为超重，超过 20% 即为肥胖症。更为常用的判定方法为体质指数（Body - Mass index，BMI），BMI = 体重（kg）/身高^2（m^2）。2001 年中国肥胖问题工作组通过大规模数据分析，确定成年人 BMI 18.5~23.9 为正常体重，BMI 24.0~27.9 为超重，BMI≥28 为肥胖。无严重病患老年人适宜体重的判断方法可与 60 岁以下的成年人相同，根据体质指数（BMI）进行判定。但若以成年人体质指数判断标准衡量老年人的消瘦或肥胖程度，可能会忽视老年人年营养不良和肌肉衰减问题，目前有多项国内外研究结果提示，老年人的 BMI 达到 21.0~26.9 最为适宜。此标准范围比成人更高一些，成人正常体重范围内较高一段和超重范围内较低一段 BMI 值对老年人来说都属适宜体重。这样的老年人骨密度较高，死亡率较低，而呼吸系统疾病、骨质疏松、糖尿病、心、脑血管疾病发生率较低。另外，由于中国人肥胖多有体型小、指数小、肚皮大的特点，对于 BMI 正常或不是很高者，男性腰围 < 85cm、女性腰围 < 80cm 为正常，男性腰围≥85cm 和女性腰围≥80cm 以上者为腹型肥胖。

二、肥胖症患者的食物选择

（一）宜用食物

限量选取谷类，鼓励食用杂粮，限量食用畜禽类瘦肉、蛋、鱼、奶、豆类。多选用蔬菜、水果、果胶、魔芋等低能量食物。

（二）忌（少）用食物

富含饱和脂肪酸的食物如肥肉、猪牛羊油、黄油、奶油、棕榈油、椰子油等，各类煎炸食品；富含精制糖的糖果、糕点、饮料等。

三、肥胖症患者的营养指导

肥胖症的综合治疗包括行为治疗、营养治疗、运动治疗、心理治疗、药物疗法等，其中营养治疗是综合治疗的基础。只有长期坚持正确、全面的营养治疗，改变不良的生活方式与生活习惯，做好平衡膳食，此基础上增加运动，才能达到治疗目的。

（一）营养治疗的目的

肥胖症是因长期能量摄入超过能量消耗所引起的结果，营养治疗的目的是在保证蛋白质、矿物质和维生素等各种营养素供给的前提下，控制能量摄入，为机体制造一个能量“负平衡”状态，使体重按适宜的速度逐步降低，以接近理想体重或合理状态。肥胖的营养治疗是一个长期的过程，需根据体重变化及机体的反应随时调整饮食治疗方案，患者必须自愿接受治疗并持之以恒，才能获得较满意的疗效。

（二）营养治疗原则

1. 控制能量摄入　膳食所供能量必须低于机体的耗能量，即低能量膳食。每日能量摄入控制在 1000～2000kcal，每餐吃七八分饱。老年超重者可按正常人所需能量的 70%～80%供给，肥胖者可按 50%～70%供给。但每日每人的膳食所供能量至少应为 1000kcal，这是最低安全水平，也是能较长时间坚持的最低水平。

2. 限制碳水化合物　碳水化合物是主要能源物质之一，其所供能量占膳食总能量40%～60%为宜，以维持机体器官的能量代谢，防止酮症的发生。应坚持复杂碳水化合物膳食，少用果糖、麦芽糖等。主食可选择杂粮粥，如绿豆、红豆、玉米、燕麦杂粮粥，既含有较多的膳食纤维，也减少了能量摄入，还有利于老年人的血糖平稳。碳水化合物的量过高或过低，都将影响机体的代谢。要严格控制低分子糖类摄入及晚餐后和睡前的碳水化合物摄入。

3. 保证蛋白质供给　采用低能量膳食的中度以上肥胖者，蛋白质供能应控制在总能量20%～30%。要保证优质蛋白质的供给，多选用鱼类、瘦肉类、奶类、豆制品，使优质蛋白质占 50%。在严格限制膳食能量供给的情况下，蛋白质过多摄入将会导致肝、肾功能损伤。

4. 严格控制脂肪摄入　脂肪供能宜为总能量的 20%～25%，尤其要控制饱和脂肪酸的摄入，同时每日胆固醇的供给量应低于 300mg，尽量使用富含脂溶性维生素和必需脂肪酸的植物油。应尽量少吃或不吃油炸食品及动物内脏类食品，减少烹调油、肥肉、动物油脂等含饱和脂肪酸和胆固醇多的动物脂肪的摄入。

5. 补充维生素、矿物质　肥胖症患者的低能膳食易引起维生素和矿物质的缺乏。应根据具体情况予以补充。新鲜的蔬菜、水果富含无机盐、维生素、膳食纤维和水分，且属于低能量食物，既能增加饱腹感，又可预防便秘，可多选用。必要时可适量补充维生素和无机盐制剂，以防缺乏。但食盐摄入过多可能造成肥胖症患者血压波动，还可能刺激食欲，增加摄食量。故肥胖症患者每日食盐摄入量应控制在 3～5g。

6. 少喝含酒精饮料　因酒不利于脂肪和糖代谢，能量高且营养素含量少，故应尽量少饮或适量饮酒，提倡戒酒。

7. 水分　水分每日摄取量不少于 1000ml，根据各人的肥胖程度与肾功能情况酌情提供。

8. 养成良好的饮食习惯和积极运动 严格执行合理的膳食制度如一日三餐、定时定量、食物多样化、不挑食偏食，少吃零食、甜食等。积极并坚持适量运动，步行是肥胖老年人最好的健身方式，走路时挺胸抬头，两臂摆动，一日以每分钟走 90 步的速度每天走路 1～2 小时，可分次完成，每次不少于 15 分钟，以增加能量消耗，减少体脂。运动治疗和营养治疗相结合才能有效的促使能量负平衡，达到减肥的目的。

9. 有恒心、有毅力 减重不能急于求成，不能求快。每周称一次体重，如果测得体重比上一周低，则说明上一周控制体重措施有效。要有耐心，适时调整饮食和运动方案，直至体重达到健康体重范围。

四、肥胖老年人低能量饮食营养食谱举例

早餐：豆浆 250g，玉米面花卷 50g，拌黄瓜 200g。

午餐：荞麦米饭（稻米 80g、荞麦 20g），清蒸鲈鱼 100g，素菜汤（豌豆尖 150g），烧冬瓜 200g，大豆油 5g，酱油 2g。

晚餐：玉米糁米饭（稻米 80g、玉米糁 20g），青笋烧兔（青笋 150g、兔肉 150g），炒生菜 200g，大豆油 10g，酱油 2g。

总能量 5. 8MJ（1399. 5kcal），蛋白质 80. 3g，脂肪 27. 8g，碳水化合物 207. 7g。

（刘　玲）

任务七　老年消瘦患者的营养指导

扫码“学一学”

越来越多的研究表明，体重是健康的晴雨表，适宜体重有利于维护健康。现代食物供应日益丰富的同时，日常活动量却在不断减少，超重肥胖是成年人健康的极大隐患。因此，很多人都非常接受“千金难买老来瘦”的说法，认为老年人瘦是好事，有利于减少或延缓各种慢性疾病的发生发展。最新研究表明，对于老年人，消瘦可能是身体弱、抵抗力下降、健康状态不佳的表现；特别是短期内非自主性的体重下降，可能隐藏着许多健康隐患。拥有健康体重的老年人患各种疾病的危险性小于消瘦和肥胖的老年人，体重过低或过高都会影响身体健康。过度消瘦反映机体可能患有某些消耗性疾病，机体营养不良，免疫力低下，疾病易感性增加。2012 年中国居民营养与健康调查的数据显示，60 岁以上农村老年人低体重营养不良率时 8. 1%，是 45～59 岁中年人的 2 倍多。由此可见，千金难买老来瘦的说法并不科学，老年人要高度重视自己的体重变化情况，及时发现营养不良问题。

一、消瘦的判断

无严重病患老年人适宜体重的判断方法与 60 岁以下的成年人相同，可根据体质指数（BMI）进行判定。中国营养学会建议，成人 BMI 正常值为 18. 5～23. 9，＜18. 5 为消瘦，≥24 为超重，≥28 为肥胖。但若以成年人体质指数判断标准衡量老年人的消瘦程度，未从降低营养不良风险和死亡风险的角度考虑，可能会忽视老年人营养不良和肌肉衰减问题，目前有多项国内外研究结果提示，老年人的 BMI 达到 21. 0～26. 9 最为适宜。此标准范围比成人更高一些，这样的老年人骨密度较高，死亡率较低，而呼吸系统疾病、骨质疏松、糖

尿病、心、脑血管疾病发生率也较低。美国学者在对600万人进行了一项40年的追踪调查后发现，稍胖者（超过标准体重10%～15%）寿命最长，死亡率最低。在澳大利亚老年人膳食指南中提到，“不同年龄和体质指数不抽烟的健康白人总死因相对危险性”研究显示，在20岁以上各年龄组成人中，以BMI接近22者心血管疾病死亡和总死亡相对危险性最小；在65岁以上老年人中，以BMI 22.0～24.9者总死亡危险性最小。一项队列研究纳入了19篇总共包括1141609例50岁以上亚洲人群、平均随访9.2年的荟萃分析发现，BMI在22.6～27.5死亡风险最低；正常体重偏低（BMI 20.1～22.5）或不足（BMI 17.6～20.0）引起死亡风险分别增加9%和35%；超重和肥胖（BMI 27.6～30.0）的死亡风险增加7%。另一项对韩国老人的研究也发现，BMI在21.0～27.4之间的全死因死亡风险最低，BMI更高或更低都会增加死亡风险。

中国营养学会在《中国老年人膳食指南（2016）》中建议，老年人的健康体重以体质指数（BMI）来衡量，目前认为我国老年人适宜BMI为21.0～26.9，即老年人BMI低于21.0为消瘦，又称体重过低或体重不足。

二、消瘦的原因及危害

老年人味觉减退、嗅觉减退、对食物失去兴趣，牙齿残缺、牙龈出血、咀嚼能力下降，还有服用药物导致胃肠功能紊乱，经常腹泻，以及肿瘤、慢性肝、肾疾病等都会使得老年人的食物下降、消化吸收障碍，导致营养素摄入不足，机体消耗增加，体重下降。消瘦可对老年人健康造成以下危害。

（一）增加疾病的易感性

体重低下者常伴有机体负氮平衡，抗体合成减少，免疫功能和抵抗力下降，人体对疾病易感性增高，易患各种急性和慢性传染病。

（二）伤口愈合缓慢

当机体大面积伤口愈合时，需要较多的能量和蛋白质，饮食中往往不能提供所需的全部营养。因此，缺乏营养素储备的消瘦者，组织修复和愈合过程缓慢，如长期卧床的消瘦老年人，皮肤压疮难以愈合，更易感染。

（三）容易骨折

在一定范围内，体重与骨密度呈正比，消瘦者骨密度低，骨折率上升。

（四）应激承受能力下降

应激状态（如环境变化、饥饿、劳累、外伤、外科手术）对于体重正常者，可通过增加激素分泌，调动体内储备，调节代谢活动以适应应激状态，而消瘦者对这些应激承受能力明显降低。

（五）对炎热和寒冷适应力降低

瘦弱者缺少脂肪来维持正常体温，可能出现怕冷怕热，伏暑和寒冬患病风险增加。

（六）活动能力减弱

消瘦的老年人没有足够的能量储备，稍有活动就自觉劳累乏力，且疲劳也不易恢复，往往不能坚持参加正常的生活活动，动作缓慢，步履蹒跚，精神憔悴，上下楼梯非常吃力，特别容易摔跤，更不能完成各种运动。

（七）疾病承受能力降低

患急、慢性疾病时，消瘦者因缺乏储备脂肪，只能动用组织蛋白分解供能，抵抗力降低，身体耐受力降低，引起死亡率增加。

三、消瘦患者的营养指导

消瘦老年人首先要积极治疗相关疾病，其次可以试用以下方法来增加体重。

1. 增加餐次 除一日三餐外，可增加2～3次间餐。除了应多给予老年人关怀和照顾外，还应通过增加餐次和食物品种来增加食物摄入量。

2. 保证优质蛋白质食物的供给 给予足量的动物性食物，如奶、蛋、鱼、虾、禽肉、猪牛羊肉等动物性食物含有消化吸收率较高的优质蛋白质和多种微量营养素，对维持老年人体重和肌肉合成量十分重要。建议老年人每天吃畜肉类50g，鱼虾禽类50～100g，奶类300g，豆制品（折合大豆）15g。需注意的是，蛋白质的摄入宜均匀分配至三餐，每餐应有优质蛋白质，如早餐食用牛奶、鸡蛋、豆类等，中餐晚餐可食用畜肉、禽肉、鱼、蛋等，不宜将大量蛋白质集中在一餐食用。

3. 多吃海鱼、海藻等富含n－3多不饱和脂肪酸的食物。

4. 适量运动 运动可增进食欲，有助于食物的消化吸收，特别是户外活动，多晒太阳，并适当增加动物肝脏、蛋黄等维生素D含量较高食物的摄入。

5. 鼓励增加深色蔬菜和水果以及豆类等富含抗氧化营养素食物的摄入，如果摄入不足，可适当补充多种抗氧化营养素补充剂。

6. 适当吃点零食 可选择能量较高，喜欢吃的零食，如牛奶、坚果、含糖分较高的水果、饼干、蛋糕等作为零食，但若有糖尿病要注意碳水化合物的选择。

7. 心平气和 注意调节心情，保持心态平和，保证睡眠时间充足。

8. 经常监测体重变化 每周（至少每月）要测一次体重，及时调整和认真执行增重计划。

四、消瘦老年人营养食谱举例

早餐：二米粥（小米20g、大米50g），牛奶150g，水煮鸡蛋（鸡蛋60g），凉拌豆干（香干100g）。

加餐：香蕉200g。

午餐：二米饭（小米80g，稻米80g），清蒸鲫鱼（鲫鱼100克），小白菜豆腐汤（小白菜100g、北豆腐100g），炝炒油菜（油菜150g）。

加餐：葡萄干20g。

晚餐：米饭（稻米70g），香菇炒鸡胸肉（干香菇10g、鸡胸脯肉50g），冬寒菜汤（冬寒菜100g）。

全天花生油25g。

该食谱提供能量2129kcal，蛋白质98g，脂肪64g，碳水化合物303g，钙1255mg。

（刘　玲）

扫码“学一学”

任务八　老年便秘患者的营养指导

随着我国逐渐步入老龄化社会，同时受生活节奏、饮食习惯的改变和社会—心理等因素的影响，慢性便秘的发病率呈现出逐年升高的趋势。在中国，普通人群中60岁以上老年人慢性便秘患病率为11.5%，大于85岁人群患病率达19.5%。慢性便秘虽然极少危及生命，但亦严重影响了老年患者的身心健康和生活质量，每年都会耗费大量的卫生资源及医疗经费。目前老年人慢性便秘的治疗主要以各种类型泻剂为代表的药物治疗为主，但由于长期用药所导致的副作用如肠道损伤、药物依赖，及较重的经济负担，使非药物治疗特别是膳食营养指导越来越得到人们重视。

一、概述

便秘是一种症状，指排便次数减少，粪便干硬和（或）排便困难，排空不畅。正常人每日排便1~2次或1~2日排便1次，便秘患者常常2~3天解一次便，或每次排便异常困难，粪质硬结、量少，甚至便如羊粪，排便时肛门直肠堵塞感、需要手法辅助排便以及排便不尽感等。慢性便秘是指便秘的病程至少6个月以上。需要注意的是，一些便秘的老年患者常因粪便渗漏而被误诊为“大便失禁”，实际是患者粪便未排尽，粪块嵌塞在直肠壶腹部，久之导致壶腹部扩张、直肠括约肌松弛，粪块上部稀便自粪块周围间断或持续下泻，即表现为大便失禁。若在此时对患者使用止泻剂治疗，将会使肠道阻塞的情况继续恶化。

（一）便秘病因

1. 年龄因素　老年人便秘的患病率较青壮年明显增高，其原因是随着年龄的增加，老年人的体力活动和食量明显减少，胃肠道分泌消化液减少，肠道的张力和蠕动减弱，腹腔及盆底肌肉乏力，肛门内外括约肌减弱，胃结肠反射减弱，直肠敏感性下降，使食物在肠内停留过久，水分过度吸收引起便秘。此外，高龄老年人常因老年性痴呆而失去排便反射，引起便秘。

2. 饮食因素　老年人牙齿脱落，喜吃低渣精细食物，杂粮粗粮、蔬菜水果吃得少；或少数老年人图方便省事，饮食品种单一，缺粗纤维，使粪便体积缩小，黏滞度增加，在肠内运动减慢，水分过度吸收而致便秘。此外，老年人由于进食少，食物热量低，胃肠通过时间减慢，亦可引起便秘。

3. 活动减少　老年人由于某些疾病和肥胖因素，致使活动减少，特别是因病卧床或坐轮椅的患者，因缺少运动性刺激以促进肠道蠕动推动粪便的运动，往往易患便秘。

4. 排便习惯和心理因素　有些老年人没有养成定时排便的习惯，常常忽视正常的便意，或因某些原因不方便及时排便而抑制便意，致使排便反射受到抑制而引起便秘。另外，患抑郁、焦虑、强迫症等心理障碍者易出现便秘。

5. 肠道病变　肠道的病变有炎症性肠病、肿瘤、疝、直肠脱垂等，此类病变导致功能性出口梗阻引起排便障碍。

6. 药物因素　由于长期使用泻剂，尤其是刺激性泻剂，造成肠道黏膜神经的损害，降低肠道肌肉张力，反而导致严重便秘。此外，引起便秘的其他药物还有如鸦片类镇痛药、抗胆碱类药、抗抑郁药、钙离子拮抗剂、利尿剂等。

（二）便秘分类

1. 弛缓型便秘　弛缓型便秘又叫低紧张性便秘或习惯性便秘，患者由于排便动力缺乏而引起便秘，是慢性便秘中最常见的，许多原因不明的便秘都属于这个类型。弛缓型便秘主要表现为便意淡漠，大便间隔时间长，排出困难，有时还会伴随有腹胀、食欲不振、头晕乏力等全身症状。年老体弱、长期卧床、肥胖、多次妊娠等导致肌肉松弛而引起，还可以因食量少、膳食纤维缺乏及饮水不足、缺乏 B 族维生素等引起。

2. 痉挛性便秘 痉挛性便秘属于功能性便秘，是因肠道神经末梢刺激过度，使肠壁肌肉过度紧张或痉挛收缩，肠腔过于狭窄，使大便无法通过而致的便秘，其表现为患者排便时盆底肌紧张收缩痉挛，患者有进行性加重的排便困难，在排便时需过度用力，往往越用力粪便排出越困难。痉挛性便秘发生的原因有精神因素，滥用泻药、调味品或吸烟过多，过多的摄入粗糙食物，饮浓茶、咖啡和酒引起自主神经功能亢进等。

3. 梗阻性便秘 梗阻性便秘多属于器质性便秘，它是由于肠内或肠外的机械性肠梗阻，使肠内容物运行障碍所引起。肠内梗阻常见于结肠癌、增殖型肠结核、不完全性肠套叠、肠扭转或结肠狭窄及其他原因所致的肠道梗阻。比如肿瘤引起的便秘，一般粪便会发生形状的改变，并且会伴随有脓血和黏液。

二、便秘的食物选择

（一）弛缓性便秘的食物选择

多供给含粗纤维的食物，刺激肠道，促进胃肠蠕动，增加排便能力；多食用富含 B 族维生素的食物，它们可促进消化液分泌，维持和促进肠蠕动，有利于排便。如粮食类：全麦及其制品、燕麦、高粱、荞麦、大豆、玉米、红薯等；水果类：苹果、香蕉、草莓、柑橘等；蔬菜类：魔芋制品、菠菜、芹菜、油菜、韭菜、莜麦菜、白萝卜等。

（二）痉挛性便秘的食物选择

减少肠道刺激，采用无粗纤维的低渣饮食；饮食可由低渣半流质膳食改为低渣软食，少食蔬菜水果、适当增加脂肪摄入量，脂肪有润肠作用，能增加肠蠕动，但不宜过多，每天不超过 50g；多饮水，禁食刺激性食物，保持粪便中水分充足，有利于通便。

（三）梗阻性便秘的食物选择

明确病因，如果是由器质性病变造成的便秘，应首先治疗原发疾病，去除病因；若为不完全梗阻，可考虑给予清流质；严重梗阻患者，可最低限度地控制食物残渣，其余营养素由静脉供给。

三、便秘的营养指导

以老年人最常见的弛缓性便秘为例，从饮食和运动等方面考虑，老年人可以采取以下措施减缓便秘。

1. 增加富含膳食纤维的食物 多吃全谷物和薯类，增加蔬菜、菌藻类和水果摄入。需要注意的是，对消化功能减弱的老年人而言，过多的粗纤维不利于消化吸收，可能会造成老年人腹胀不适。可将全谷物研磨成粉加入主食，或使用豆浆机、破壁机将其打成浆糊状食用；食用水果也需将膳食纤维丰富的果肉食用，而只饮滤去果渣的果汁则会减少膳食纤维的摄入量。

2. 增加饮水，养成定时饮水的良好习惯 每天清晨饮 1 杯温开水或蜂蜜水可刺激胃结肠反射，促进肠蠕动。但对于存在心脏及肾脏方面疾病的老年患者，过多增加水分摄入可能与其本身疾病相冲突，故不要盲目大量饮水。

3. 多吃富含益生菌的发酵食物，如酸奶，维持健康的肠道菌群。

4. 油脂具有润肠通便的作用，适当增加花生油、芝麻油或含油脂较高的芝麻、葵花籽、核桃的摄入；可将这些坚果研磨成粉加入主食或奶制品中食用，以提高消化吸收率。

5. 少食辛辣刺激食物。

6. 尽可能做到定时排便　2016年欧洲国家共同发布的《老年人便秘：共识声明》中建议：大便应从容不迫的进行，患者应在有便意时及时排便，为了更有效地利用胃结肠反射，便秘患者应尝试在晨起后或餐后半小时内上厕所并养成习惯。排便时，患者应给予足够的时间及私人空间，厕所应安静并带有门。行动受限的老年患者在想要排便时，应能及时得到帮助。另外有研究表明，在老年人中踏脚凳的使用可以加快大便通过肛管的速度，为了避免痔疮的发生，大便时间应控制在5~10分钟，使用踏脚凳来纠正肛门直肠角，做深呼吸，避免过分用力等。

7. 适当增加与老年人身体情况相匹配的运动，可能对部分老年便秘患者有帮助，如散步、打太极拳、练操、广场舞等，避免久坐。

8. 停用可能导致严重便秘的药物，在专科医师的指导下用其他治疗方案替代。

四、习惯性便秘老年人营养食谱举例

早餐：牛奶燕麦粥（牛奶150g、燕麦30g），金银卷（玉米面50g、标准粉20g），水煮鸡蛋（鸡蛋60g），拌菠菜（菠菜50g）。

午餐：二米饭（大米70g、玉米糁10g），香菇油菜（干香菇20g、油菜100g），魔芋红烧鸡块（魔芋粉20g、鸡70g），鱼丸小白菜汤（鱼丸30g、小白菜150g）。

午点：酸奶一杯（酸奶160g）。

晚餐：荠菜馄饨（荠菜50g、标准粉80g、猪瘦肉20g），胡萝卜小米面煎饼（胡萝卜80g、小米面20g），素炒三丝（杏鲍菇20g、干黑木耳10g、红彩椒20g）。

全天花生油25g，盐5g。

该食谱提供能量1746kcal，蛋白质74g，脂肪51g，碳水化合物263g，膳食纤维44g。

（刘　玲）

任务九　老年慢性肾脏病患者的营养指导

扫码“学一学”

慢性肾脏病（chronic kidney disease，CKD）是指经肾活检或检测肾损伤标志物证实的肾脏损伤或肾小球滤过率（GFR）持续 $<60ml/(min \cdot 1.73m^2)$ ≥3个月。肾损伤的阳性指标包括血、尿成分异常或影像学检查异常。慢性肾脏病不仅包括肾小管间质性疾病、遗传性肾炎以及原发性肾小球肾炎等传统肾脏疾病，同时还包括由于各种继发因素导致的肾功能损害等肾脏疾病。慢性肾脏病的分期见表3-10。慢性肾脏病进展具有较大差异，有时可长期相对稳定，亦可缓慢进展，而患者出现肾小球滤过率下降时，其肾损害呈进行性发展，有时呈快速进展或急剧恶化，严重危害健康。营养疗法在改善CKD患者营养状况、提高患者生活质量及预后方面，有重要作用。正确应用营养疗法，对保护肾功能、延缓CKD病程进展和改善患者预后均有明显益处。

表3-10 慢性肾脏病的分期

分期	描述	GFR ml/(min·1.73m²)	说明
1	肾损伤指标（+），GFR正常	≥90	GFR无异常，重点诊治原发病
2	肾损伤指标（+），GFR轻度降低	60~89	延缓CKD进展，降低心血管病风险
3	GFR中度降低	30~59	延缓CKD进展，评估治疗并发症
4	GFR重度降低	15~29	综合治疗，治疗并发症
5	肾功能衰竭	<15或透析	透析前准备及透析

一、慢性肾脏病相关的营养因素

（一）能量

肾脏病患者营养不良发生率较高，供给充足的能量才能保证蛋白质和其他营养素的充分利用。肾脏病患者由于易发生各种代谢紊乱，胃肠道消化吸收功能也受到影响，故能量摄入应同时适合营养不良和保护肾功能的需要，以达到和维持目标体重为准。目标体重可以参考国际推荐适用于东方人的标准体重计算方法：（男性）标准体重=［身高（cm）-100］×0.9（kg）；（女性）标准体重=［身高（cm）-100］×0.9（kg）-2.5（kg）。当体重下降或出现其他营养不良表现时，还应增加能量供给。对于CKD 4期~5期患者，在限制蛋白质摄入量的同时，能量摄入需维持在146kJ（35kcal）/(kg·d)（年龄≤60岁）或126~146kJ（30~35kcal）/(kg·d)（年龄>60岁）。再根据患者的身高、体重、性别、年龄、活动量、饮食史、合并疾病及应激状况进行调整。

（二）蛋白质

肾功能不全时，蛋白质代谢产物排泄障碍，血尿素聚集。为了降低血尿素的生成，减轻肾脏负担，主张用低蛋白饮食治疗，高蛋白饮食可引起肾小球高灌注、高滤过、高压力，更加重肾小球血管的硬化，减少滤过面积，促进肾脏功能的恶化。根据肾功能不全时蛋白质和氨基酸代谢的特点，血液中必需氨基酸浓度下降，非必需氨基酸水平升高。所以，营养治疗应尽量减少植物蛋白质，而供给优质蛋白质如牛奶、鸡蛋、瘦猪肉、鱼虾、鸡肉等，亦可选择大豆蛋白。CKD 1期~2期患者，不论是否患有糖尿病，蛋白质摄入推荐量为0.8~1.0g/(kg·d)。对于CKD 3期~5期没有进行透析治疗的患者，蛋白质摄入推荐量为0.6~0.8g/(kg·d)。血液透析及腹膜透析患者，蛋白质摄入推荐量为1.0~1.2g/(kg·d)，当合并高分解代谢急性疾病时，蛋白质摄入推荐量增加到1.2~1.3g/(kg·d)。其中至少50%来自优质蛋白质。可同时补充复方α-酮酸制剂0.075~0.12g/(kg·d)。再根据患者的体重、年龄、饮食史、合并疾病及应激状况进行调整。

（三）脂肪

慢性肾脏病患者可能发生脂肪代谢紊乱而发生高血脂，所以也应控制脂肪的摄入量，减少饱和脂肪酸，不吃肥肉和荤油，每天烹调油不超过25g。CKD患者每日脂肪供能比25%~35%，其中饱和脂肪酸不超过10%，反式脂肪酸不超过1%。可适当提高n-3脂肪酸和单不饱和脂肪酸摄入量。

（四）碳水化合物

在合理摄入总能量的基础上适当提高碳水化合物的摄入量，碳水化合物供能比应为

55%～65%。有糖代谢异常者应限制精制糖摄入。

（五）矿物质

钠主要从肾脏排泄，肾功能正常情况下，对钠摄入量的变化有较强的调节作用。肾小球滤过率下降时，血压对氯化钠的敏感性增加，过多的钠可使血压升高，增加血容量，加重心肾负担，使肾脏功能恶化。氯化钠的供给量应根据肾功能、浮肿程度、血压和血钠水平而定，一般控制在3～5g，包括食盐、酱油、咸菜和熏制食品中的食盐。90%的钾从肾脏排出，肾脏是维持血钾平衡的主要器官。当肾功能不全，肾小球滤过率下降时，则无法维持血钾的正常。同时，肾脏对摄入钾量十分敏感，在少尿期如突然增加钾的摄入量，可因高血钾症而造成死亡。当CKD患者出现高钾血症时应限制钾的摄入，应低于1.5～2.3g/d，限食水果和果汁、蔬菜和菜汁类。每日尿量>1000ml和使用利尿剂者，钾的摄入量可正常，每日尿量>1500ml，应监测血钾，及时补充钾。当出现贫血时，应补充含铁量高的食物。其他微量元素以维持血液中正常范围为宜，避免发生血液电解质异常。限制食物中磷的摄入，适当提高钙的摄入，磷每日摄入量应低于800mg，钙每日摄入量不应超过2000mg。

（六）维生素

长期接受治疗的CKD患者需适量补充天然维生素D，以改善矿物质和骨代谢紊乱。必要时可选择推荐摄入量范围内的多种维生素制剂，以补充日常膳食之不足，防止维生素缺乏。

（七）膳食纤维

根据每日摄入能量，推荐膳食纤维摄入量14g/4180kJ（1000kcal）。

（八）液体

CKD患者出现少尿（每日尿液量小于400ml）或合并严重心血管疾病、水肿时需适当限制水的摄入量，以维持出入量平衡。

二、慢性肾脏病的食物选择

1. 限制米类、面类等植物蛋白质的摄入量，采用小麦淀粉（或其他淀粉）作为主食部分代替普通米类、面类，将适量的奶类、蛋类或各种肉类、大豆蛋白等优质蛋白质的食品作为蛋白质的主要来源。

2. 可选用的食品包括马铃薯、白薯、藕、荸荠、澄粉、山药、芋头、南瓜、粉条、菱角粉、粉丝、凉粉、凉皮、藕粉等富含淀粉的食物替代普通主食。也可选用低磷、低钾、低蛋白质的米类、面类食品替代普通主食。

3. 当病情需要限制含磷高的食品时，应慎选动物肝脏、坚果类、干豆类、各种含磷的加工食品等。多选用新鲜肉食，不喝肉汤或骨头汤或先将肉用水煮一下，倒掉肉汤后再食用，可减少磷的摄入，富含磷的食物见表3－11。

表3－11　富含磷的食物　　单位：mg/100g食物

食物	含磷量	食物	含磷量	食物	含磷量
酵母（干）	1893	曲拉	1135	葵花籽	564
口蘑	1655	芝麻酱	626	虾皮	582
小麦胚芽粉	1168	可可粉	623	凤尾鱼	498
南瓜子仁	1159	黑大豆	500	牛肉干	464

4. 当病情需要限制含钾高的食品时，应慎选水果、马铃薯及其淀粉、绿叶蔬菜等。当患者能量摄入不足时，可在食物中增加部分碳水化合物及植物油摄入以达到所需能量。先将绿叶蔬菜浸于大量清水中半小时以上，然后倒掉水，再放入大量开水中灼热；高钾的根茎类蔬菜如马铃薯等，应先去皮，切成薄片，浸水后再煮；推荐多吃瓜类汤，如冬瓜、丝瓜等它们所含的钾比绿叶菜汤低，用蔬菜煮汤均含钾质；市面上出售代盐及无盐酱油含大量钾，不宜多用。

三、慢性肾脏病的营养指导

（一）平衡膳食

在适当限制蛋白质摄入的同时保证充足的能量摄入以防止营养不良发生。选择多样化、营养合理的食物。

（二）合理计划餐次及能量、蛋白质分配，定时定量进餐

早、中、晚三餐的能量可占总能量20% ~30%、30% ~35%、30% ~35%。均匀分配三餐食物中的蛋白质。为保证摄取能量充足，可在三餐间增加点心，占总能量的5% ~10%。

（三）膳食计划个体化及营养教育

应根据患者生活方式、CKD分期及营养状况、经济条件等进行个体化膳食安排和相应的营养教育。

四、慢性肾功能衰竭老年人低蛋白饮食营养食谱举例

早餐：牛奶200g，麦淀粉蒸饼50g。

加餐：苹果100g。

午餐：苦瓜炒蛋（苦瓜200g、鸡蛋55g），冬瓜粉丝汤（冬瓜200g、干粉丝20g），麦淀粉蒸饼100g，米粥（大米25g），大豆油20g，酱油2g。

加餐：鸭梨100g。

晚餐：麦淀粉蒸饺（麦淀粉100g、西葫芦200g、瘦猪肉25g），大豆油20g，酱油2g。

总能量8.2MJ（2030kcal），蛋白质27.0g（5.5%），脂肪65.2g（29.7%），碳水化合物320.7g（64.8%），维生素C105.9mg，钠423.3mg，钾1306.8mg。

（刘　玲）

任务十　阿尔茨海默病患者的营养指导

扫码“学一学”

一、阿尔茨海默病概述

阿尔茨海默病是一种以认知功能缺损为核心症状的慢性或进行性综合征，通常是认知功能（即处理思想的能力）出现比正常年老过程更严重的衰退。它会影响记忆、思考、定向、语言、计算、学习、理解和判断能力。认知能力损伤通常伴有情感控制能力、社会行为和动机衰退，或晚于上述几种状况出现，其程度足以干扰日常生活能力或社会职业功能。

阿尔茨海默病的发病机制复杂，病因尚不明确，对每位患者的影响方式不同，取决于

疾病影响和患者得病前的个人情况。与此病相关的体征和症状可大致分为3个阶段。

1. 早期　由于阿尔茨海默病是逐步发病，其早期常被忽略。常见症状包括：健忘，失去时间感，在熟悉的地方迷路，没有时间概念，在做决定和处理个人钱财方面有困难，做复杂的家务有困难。情绪和行为可能变得很被动，缺乏动力，对往常的兴趣爱好失去兴趣；莫名感到抑郁和焦虑；甚至出现情绪异常激动或具有攻击性。

2. 中期　随着病情发展到中期，症状和体征更为清晰，对患者的限制更大，常见症状包括：对最近发生的事和人名健忘，在家里或社区迷路，日常生活需要帮助（即如厕、洗漱、穿衣），无法独自安全生活。行为发生改变，经常徘徊、反复问问题、大声喊叫、缠人、睡眠紊乱、幻觉（看见不存在的东西或听见不存在的声音），甚至表现出行为举止不当（如攻击行为）。

3. 晚期　阿尔茨海默病患者晚期近乎完全依赖他人照顾，自理能力完全丧失，记忆障碍非常严重，症状表现更为明显。常见症状包括：无法感知时间和地点，不认识亲戚、朋友和熟悉的物品，无人帮助时不会进食，大小便失禁，甚至不会走路或只能坐轮椅或卧床。行为发生改变，比如对照料者发生攻击行为、非言语性激越（踢人、打人、尖叫或呻吟）。

二、阿尔茨海默病的食物选择

对于阿尔茨海默病患者，饮食可作为一种干预措施，影响其病情的发生发展和患者的生存质量。研究发现，均衡适量的营养摄入能够预防认知功能衰退，过度营养或营养不足都可能引起认知功能衰退，因此要适当限制热量的摄入，每日摄入热量要与消耗的热量保持平衡，饮食不宜过饱。其次发现患有认知功能障碍的老年人多偏向于进食大量高脂、高糖、高蛋白及精制食品。所以建议老年人应低脂肪饮食，以植物油为主，有条件的家庭可选用橄榄油；蛋白质摄入以优质蛋白为主，比如鸡蛋、鱼、瘦肉；多食用植物性食物，如蔬菜、水果、豆类、全麦食品等，也可适量饮茶，常喝绿茶，这些食物中的某些营养素及抗氧化剂可起到预防阿尔茨海默病及认知功能减退的作用；多吃核桃、松子、枸杞子、莲子、山药、山芋、海带、紫菜等。避免一些可能损害智力的食物，比如糖精及高糖食品，这类食物多食可导致末梢神经炎和大脑受损；含铅和含铝的食品，如爆米花、薯片、虾条等膨化食品，铅及其化合物进入人体后，可以通过血脑屏障进入中枢神经系统，侵害大脑海马回和大脑皮质，铝也会影响人的大脑细胞和神经系统；少吃油条、油饼、麻花等油炸食品；减少像粉条、粉丝、粉皮、凉皮、凉粉等高淀粉含量的食物摄入。

三、阿尔茨海默病的营养指导

营养指导的目的是根据痴呆的程度，给予合理的营养补充，来延缓阿尔茨海默病的病理进展和维持各器官组织的正常功能。

（一）增加蛋白质的供应

阿尔茨海默病患者需要蛋白质每日每千克体重1～1.5g，生物价值高的动物性优质蛋白要保证占总蛋白的50%左右，喜欢素食的老年人，可补充大豆及豆制品，每日不低于60g。

（二）减少脂肪、糖类的供给

脂肪的供给量要求控制在总能量的20%～25%，每日50～60g，但对某些心血管疾病患者可适当减少。其中包含烹饪用油和食物中所含油脂，针对阿尔茨海默病患者，建议选用含亚油酸丰富的大豆油、玉米油、亚麻籽、橄榄油等植物油，少食或不食动物油脂，减少饱和脂肪酸和反式脂肪酸的摄入。减少糖类的供给，供能控制在总能量的50%～65%。

（三）增加维生素的摄入

研究发现阿尔茨海默病患者维生素A、维生素B_1、维生素B_2、维生素B_{12}、维生素C、叶酸、烟酸的血清水平偏低。机体严重缺乏维生素B_{12}时可出现贫血，神经系统就会缺乏充足的营养供给，长此以往，就可能会发展成一种典型的进行性神经病变，导致记忆力丧失。维生素C和维生素E是天然的抗氧化剂和抗衰老保护剂，B族维生素是代谢过程中重要的辅酶，这些均应充分供给。因此对阿尔茨海默病患者，要鼓励他们多食用富含维生素的新鲜蔬菜和瓜果。

（四）适量矿物质的摄入

一些矿物质元素可以改善老年人的认知能力，比如钙可以调节神经肌肉的兴奋性，维持心功能的正常活动，从而改善其认知活动；锌可以阻止铅等有害重金属沉积；镁是各种酶反应的辅助因子，与钾、钙等元素协同保护心肌，防止动脉硬化，增强脑的血流量；应减少钠和铝的摄入，平时饮食要低钠饮食，要减少含铝添加剂食物的食用，很多商家在制作馒头、包子、蛋糕等糕点中，会添加泡打粉，其主要的成分就是明矾和碳酸氢钠，这些含铝添加剂的食物摄入过多会诱发阿尔茨海默病或者加剧其进展，因此选择糕点要选用自然发酵法或无铝膨松剂制作的食物，不要一味追求松软，松脆有韧劲的口感。

（五）其他

阿尔茨海默病患者应遵循少食多餐，增加餐次，避免过饱的原则，不能自主进食的患者要增加喂养次数，每顿适量，主要食物以易消化，半流质食物为主，不吃油炸、油煎、烟熏食物，营养均衡，必要情况可鼻饲给予。烹饪上要适应阿尔茨海默病症患者的特点，切碎煮软，注意色、香、味，避免油炸食品、过黏食品、辛辣食品，保证易咀嚼、易吞咽、易消化。

四、阿尔茨海默病老年人营养食谱举例

早餐：牛奶燕麦粥（牛奶250g、燕麦40g），金银卷（玉米面50g、标准粉20g），水煮鸡蛋（鸡蛋40g），拌菠菜（菠菜50g）。

午餐：二米饭（大米70g、玉米糁10g），香菇油菜（干香菇20g、油菜100g），红烧带鱼（带鱼100g），小白豆腐菜汤（北豆腐100g、小白菜150g）。

加餐：香蕉200g。

晚餐：二米饭（大米50g、小米50g），清蒸鲈鱼（鲈鱼100g），素炒三丝（杏鲍菇20g、干黑木耳10g、红彩椒20g），紫菜蛋汤（干紫菜10g，鸡蛋20g）。

全天胡麻油25g，盐5g。

该食谱提供能量1900kcal，蛋白质87g，脂肪57g，碳水化合物276g，钙1256mg，锌14mg，镁531mg，硒69mg，维生素A 1056μgRAE，维生素$B_1$1.0mg，维生素$B_2$1.4mg，尼克酸15.8mg，维生素C 123mg，维生素B_{12}1.4mg。

（陈灿映）

扫码“学一学”

任务十一　老年恶性肿瘤患者的营养指导

恶性肿瘤是威胁人类生命的主要疾病之一。早在19世纪40年代就有人考虑到营养状况可能与肿瘤的发病有关，但未引起足够的重视。近年来，随着生活水平逐渐提高，随之而来的慢性病与恶性肿瘤有逐年上升的趋势，肿瘤与膳食营养的关系越来越受到重视。许多研究表明，肿瘤的发生与遗传因素或环境因素有密切关系，其中饮食习惯的改变、膳食结构的变化、营养素摄入不足、营养过剩或营养不平衡都是肿瘤发生的重要原因。虽然目前肿瘤的发病原因尚未完全阐明，但研究表明，约有1/3的肿瘤发病与营养因素有关，如高脂饮食、某些微量元素缺乏、低膳食纤维膳食等，可能与直结肠癌、胃癌、乳腺癌、前列腺癌等肿瘤发病率高具有一定的相关性。

在我国临床肿瘤的治疗中，已经开始逐渐重视营养支持治疗的重要性，很多肿瘤患者在饥饿及营养不良的情况下，反复多次的进行化疗、放疗或者手术治疗。由于营养不良，血浆蛋白水平降低，机体对化疗药物的吸收、分布、代谢及排泄均产生障碍，明显影响化疗药物的药动学，导致化疗药物的毒性增强，机体耐受性下降，导致免疫能力下降，抗肿瘤治疗效果也有明显影响。营养不良也同样是使得放疗患者的耐受性下降，导致免疫功能下降，感染机率增加。所以，营养不良的肿瘤患者在各种治疗中，并发症及病死率均有显著升高。同时，由于营养不良导致消瘦、衰弱等，亦会严重影响患者的体力，导致生活质量的下降。因此，在肿瘤患者的治疗中，重视营养支持治疗，改善营养状况是很有必要的。

一、肿瘤相关的营养因素

（一）脂肪

流行病学调查结果显示，某些恶性肿瘤如乳腺癌、结肠癌、前列腺癌、子宫内膜癌等与脂肪摄入量，尤其是动物脂肪（主要含饱和脂肪酸）摄入量呈正相关。单不饱和脂肪酸与乳腺癌之间呈负相关。还观察到，不同地区结肠癌发病率与人均动物脂肪、肉类消费水平密切相关。结肠癌的发病除动物脂肪外，与总能量摄入过量、活动量减少等因素也显著相关。前列腺癌的死亡率与动物脂肪关系明显，但与植物脂肪无关，动物脂肪摄入量与浸润性前列腺癌显著相关，动物脂肪可促使前列腺癌由弥散的非活动形式向更致命的形式转化。我国65个县的生态学研究发现，血浆总胆固醇水平与多种主要肿瘤的死亡率呈明显的正相关，并进一步证明以多不饱和脂肪酸为主的植物油能促进致癌过程。因此，在防癌膳食中应强调减少膳食中总脂肪的摄入。

（二）维生素

1. 维生素A　维生素A的重要作用是控制上皮组织分化，维持上皮组织细胞正常形态，机体缺乏维生素A时，上皮细胞角化，演变为鳞状细胞乃至发展为癌。流行病学调查指出，维生素A或β-胡萝卜素的摄入量与肺癌、胃癌、食管癌、膀胱癌、结肠癌呈负相关。另外，维生素A还具有将已经向癌细胞分化的异性细胞恢复正常的特殊作用。食物中维生素A含量最丰富的食物是动物的肝脏和蛋黄，各种奶类，黄绿色的新鲜蔬菜、水果，如胡萝卜、油菜、柿子椒、南瓜、芒果也含有一定量的维生素A。

2. 维生素 E　维生素 E 可以阻断致癌性亚硝基化合物合成的能力，是天然的抗氧化剂，抑制机体游离自由基的形成，保护细胞的正常分化，阻止上皮细胞过度增生角化，减少细胞癌变。维生素 E 在防止乳腺癌方面也有一定的作用。含维生素 E 丰富的食物有植物油、坚果、瘦肉、牛奶、蛋类、麦芽及深绿色的蔬菜。

3. 维生素 C　维生素 C 能够快速有效地阻断致癌性亚硝基化合物的合成。国内外学者一致认为维生素 C 具有防癌作用，是一种很好的抗氧化剂，能清除体内的自由基，提高机体的免疫力，能够对抗多种致癌物质。例如，冰岛地区的人们以鱼肉为主，很少吃到新鲜的蔬菜和水果，维生素 C 的摄入量少，而胃癌的发病率比其他地区明显增高。还有研究表明，增加维生素 C 的摄入量，可降低喉癌和宫颈癌的患病率。

4. B 族维生素　维生素 B_2、泛酸和烟酸对于调整新陈代谢最关键的酶的合成起着重要作用，对预防消化系统恶性肿瘤有着重要意义。还有一些研究表明，维生素 B_6 缺乏时，可使机体的免疫系统受损，一些肿瘤复发，如乳腺癌。

（三）矿物质

1. 钙　钙离子参与上皮细胞增殖和分化的全过程，机体钙水平是直肠癌病因学因素之一。常规膳食下的钙浓度就可以抑制结肠上皮生长，降低盲肠黏膜鸟氨酸脱羧酶活性，而鸟氨酸脱羧酶在有丝分裂过程中发挥重要作用，其活性反映细胞增殖速度。结肠内的离子钙结核胆汁酸形成不溶性钙复合物，从而抑制胆汁酸，间接影响其对结肠黏膜细胞的增殖作用。

2. 硒　硒元素是强抗氧化剂，与肿瘤的发生呈负相关。人们发现硒摄入量与白血病、结肠、直肠、胰腺、乳腺、前列腺、胆囊、肺和皮肤等部位的肿瘤呈负相关。硒蛋白抗氧化作用可能比维生素 E 强 500 倍，参与机体氧化还原反应，降低氧化的速度。硒的生物功能是通过谷胱甘肽过氧化物酶而发挥的。

（四）膳食纤维

增加膳食纤维的摄入，可降低结肠癌和乳腺癌的发病风险。有研究显示，膳食纤维还可以降低口腔癌、咽喉癌、食管癌、胃癌、前列腺癌、卵巢癌等的发病风险。不溶性膳食纤维可以通过吸收水分增加粪便体积，改善肠蠕动机能，稀释潜在的致癌物，缩短食物残渣排出体外时间；可溶性膳食纤维能刺激肠道微生物生长，生成短链脂肪酸，降低肠管 pH，抑制结肠直肠癌的发生。

（五）霉菌及其毒素

已知有 20 多种霉菌及其毒素对动物有致癌性，我国食管癌和肝癌高发可能与居民摄入霉菌污染的食品有关。特别是黄曲霉毒素，其污染的食物品种主要是玉米、花生及其制品。

（六）高温、烧烤、烟熏食物

食品中多环芳烃、杂环胺具有较强的致癌作用，其产生与食品污染和食品烹饪加工方式不当有关。尤其是富含蛋白质的肉、鱼、禽类等动物性食品在高温、烧烤、油炸时热解热聚作用下，易产生多环芳烃、杂环胺。而熏肉在制作过程中会产生致癌物苯并芘。因此，应尽量少吃高温油炸、烧烤、烟熏等食物。

（七）N－亚硝基化合物

是一大类有致癌性的物质，研究最多的是亚硝胺。只要有胺和亚硝酸盐这两种前体物质，适宜的条件下于体内或体外均可合成N－亚硝基化合物。前体物质在食物中广泛存在，作为食品添加剂的亚硝酸钠，加工食品中如熏鱼、腌肉、啤酒、腌菜及发酵食品中容易产生N－亚硝基化合物。

二、具有抗癌作用的食物

（一）蕈菇类

1. 蘑菇类　香菇、冬菇、猴头菇等，富含蘑菇多糖，有明显的抗癌、抑癌作用。

2. 木耳类　如银耳、黑木耳等，其提取物中的多糖类有很强的抑癌作用。

3. 金针菇　富含多糖类、天门冬氨酸、精氨酸、谷氨酸、丙氨酸、组氨酸等多种氨基酸和核苷酸，以及多种微量元素和维生素，有明显的抗癌作用。

（二）水产品

1. 鱼类　尤其是海鱼含有丰富的锌、钙、硒、碘等元素，有利于抗癌。

2. 海参　含有海参多糖，对肿瘤有抑制作用，提高巨噬细胞的吞噬功能，改善机体免疫功能。

3. 海带　含有藻酸，可促进排便、防止便秘，抑制致癌物在消化道内的吸收，具有防癌、抗癌的作用。

（三）乳类、豆类及其制品

1. 乳类　牛、羊乳中均含有某些具有生物活性的特殊物质，具有抗癌作用。

2. 豆制品　大豆及其制品中含有丰富的异黄酮，对乳腺癌、结肠癌等均有明显的抑制作用。

3. 四季豆　富含蛋白质、维生素及植物血凝素，在体外能抑制人食管癌及肝癌细胞株的生长，对移植性肿瘤也有抑制作用。

（四）蔬菜类

1. 十字花科蔬菜　萝卜、卷心菜、花菜、西兰花、油菜等，富含硫代葡萄糖苷，其降解物异硫氰酸盐（ITCS）能预防癌症，包括膀胱癌的预防。

2. 茄子　含有龙葵碱，有抗癌作用。

3. 胡萝卜、菠菜、紫菜等　含有大量的β－胡萝卜素、维生素C等成分，经常食用可防癌、抑癌。

（五）葱蒜类

1. 大蒜　含大蒜素和微量元素硒，有抗癌作用。还含有某些脂溶性挥发油，可激活巨噬细胞，提高机体免疫力。

2. 葱类　富含谷胱甘肽，可与致癌物结合，有解毒功能，另外还含有丰富的维生素C，宜经常食用。

（六）水果类

1. 苹果　含有苹果酸、酒石酸、柠檬酸、多糖类、各种维生素、矿物质及大量的果胶，均具有防癌作用。

2. 无花果　果实中含有大量的果糖、苹果酸、枸橼酸、蛋白水解酶等，是良好的抗癌食品。

3. 大枣　含有大量的环磷酸腺苷及多种维生素，可改善机体免疫功能，是抗癌佳品。

4. 沙棘果、山楂、猕猴桃等 都具有抗癌效果。

（七）茶叶

各种茶叶，包括绿茶、红茶、白茶、黑茶等，都含有丰富的茶多酚、叶绿素及多种维生素，有防癌作用和抗癌作用。

三、肿瘤患者主观整体营养评估

肿瘤患者主观整体营养评估（patient – generated subjective nutrition assessment，PG – SGA）适用于对已经确诊的尚未治疗和已经进行过治疗的恶性肿瘤患者进行营养评估，以确定其营养状况。

PG – SGA 由患者自我评估及医务人员评估两部分组成，根据 PG – SGA 得分，将肿瘤患者的营养状况分为四类，见表 3 – 12，具体内容包括体重、进食情况、症状、活动和身体功能、合并疾病、应激、体格检查 7 个方面，前 4 个方面由患者自我评估（表 3 – 13），后 3 个方面由医务人员评估（表 3 – 14），其中肌肉情况评估见表 3 – 15。

表 3 – 12　PG – SGA 分级评估结果判断

得分	评判结果
0 ~ 1 分	营养良好
2 ~ 3 分	可疑或轻度营养不良
4 ~ 8 分	中度营养不良
≥9 分	重度营养不良

表 3 – 13　肿瘤患者主观整体营养评估记录表（患者自我评估）

<table>
<tr><td colspan="3">1 体重</td><td>2 进食情况</td></tr>
<tr><td>1 个月内体重下降率</td><td>评分</td><td>6 个月内体重下降率</td><td rowspan="5">过去的一个月里，我的进食情况与平时情况相比：
□无变化（0）
□大于平常（0）
□小于平常（1）
我目前进食：
□正常饮食（0）
□正常饮食，但比正常情况少（1）
□进食少量固体食物（2）
□只能进食流质食物（3）
□只能口服营养制剂（3）
□几乎吃不下食物（4）
□只能依赖管饲或静脉营养（0）
第 2 计分：</td></tr>
<tr><td>≥10%
5% ~ 9.9%
3% ~ 4.9%
2% ~ 2.9%
0 ~ 1.9%</td><td>4
3
2
1
0</td><td>≥20%
10% ~ 19.9%
6% ~ 9.9%
2% ~ 5.9%
0 ~ 1.9%</td></tr>
<tr><td>2 周内体重无变化</td><td>0</td><td></td></tr>
<tr><td>2 周内体重下降</td><td>1</td><td></td></tr>
<tr><td colspan="3">第 1 项计分：</td></tr>
<tr><td colspan="3">3 症状</td><td>4 活动和身体功能</td></tr>
<tr><td colspan="3" rowspan="2">2 周来，我有以下的问题，影响我的饮食：
□ 没有饮食问题（0）
□ 恶心（1）　□ 口干（1）
□ 便秘（1）　□ 食物没有味道（1）
□ 食物气味不好（1）　□ 吃一会儿就饱了（1）
□ 其他（如抑郁、经济问题、牙齿问题）（1）
□ 口腔溃疡（2）　□ 吞咽困难（2）
□ 腹泻（3）　□ 呕吐（3）
□ 疼痛（部位）（3）
□ 没有食欲，不想吃饭（3）
第 3 项计分：</td><td>在过去的一个月，我的活动：
□ 正常，无限制（0）
□ 与平常相比稍差，但尚能正常活动（1）
□ 多数时候不想起床活动，但卧床或坐着时间不超过 12h（2）
□ 活动很少，一天多数时间卧床或坐着（3）
□ 几乎卧床不起，很少下床（3）
第 4 项计分：</td></tr>
<tr><td>第 1 ~ 4 项计分（A 评分）：</td></tr>
</table>

表 3－14　肿瘤患者主观整体营养评估记录表（医务人员评估）

5. 合并疾病

疾病	评分
肿瘤	1
艾滋病	1
呼吸或心脏疾病恶液质	1
存在开放性伤口或肠瘘或压疮	1
创伤	1
年龄	评分
超过 65 岁	1
第 5 项计分（B 评分）	

6. 应激

应激	无（0）	轻（1 分）	中（2 分）	重（3 分）
发热	无	37.2～38.3℃	38.3～38.8℃	>38.8℃
发热持续时间	无	<72h	72h	>72h
是否用激素（泼尼松）	无	低剂量（<10mg 每天泼尼松或相当剂量的其他激素）	中剂量（10～30mg 每天泼尼松或相当剂量的其他激素）	大剂量（>30mg 每天泼尼松或相当剂量的其他激素）
第 6 项计分（C 评分）				

7. 体格检查

项目	0 分	1 分	2 分	3 分
肌肉状况 颞部（颞肌） 锁骨部位（胸部三角肌） 肩部（三角肌） 肩胛部（背阔肌、斜方肌、三角肌） 手背骨间肌 大腿（四头肌） 小腿（腓肠肌） 总体肌肉丢失评分				
第 7 项计分（D 评分）				
总分＝A＋B＋C＋D				

表 3－15　肌肉情况评估

部位	检查要旨	0 分	1 分	2 分	3 分
颞部（颞肌）	直接观察，让患者头转向一边	看不到明显的凹陷	轻度凹陷	凹陷	显著凹陷
锁骨部位（胸部三角肌）	看锁骨是否凸出及其程度	青年男性看不到锁骨，女性及成年男性、看到但不凸出	部分凸出	凸出	明显凸出
肩部（三角肌）	看肩部是否凸出，形状，手下垂	圆形	肩峰轻度凸出	介于二者之间	肩锁关节方形，骨骼凸出
骨间肌	观察手背，拇指和食指对捏，观察虎口处是否凹陷	拇指和食指对捏时肌肉凸出，女性可平坦	平坦	平坦和凹陷	明显凹陷

续表

部位	检查要旨	0分	1分	2分	3分
肩胛骨（背阔肌、斜方肌、三角肌）	患者双手前推，看肩胛骨是否凸出	肩胛骨不凸出，肩胛骨内测不凹陷	肩胛骨轻度凸出，肋、肩胛、肩、脊柱间轻度凹陷	肩胛骨凸出，肋、肩胛、肩、脊柱间凹陷	肩胛骨明显凸出，肋、肩胛、肩、脊柱间显著凹陷
大腿（股四头肌）		圆润，张力明显	轻度消瘦，肌肉较弱	介于二者之间	大腿明显消瘦，几乎无肌张力
小腿（腓肠肌）		肌肉发达	消瘦，有肌肉轮廓	消瘦，肌肉轮廓模糊	消瘦，无肌肉轮廓，肌肉松弛无力

四、肿瘤患者的营养指导

肿瘤患者营养治疗的目的不是为了治愈癌症，而是治疗肿瘤引起的营养不良，通过改善营养状态来改善器官功能、免疫状态，减少抗肿瘤治疗引起的不良反应，提高患者对于手术、放疗、化疗的耐受力。

患者胃肠道功能完整或具有部分胃肠道功能，是能源物质供给的最佳途径，首选肠内营养支持途径。因为肠内营养符合生理需要、价格便宜、操作简便，并且比较适合于家庭内营养支持的开展。肠内营养的使用一般可通过口服、鼻饲、胃造瘘以及空肠造瘘等多种途径。而当肿瘤患者病情不允许经胃肠道进食、胃肠道的供给量无法满足患者的需要、胃肠道功能紊乱、胃肠道有梗阻，通过静脉途径进行肠外营养支持是主要选择。肿瘤患者家庭内营养支持的实施，对于进一步改善肿瘤患者的生活质量，降低治疗费用，具有重要作用。肿瘤患者的营养治疗原则如下。

（一）适宜的能量

没有合并明显消耗的情况下，成人供给量为8.4MJ（2000kcal/d）或（25～45kcal/d·kg）。摄入量依据年龄、性别、活动量及营养状态而定，使患者体重能保持在理想体重以内，有利于增加对放疗、化疗或手术的耐受能力。

（二）供给充足的蛋白质

由于肿瘤患者的高代谢，对蛋白质的消耗较大，此外手术、放疗、化疗也对机体造成不同程度的损伤，增加蛋白质的消耗。为确保肿瘤患者的营养需求，应供给充足的蛋白质，营养状况良好者每日蛋白质供给量为0.8～1.2g/kg，严重营养不良者可按1.5～2.0g/kg供给。

（三）适当限制脂肪的摄入

因多种恶性肿瘤的发生与脂肪，尤其是饱和脂肪有关，所以从预防恶性肿瘤的角度出发应限制脂肪的摄入。脂肪供能比占总能量的20%～25%，其中饱和脂肪酸、单不饱和脂肪酸、多不饱和脂肪酸的比例应为1∶1∶1。但恶性肿瘤患者鉴于肿瘤细胞的代谢特点可适当提高脂肪的摄入比例达供能比25%～30%。消化道症状（如腹泻等）急性期建议低脂膳食，症状缓解后逐步增加脂肪含量。

（四）充足的碳水化合物

充足的碳水化合物供应，可以减少蛋白质的消耗，保证蛋白质的充分利用，改善患者的营养状况。因此，应供给足够的碳水化合物，供能比为60%～65%。如胃肠道条件允许，应适当增加膳食纤维的摄入。

（五）充足的维生素和矿物质

多数恶性肿瘤患者存在维生素和矿物质的代谢异常和缺乏，应根据临床指标，及时补充。如患者不能通过膳食补充足够的微量营养素，可以采用营养素补充制剂。

（六）可选食用具有抗癌保健作用的食品

很多食物中含有某些具有防癌、抑癌作用的特殊物质，如香菇、木耳中含有多糖类物质，大豆中含有异黄酮，四季豆中含有植物血凝素等都具有抗癌作用，可经常食用。

（七）食物防霉防腐

注意防止食物腐烂及霉菌污染，不要食用已受细菌或霉菌污染的食物。

（八）选择合适的烹调加工方法

不吃烧焦烤焦的食物，尽量少吃直接在明火上烤的食物，熏肉及腌肉等。根据不同的消化吸收能力，对食物的加工方法和程度不同，可采用普食、软食或半流食。

（九）根据患者的病情随时调整膳食治疗方案

肾功能不全时，需限制蛋白质、钠盐和水；实施放化疗时由于患者食欲较差，宜采用清淡饮食；若患者拒食或应上消化道肿瘤不能经口进食时，应采用管饲。

五、营养食谱举例

详见实训任务13。

小　结

本项目主要介绍了老年人心脑血管疾病的相关概念及饮食指导，痛风相关概念、临床表现及营养治疗原则，适用于老年糖尿病患者的营养指导，老年骨质疏松症患者的营养指导，便秘的定义、分类，老年人便秘的危害，便秘的食物选择，慢性肾脏病的相关概念，慢性肾脏病相关的营养因素和食物选择原则，阿尔茨海默病患者的营养指导，恶性肿瘤相关的营养因素、具有抗癌作用的食物、肿瘤患者的营养评估、患癌老年人的营养指导原则等内容。膳食营养因素对老年糖尿病的影响与营养防治、老年心血管疾病的营养治疗原则及心血管疾病的营养指导，脑卒中患者的食物选择以及营养指导是重点内容，要求掌握老年糖尿病的膳食治疗原则，能够为老年心脑血管疾病和糖尿病患者制定饮食治疗方案。针对老年骨质疏松症患者可以适量选择以下食物：富含钙和维生素D的食物；各种主食，尤其是发酵的谷物；各种新鲜水果蔬菜（草酸高除外）；各种畜、禽、鱼类，不吃含磷高的肝脏和高磷酸盐添加剂食物等。我国老年痴呆症患者越来越多，应对老年痴呆症患者进行关注，给予合理营养，提供合理均衡的膳食，应低脂肪、较多的优质蛋白、充足维生素、低碳水化合物、低盐、少糖，食物选择应多样化，粗细搭配，使不同的食物所含的营养成分在体内互相补充，发挥更大的生物效应。

习　题

一、选择题

【A1型题】

1. 糖尿病患者膳食控制的总原则是（　　）

A. 食物多样化，合理安排进餐时间

B. 合理控制能量摄入

C. 控制碳水化合物的摄入

D. 控制脂肪和胆固醇的摄入

E. 多吃坚果

2. 对于高血压老年人，对其治疗饮食的描述正确的是（　　）

A. 高热量饮食　　B. 低蛋白饮食　　C. 低纤维素饮食

D. 低钠饮食　　E. 高脂肪饮食

3. 痛风患者需严格限制的食物是（　　）

A. 精白面、大米　　B. 西瓜、苹果　　C. 牛奶、鸡蛋

D. 猪肝、浓肉汤　　E. 花生、核桃

4. 老年人预防骨质疏松的首选食物是（　　）

A. 奶及奶制品　　B. 豆类及豆制品　　C. 碳水化合物、维生素

D. 肉类　　E. 坚果

5. 关于老年人肥胖症的营养治疗说法错误的是（　　）

A. 限制总能量的摄入

B. 限制脂肪的摄入

C. 蛋白质的供能应控制在总能量的 15% ~20%

D. 补充维生素、矿物质

E. 养成良好的饮食习惯和适量运动

6. 老年人 BMI 在适宜范围是（　　）。

A. 18.5 ~24.9　　B. ≤18.5　　C. ≥24.9

D. 21.0 ~26.9　　E. ≤21.0

7. 肥胖老年人控制能量摄入不低于（　　），这是最低安全水平，也是能较长时间坚持的最低水平

A. 200kcal/d　　B. 600kcal/d　　C. 1000kcal/d

D. 1500kcal/d　　E. 2000kcal/d

8. 老年人消瘦的判断标准是 BMI（　　）

A. <18.5　　B. <21.0　　C. ≥18.5

D. ≥21.0　　E. 21.0 ~26.9

9. 下列（　　）对消瘦老年人维持体重和合成肌肉十分重要

A. 动物性蛋白质　　B. 植物性蛋白质　　C. 脂肪

D. 钙　　E. 维生素 A

10. 老年人要养成良好的排便习惯，以下不正确的是（　　）

A. 尽可能做到定时排便

B. 排便时做深呼吸，避免过分用力

C. 应在有便意时及时排便

D. 高龄老年人排便时应有人看护

E. 大便硬结难以排出时应尽力屏气用力

11. 血液透析患者每日优质蛋白应占蛋白质总量（　　）以上

A. 50%　　B. 40%　　C. 90%

D. 30%　　E. 10%

12. 根据肾功能不全时蛋白质和氨基酸代谢的特点，血液中（　　）

A. 必需氨基酸浓度下降，非必需氨基酸水平升高

B. 必需氨基酸浓度升高，非必需氨基酸水平升高

C. 必需氨基酸浓度下降，非必需氨基酸水平下降

D. 必需氨基酸浓度升高，非必需氨基酸水平下降

E. 必需氨基酸浓度稳定，非必需氨基酸水平稳定

13. 慢性肾脏病 CKD 1～2 期患者，不论是否患有糖尿病，蛋白质摄入推荐量为（　　）

A. 0.6～0.8g/(kg·d)　　B. 0.8～1.0g/(kg·d)　　C. 1.0～1.2g/(kg·d)

D. ≥1.2g/(kg·d)　　E. ≤0.8g/(kg·d)

14. 慢性肾脏病患者的主食须选用富含淀粉、蛋白质含量低的食物，以下哪种食物不能选用（　　）

A. 马铃薯　　B. 芋头　　C. 红薯粉条

D. 高筋面粉　　E. 澄粉

15. 以下膳食因素中，与肿瘤关系最直接、最明确的因素是（　　）

A. 能量　　B. 脂肪　　C. 碳水化合物、维生素

D. 胱氨酸和脯氨酸　　E. 蛋氨酸和苯丙氨酸

16. 可抑制化学致癌物引起动物肿瘤的形成，在控制上皮细胞分化、保护黏膜的健全、防止癌细胞发生发展方面有一定作用的维生素是（　　）

A. 维生素 A　　B. 维生素 E　　C. 维生素 C

D. B 族维生素　　E. 维生素 D

17. 预防癌症的膳食行为不包括（　　）

A. 食物多样　　B. 限酒　　C. 限盐

D. 少吃生冷食物　　E. 少吃烟熏烧烤食物

18. 下列适合弛缓性便秘老年人的食物搭配的是（　　）

A. 牛奶燕麦粥　　B. 杂粮米饭　　C. 魔芋烧肉

D. 素炒三丝　　E. 粉蒸肥肉

19. 痉挛性便秘最好采用的治疗膳食是（　　）

A. 高能量膳食　　B. 低脂膳食　　C. 低胆固醇膳食

D. 低纤维膳食　　E. 高纤维膳食

20. 建议消瘦老年人每日奶的摄入量达到（　　）

A. 50g　　B. 100g　　C. 300g

D. 500g　　E. 800g

21. 老年人消瘦的危害不包括（　　）

A. 伤口愈合缓慢　　B. 容易骨折　　C. 对疾病的耐受性下降

D. 易患恶性肿瘤　　E. 对炎热和寒冷的耐受性下降

22. 老年人肥胖者会增加患多种疾病的风险，下列哪种疾病除外（　　）

A. 高血压　　B. 冠心病　　C. 胆囊结石
D. 风湿　　E. 糖尿病

23. 适合老年心绞痛患者的饮食（　　）
A. 高热量、高蛋白、高维生素饮食
B. 高热量、低脂肪、高蛋白饮食
C. 低热量、高蛋白、高维生素饮食
D. 低热量、适量蛋白，低脂肪饮食
E. 高热量、低蛋白、高维生素饮食

【A2 型题】

24. 男性，51 岁。近三年来出现关节炎症状和尿路结石，进食肉类食物时，病情加重。该患者发生的疾病涉及的代谢途径是（　　）
A. 糖代谢　　B. 脂代谢　　C. 嘌呤核苷酸代谢
D. 嘧啶核苷酸代谢　　E. 氨基酸代谢

25. 某患者，女，67 岁。因头晕、头痛就医，测血压 165/105mmHg。有高血压家族史。诊断为原发性高血压。引起原发性高血压的主要病因是（　　）
A. 盐摄入量过多　　B. 精神过于紧张　　C. 一种多因疾病
D. 肾脏有病变　　E. 钙离子代谢紊乱

26. 患者女，65 岁。因胸闷、头晕入院，诊断为血脂异常。对预防和控制血脂异常，下列说法错误的是（　　）
A. 合理饮食　　B. 戒烟限酒　　C. 只能依靠药物
D. 适量运动　　E. 规律作息

【A3/A4 型题】

（27 ~30 题共用题干）

患者男，65 岁，工人。多饮、多尿、乏力、体重减轻 2 周入院。患者两周前因饮食不规则，进食较多油炸及糕点而出现口干，多尿伴下肢皮肤瘙痒，两周内体重减轻 6kg。查空腹血糖 18.4mol/L，餐后 2 小时血糖 24.1mol/L。予口服盐酸二甲双胍治疗。4 日后查空腹血糖 22.5mol/L，症状无明显好转。

27. 应首先判断该患者最可能为（　　）
A. 胰腺炎　　B. 2 型糖尿病　　C. 消化道感染
D. 中枢神经疾病　　E. 皮肤瘙痒症

28. 对这个患者治疗的关键（　　）
A. 少吃饭　　B. 多运动　　C. 少吃水果
D. 少吃糖　　E. 控制血糖

29. 对老年糖尿病患者的饮食，碳水化合物最好占总热量的百分比最好（　　）
A. 25% ~30%　　B. 35% ~40%　　C. 45% ~50%
D. 50% ~60%　　E. 65% ~70%

30. 对老年糖尿病患者的饮食，脂肪最好占总热量的百分比最好（　　）
A. 5% ~10%　　B. 15% ~20%　　C. 20% ~25%
D. 35% ~40%　　E. 40% ~45%

二、思考题

杨某，男性，50 岁。干部，身高 172cm，体重 80kg。

主诉：左足跖趾关节肿痛 6 天。

现病史：患者 6 天前晚上饮酒后，午夜突然发生左足跖趾关节肿痛，伴活动障碍。次日就诊于社区门诊给予抗生素消炎治疗 3 天后，关节肿胀不明显，社区医生建议转上级医院诊治，患者在家休息两天后，诉症状自行缓解。今为明确诊断，遂来我院。

起病以来，精神差，睡眠差，大小便无明显异常，乏力、体重无明显变化。既往史：有高血压病史、血脂升高病史，否认药物过敏史、肝炎结合传染病史。体检：体温 37.8℃，其余生命体征平稳，心肺腹未见明显异常。左足跖趾关节周围皮肤红肿，皮温升高，压痛伴活动障碍。

门诊及院外辅助检查：

血常规：白细胞计数 9.9×10^9/L，中性粒细胞百分比为 79%；

尿常规：未见血尿、蛋白尿、菌尿。

请问：

1. 该患者初步诊断为何种疾病？
2. 该患者饮食治疗原则是什么？

扫码“练一练”

（刘　玲）

模块四　老年人常用家庭药膳

项目一　药膳概述

学习目标

1. **掌握**　养生食补膳食设计方法。
2. **熟悉**　药食同源的食品。
3. **了解**　食疗养生原理与方法、常见的养生食补膳食方。
4. 能根据老年人的身体体质进行正确的药膳指导。
5. 具有实事求是，热爱生活，正确养生的态度。

案例导入

李先生，70 岁，近半年来经常感觉自己疲乏无力、头昏头痛、心悸胸闷、睡眠紊乱、食欲不振。工作状态较差，记忆力下降，精力不足、反应迟钝。去医院检查各项指标大体正常，但感觉自己的生活受到很大影响。

请问：

1. 李先生应该通过哪些方法来调理身体状况？
2. 饮食上可采取哪些食补膳食方？

扫码“学一学”

任务一　药膳养生机理

药膳古称“服食养生”，即食补养生，指在饮食物中合理搭配具有补益作用的药食同源物或中药调节机体功能，促进健康或加快疾病痊愈的养生方法，选择合适的食材与天然药材、通过合适的制作方式、恰当的进食方法，达到身体保养。古代通过服食的方法达到长寿的例子很多，二十四史之一的《三国志》中的《华佗传》，记述了华佗徒弟樊阿长寿的案例：“（樊）阿从佗求可服食益于人者，（华）佗授以漆叶青黏散。漆叶屑一升（约200ml），青黏屑十四两（220g），以是为率（比例），言久服去三虫，利五藏，轻体，使人头不白。（樊）阿从其言，寿百余岁”；中国古代大医家孙思邈特别重视服食养生，活了104 岁。这些事例说明中国有非常丰富的药膳养生实践。药膳养生机理与中医理论密切相关，涉及中医的体质学说，食材药物的性味归经等理论。

一、食疗养生理论基础

食疗养生理论基础与中药药性理论相关。

（一）四性

食物“四性”又称“四气”，即寒、热、温、凉，是从食物作用于机体所发生的反应中概括出来的。

具有寒凉性质的食物，适宜体质偏热人群或是暑天食用，适用于热性病证。食后可有清热泻火、凉血解毒、清化热痰、凉肝息风等作用。如绿豆、西瓜、螃蟹、苦瓜、香蕉、柿子等；具有温热性质的食物，适宜体质偏寒人群或是冬季食用，适用于寒性病证。食后可有温里散寒、暖肝散结、温经通络、助阳益气等作用，如羊肉、葱、姜、辣椒、红糖、桂圆等；如表现为身寒怕冷、蜷卧嗜睡之阳虚证的，可选用羊肉、虾、麻雀等。

（二）五味

食物的味分为辛、甘（淡）、酸（涩）、苦、咸五味。食物的味主要根据食物本身的滋味划分，五味不同，其功效各异。

1. 辛味食物　能散邪，通行气血，促进血液循环和新陈代谢，适宜有外感表证或风寒湿邪者服食。常用的辛味食材有葱、生姜、香菜、洋葱、白芥子、大蒜、花椒、辣椒、茴香、酒等。譬如外感风寒感冒者，就宜吃具有辛辣味的生姜、葱白、紫苏等食物。

2. 甘味食物　有补益、和中、缓解痉挛减轻疼痛的作用，对于一些虚证有明显的滋补功效。常见的甘味食材有南瓜、大枣、黄豆、玉米、粟米、糯米、马铃薯、羊肉、牛肉、鲤鱼、鸡蛋、虾等。如果头晕、少气懒言、疲倦乏力、脉虚无力之气虚证的，可选用牛肉、鸭肉、大枣等甘味食品。

3. 酸味食物　有敛汗、涩精、收缩小便、止喘、止泻的作用。常见的酸味食材有醋、番茄、赤豆、马齿苋、杏、橄榄、橘子、李子、枇杷、山楂、桃子、石榴、乌梅等。可用于治疗虚汗出、久泻、夜尿多或平时小便频、滑精、久咳不止等病。

4. 苦味食物　有清热、泻火、燥湿、降气、解毒的作用，主治心火上炎或热移小肠，常见的苦味食材有莴笋、苦瓜、茶叶、杏仁、白果、桃仁、百合等。多用于热性体质或热性病证，如心烦失眠、口臭便秘、恶性肿瘤初期等。但脾胃虚弱的人不宜多吃，因苦寒之物易伤脾胃，加重病情。

5. 咸味食物　具有补益阴血和散结润下的作用，对于便秘、阴血亏虚和痰核等症状具有一定的疗效。常见的食材有海蜇、淡菜、河蟹、海参、海带、紫菜、龟肉等。如治疗痰核、痞块、热结便秘、阴血亏虚等病症。

> **考点提示**
> 食物的四性五味。

（三）归经

“经”，即经络，每条经络都与人体的某个脏腑相连，都与相应的生理功能相关；“归”，即归属，“归经”指具补益作用的食物，选择性地作用于人体某个脏腑器官产生明显的养生作用，而对其他脏腑器官作用较小或没有作用。这是长期观察这些食物被食用后的效果，并结合人体脏腑经络生理病理特点概括得来的。如黑芝麻、桑椹、何首乌等有乌发补肾益精的功效，故归肾经；枸杞子、猪肝能治夜盲、目昏，而肝开窍于目，故归属肝经；柏子仁、龙眼肉有养心安神的功效，故归于心经；生姜、萝卜能增进食欲，而胃主受纳食物，故归属胃经；小米、大米、黄豆、薏米、山楂、苹果、大枣等有健脾益胃的功效，脾主消化食物，故归于脾经。枇杷、梨、蜂蜜能缓和咳嗽之症，故归属肺经。

（四）升降浮沉

在正常情况下，人体的功能活动有升有降，有浮有沉。升与降、浮与沉的相互协调平衡就构成了机体的生理过程。反之，升与降、浮与沉相互失调和不平衡也会导致机体的病理变化。

食物具有升、降、浮、沉四种作用趋向，用食物的升降浮沉特性可纠正机体升降浮沉的不平衡。一般来说，食物的升降浮沉与食物的性味、气味厚薄、质地轻重等有密切的关系。凡食性温热、食味辛甘淡食物，其作用趋向多为升浮，如姜、蒜、花椒等；凡食性寒凉，食味酸苦咸的食物，其作用趋向多为沉降，如杏仁、梅子、莲子、冬瓜等。“气味薄”是指气味轻清淡薄，此类药食物大多质地轻、主升浮，常见于花、叶、皮、枝之类，如菊花、薄荷、苏叶、桑叶等；“气味厚”指气味浓厚雄烈，大多质地重、主沉降，常见于种子、果实、矿物、贝壳之类，如牡蛎、绿豆、山芋、枳实等。在常用食物中，沉降趋向的食物多于升浮趋向的食物。还有少数食物具有双向作用，如生姜既能发汗以解表，又能降逆以止呕。

> **考点提示**
> 食物的升降浮沉作用。

（五）以脏补脏

以脏补脏指以动物的内脏组织为药，补益人体同名脏腑，或治疗相关脏腑的病患。古人常说动物脏器组织系“血肉有情之品”，有培补精血、补益脏气的作用，它是根据同气相求的原理，利用动物的内脏来补养和治疗人体同名内脏的“虚损”的一种方法。如食鸡肝能养血补血、养肝明目，适用于肝血亏虚所致的目暗视物昏花、夜盲、头晕、小儿疳积、胎漏、产后及病后贫血等。

（六）四季五补

中医十分重视气候变化对人体的影响，而气候与季节密切相关，养生按春、夏、秋、冬各有不同，称四时养生，在食补方面形成了四季五补之说。春天万物生长复苏，按五行学说，春气通于五脏之肝，重在调肝，所用药膳有首乌肝片、人参米肚等；夏天天气炎热，其气通于心，适宜清心补气滋阴，所用药膳有五味子饮、解暑益气汤等；长夏属夏天至秋天之间，其气通于脾，宜淡补，所用药膳有雪花鸡汤、苡仁肘子等；秋天气候凉爽，其气通于肺，适宜平补，服用参麦团鱼、二仁全鸭等；冬天气候寒冷，人体收敛潜藏，其气通于肾，适宜温补，可服用双鞭壮阳汤、附子羊肉汤等。

二、食补法则

根据“药食同源”说，食物也与药物一样，具有寒热补泻性质，可直接把中药的“四气五味、升降浮沉、归经”等理论借用过来，分析食材之性运用于养生，以促进人体的阴阳平衡，防病祛病，延年益寿。人的体质有寒热虚实之分，因此就有不同体质之人选用恰当的食（药）物。传统饮食养生遵循“虚则补之，实则泻之，寒者热之，热者寒之”的食补法则，主要根据食物的温凉寒热平的性质，结合不同人群、不同体质及不同病证等，适当选择不同食品：虚弱体质者食用补性的药（食）物可以增强人的抵抗力，增加元气。但应注意，如实证体质者服用不仅无益，反而出现实邪积于体内而不去，引起不良症状。实证体质者用泻性药（食）物，则可将人体内实邪之物排出体外，但对体质虚弱之人则可能造成损害，身体更虚弱，抵抗力更低。寒性体质者大多机能低下，使用温性药（食）物可使身体增加活力，改善衰退机能症状。但热性体质者忌服温性药（食）物。机能亢进之人可食用凉性药（食）物，若寒性体质者过度食用则会使症状更明显。根据食补原则，提出以下食（药）物治法。

考点提示
食补法则。

1. 平补法　指应用性质平和的食物进行补益，多用于身体虚弱、无病及气血虚损人群的进补，一年四季适用。适宜平补的食物大多具有不寒不热、性质平和、滋补气血、阴阳双补的特征，如玉米、黄豆、木耳、白菜、猪肉等。

2. 峻补法　指应用补益功能较强、显效较快的食物进行补益，适用于体虚而需尽快进补的人群，但应注意体质、季节、病情等条件适当进补，如狗肉、甲鱼、鹿肉等。

3. 温补法　指应用温热性食物进行补益，适用于因阳气虚弱而有畏寒、神疲乏力等症状人群，或冬春季食用。适宜温补的食物大多有温补肾阳、御寒增暖的作用，如大枣、龙眼肉、牛肉、鸡肉等。

4. 清泻法　指应用偏凉或泻实作用的食物，适用于偏实热体质的人群，或夏秋季食用。选用食物大多有清热通便、促进胃肠蠕动的功能，如萝卜、冬瓜、西瓜、鸭肉等。

任务二　常用药膳食材

扫码“学一学”

日常食用蔬果中，温性食物如葱、大蒜、辣椒、姜、胡椒、韭菜、南瓜、大头菜、荔枝、番石榴、木瓜等；凉性食物如芹菜、菠菜、白菜、空心菜、番茄、萝卜、丝瓜、苦瓜、黄瓜、海带、西瓜等，平时可以选择适合之蔬果适量食用。但仍须注意过则有害，任何一种食物不宜过度服用。以下按食物类别列举一些具有药食同源性质的食材。

一、水果类

（一）红枣

红枣，自古被列为“五果之一”，药用价值很高，据《本草纲日》载，枣有补中益气，滋补，润心肺，调五荣，缓阳血，生津液，悦颜色，通九窍，助十二经，和百药等作用，经常食用大枣，对身体虚弱、神经衰弱、脾胃不和、消化不良的患者大有益处。还可治疗贫血、血小板减少性紫癜病。俗话说：“一日吃三枣，一辈子不显老”，老年人常吃大枣，能养颜益寿。

（二）龙眼

清代著名医学家王士雄称赞龙眼为“果中神品，老弱皆宜”。龙眼性味甘，平。主要功用为“开胃益脾，养血安神，补虚长智”。《神农本草经》说它可治“五脏邪气、厌食、安志、除虫毒，久服强魂魄、聪明、轻身不老、通神明”。

（三）苹果

苹果有“智慧果”“记忆果”的美称。人们发现多吃苹果有增进记忆、提高智能的效果。苹果的香气可消除心理压抑感的作用。研究表明，精神压抑患者嗅苹果香气后心境大有好转，精神轻松愉快。实验还证明，失眠患者在入睡前嗅苹果香味，能使人较快安静入睡。

苹果有通便和止泻的双重作用。因为苹果中所含的纤维素能使大肠内的粪便变软；苹果含有丰富的有机酸，可刺激胃肠蠕动，促使大便通畅。另一方面苹果中含有果胶，又能抑制肠道不正常的蠕动，使消化活动减慢，从而抑制轻度腹泻。

苹果还对高血压患者有降低血压的作用。用苹果洗净挤汁，每次服100ml，每日3次，连续服用，15天为一疗程。

（四）香蕉

香蕉味甘性寒，主要功用是清肠胃，治便秘，并有清热润肺、止烦渴、填精髓、解酒毒等功效。常食香蕉不仅有益于大脑，预防神经疲劳，还有润肺止咳、防止便秘的作用。国外医学专家研究发现，香蕉在人体内能帮助大脑制造一种化学成分——血清素，这种物质能刺激神经系统，给人带来欢乐、平静及瞌睡的信号，甚至还有镇痛的效应。因此，香蕉又被称为“快乐食品”。研究还发现，常吃香蕉可防治高血压。由于香蕉性寒，故脾胃虚寒、胃痛、腹泻者应少食，胃酸过多者最好不吃。

（五）沙棘果

研究发现沙棘果具有多种医药功能：活血降压，对心血管系统诸病有显著的治疗作用；平喘止咳，用于慢性气管炎、咳喘等呼吸系统疾病；消食健胃，治疗胃及十二指肠溃疡、胃痛及消化不良等症；防治癌症，含有多种化学成分能延缓和防治癌变。沙棘果制成的沙棘饮料，不但味道独特，芳香可口，老少皆宜，而且有消食健胃、清肺止咳、安神降压、舒筋活血、壮身健体、延年益寿功效。而沙棘油则具有抗辐射、抗疲劳作用，能增强机体活力，对治疗烧伤和十二指肠球部溃疡等有特效。

（六）猕猴桃

猕猴桃有“长生果”美名，有较好的抗肿瘤、抗衰老作用。中医认为，猕猴桃性味甘酸、寒，具有益气滋阴，生津润燥，健体补脑，利尿止泻功效，其果、花、叶、根均可入药。可用于治疗肝肾阴虚、消化不良、久痢泄泻等症。另外作为航空、航海、高原和高温工作者的保健食品。

二、干果类

（一）核桃

我国古代人早就发现核桃具有健脑益智作用。李时珍说核桃能“补肾通脑，有益智慧”。老年健忘之人，每天早晚各吃1～2个核桃仁，即可起到一定治疗作用。核桃中所含脂肪的主要成分是亚油酸甘油酯，食后不但不会使胆固醇升高，还能减少肠道对胆固醇的吸收。

中医认为核桃仁具有补肾、温肺、润肠等功效，运用于腰膝酸软、阳痿遗精、小便频数等肾阳不足证，也用于肾虚喘咳、便秘等病。研究证实，核桃树枝对肿瘤有改善症状的作用，以鲜核桃树枝和鸡蛋加水同煮，然后吃蛋，可用于预防子宫颈癌及各种癌症。

（二）黑芝麻

中医认为，黑芝麻是一种滋养强壮药，有补肝肾、益精血、润肠燥等功效，适用于头晕眼花、耳鸣耳聋、须发早白、病后脱发等属肝肾精血亏虚证，本品富含油脂，能润肠通便。《神农本草经》说芝麻主治“伤中虚羸，补五脏，益力气，长肌肉，填髓脑”。晋代的葛洪说，芝麻“能使身面光泽，白发还黑”。《明医录》说它具有坚筋骨、明耳目、耐饥渴、延年等功效。

芝麻中含有丰富的卵磷脂和亚油酸，不但可预防动脉粥样硬化，补脑，增强记忆力等，而且还有防止头发过早变白、脱落的美容作用。

（三）栗子

栗子性味甘温，有养胃、健脾、补肾、壮腰、强筋、活血、止血和消肿等功效，适用于肾虚所致的腰膝酸软、小便频多和脾胃虚寒引起的慢性腹泻等症。

栗子需生吃，李时珍的方法是“以袋盛生栗，悬挂风干，每晨吃十余颗，随后吃猪肾粥助之，久必强健。”栗子由于生食难消化，熟食又易滞气，不宜多食，并且吃时要细细嚼碎，口感无渣，成为浆液，一点一点咽下去，才能起到效果。

（四）松子

松子对老年慢性支气管炎、支气管哮喘、便秘、风湿性关节炎、神经衰弱和头晕眼花患者，均有一定的辅助治疗作用。《本草纲目》认为松子能“润肺，治燥结咳嗽”，《本草经疏》中指出松子味甘补血，血气充足，则五脏自润、发黑不饥。“仙人服食，多饵此物。故能延年，轻身不老”，故被誉为“长生果”。

三、蔬菜类

（一）山药

山药自古以来的补虚滋养强壮佳品，患有身体虚弱、精神倦怠、食欲不振可以常服。中医学认为本品能健脾止溏泄、补肾固精止带等功用，对消化不良、虚劳咳嗽、遗精盗汗、妇女白带、糖尿病等多种疾病有治疗治疗，故在补益肺脾和补益肝肾的药方中常有它的身影。山药逐渐成为常见的菜品，常见有铁梗山药和水山药两种，传统认为前者滋补效果更佳。

（二）红薯

红薯补虚乏，益气力，健脾胃，滋肺肾，功同山药，久食益人，为长寿之食。红薯体积大，饱腹感强，不会造成过食。是较为理想的减肥食品。常食红薯还能防止肝脏和肾脏中结缔组织萎缩，预防结缔组织病，并能保持消化道、呼吸道以及关节腔和浆膜腔的滑润。因此，红薯又是高血压、心脏病、动脉硬化、便秘患者的疗效食品。由此可见，红薯不仅是减肥食品，又是保健长寿食品，更适合老年人食用。

（三）冬瓜

冬瓜性寒，肉及瓤有利尿、清热、化痰解渴等功效，适用于治疗水肿、胀满、痰喘、暑热消渴、痈疽、痔疮等症。《食疗本草》说：“欲得体瘦轻健者，则可常食之；若要肥，则勿食也”。现代医学研究认为，冬瓜与其他瓜菜不同的是，不含脂肪，含钠量极低，有利尿排湿的功效。常吃冬瓜有明显的减肥轻身作用，并对肾炎浮肿者有消肿作用，也是糖尿病及高血压患者的理想佳蔬。

（四）洋葱

洋葱具有降低血压和预防血栓形成的作用，有抗血管硬化和降低血脂的奇异功能。因此，洋葱对于高血压、动脉硬化、冠心病和血管栓塞有一定的治疗效果。洋葱具有抑菌和防腐的作用。夏秋季节多吃些洋葱，对由痢疾杆菌、大肠杆菌导致的肠道传染病也有防治作用。此外，洋葱中还富含辛辣的挥发油，能刺激中老年人功能偏低的消化系统，促进消化液的分泌，有健胃和助消化作用。洋葱对于中老年人独特的医疗保健作用，正日益受到人们的重视。但洋葱食用时不宜过量，以防产生胀气和排气。

（五）黄花菜

黄花菜又名金针菜、萱草，又名忘忧草，具有较佳的健脑、抗衰功能，解郁作用，日本饭野节夫教授在其专著中列举了八种健脑副食，居首位者便是黄花菜。金针菜对预防老年人智力衰退有好处。黄花菜干品无毒，鲜品因含秋水仙碱可使人中毒。新鲜黄花菜先摘去花蕊，用沸水烫过，放凉水中浸泡，使秋水仙碱溶于水中而去除，再烹调食用，可保无虞。建议每次食用鲜黄花菜时不宜过多。

（六）韭菜

韭菜是一味传统的中药，自古以来广为应用。《本草拾遗》中写道，“韭菜温中下气，补虚，调和脏腑，令人能食，益阳”。《本草纲目》又说，韭菜补肝及命门，治小便频数、遗尿等。韭菜因温补肝肾、助阳固精作用突出，所以在药典上有“起阳草”之名。韭菜籽有助阳、固精、补肾、治带、暖腰膝等作用，适用于阳痿、遗精、多尿等疾患。

现代医学研究证明，韭菜除含有较多的纤维素，能增加胃肠蠕动，对习惯性便秘有益和对预防肠癌有重要意义外，它还含有挥发油及含硫化合物，具有促进食欲、杀菌和降低血脂的作用。因此，对高血脂、冠心病患者有益。

四、动物类

（一）驴肉

驴肉性味甘凉，有补气壮阳、滋阴养血、安神去烦等功效。对体弱劳损、气血不足和心烦者，尤有较好的疗效。驴皮是熬制驴皮胶的原料，成品称阿胶。中医认为，阿胶是血肉有情之物，味甘性平，有补血、滋阴、润燥、止血的功效，对面色萎黄、眩晕、心悸等血虚证，心烦失眠、手足时有抽掣等阴虚证，劳嗽咯血等肺燥证，妇女崩漏等出血证都有很好的治疗作用。平素体质虚弱可服阿胶可改善体质，增强抵抗力。

（二）羊肉

羊肉性热、味甘，是适宜于冬季进补及补阳的佳品。中医认为，它能助元阳，补精血，疗肺虚，益劳损，是一种滋补强壮药。《本草从新》中说它能“补虚劳，益气力，壮阳道，开胃健力”。金代李杲说：“羊肉有形之物，能补有形肌肉之气。故曰补可去弱。人参、羊肉之属。人参补气，羊肉补形。风味同羊肉者，皆补血虚，盖阳生则阴长也”。羊肉的补益和治疗作用较好，因其性热，宜冬季食用，煮熟，吃肉喝汤，治疗男子五劳七伤及肾虚阳痿等，并有温中去寒、温补气血、通乳止带等功效。

（三）狗肉

狗肉细腻、鲜嫩，营养价值很高，狗肉中含有多种氨基酸和脂类，可产生较高的热量，确有很好的补益作用，尤其适宜于老年人冬令进补。狗肉味甘、咸、酸，性温，有重要的医疗价值，不但益脾，而且壮阳，滋补力较高。《本草纲目》载狗肉有“安五脏、轻身益气、益肾补胃、暖腰膝、壮气力、补五劳七伤、补血脉”等功效。《普济方》中说狗肉对“久病大虚者，服之轻身，益气力”。

（四）鹌鹑

鹌鹑肉不仅味美胜鸡，而且营养及药用价值也胜于鸡；鹌鹑蛋与鸡蛋相比，营养价值更高。鹌鹑的肉和蛋，既是很好的补品，对体弱者有补益强壮作用，又对多种疾病有调补治疗作用。中医认为，鹌鹑肉可“补五脏，益中续气，实筋骨，耐寒暑，清热结”。常人食用可增气力，壮筋骨。

（五）雀肉

雀，俗将老而斑者称为麻雀，小而黄口者称为黄雀。据《增补食物秘方》记载：雀肉能“补五脏，益精髓，暖腰膝，起阳道，缩小便，又治妇人血崩带下，十月后正月前宜食”。中医认为，雀肉能补阴精，是壮阳益精的佳品，适用于治疗肾阳虚所致的阳痿、腰痛、小便频数及补五脏之气不足。将其煨熟食用或酒浸饮用，有温阳补益作用，对阳虚、羸瘦、阳痿、早泄、带下症等有较好的疗效。此外，雀脑与雀卵亦有较好的补益作用。雀脑补肾利耳，熟食可以治疗男子阳痿、遗精等症；雀卵有助肾阳、补阴精之功效，对治疗阳痿、腰痛、精液清冷有效。

（六）海参

海参，有人称之为“海人参”，因补益作用类似人参而得名，既是宴席上的佳肴，又是滋补人体的珍品，其药用价值也较高。中医认为，海参“甘、咸，温，补肾益精，壮阳疗痿”；《随息居饮食谱》中说：海参能“滋阴补血，健阳润燥，调经，养胎，利产”。可见，海参有滋补肝肾、强精壮阳的作用。凡有久虚成痨、精血耗损，症见眩晕耳鸣、腰酸乏力、梦遗滑精、小便频繁的患者，都可将海参作为滋补食疗之品。对高血压患者极为适宜，并可治疗阳痿、遗精等症。

（七）淡菜

淡菜味咸、性温，具有较强的滋补作用。《日华子本草》说淡菜“煮熟食之，能补五脏，益阳事，理腰脚，消宿食”，是补虚益精、温肾散寒的佳品。凡属久病精血耗伤、五脏亏虚，症见羸瘦倦怠、食少气短、虚劳吐血、眩晕健忘者，均可将淡菜作为滋补品。

五、其他

（一）菊花

菊花入药及服食养生，多选用单叶味甜色白的白菊花；用于清热解毒，常采用味苦色黄的野菊花。

菊花具有散风清热、平肝明目、调利血脉的作用，用于治疗风热感冒、头痛眩晕、目赤肿痛、眼目昏花以及冠心病、高血压、动脉硬化、高脂血症等老年性疾病，能收到较好的效果。

（二）百合

百合味甘性平，有养阴润肺、清心安神的功效，尤以治疗肺疾及心理疾病为佳，如肺阴虚久咳，甚至痰中带血，也能治虚热所致心烦、惊悸、神志恍惚。

（三）薏苡仁

薏苡仁在欧洲称为生命健康之禾，在日本被列为防癌食品，还有美容养颜功能，又被称为天然的美容师，可做成粥、饭、各种面食供人们食用，尤其对老弱病者更为适宜。中医认为本品有健脾利湿、除痹排脓功用。薏苡仁还能增强肾功能并有利尿作用，因此对浮肿患者也有疗效。盛夏消暑佳品，老幼皆宜的保健食品。将去掉果壳的薏苡仁炒香即可当茶，经常饮用，有益于滋养身体和美容。

（四）菱角

菱角的肉厚而味甘香，鲜老皆宜，生熟皆佳，生食可当水果，熟食可代粮。食菱角可以“安中补五脏，不饥轻身”。古代人认为久服菱角可以轻身，这可能与菱角不含有使人体发胖的脂肪有关。

菱角还有许多药用功能。古籍《齐民要术》中写道：“菱能养神强志，除百病，益精气”，是一种很好的滋补品。李时珍在《本草纲目》中说：食用菱角能“补脾胃，强股膝，健力益气”“菱实粉粥益胃肠，解内热”。老年人常食有益。夏季食用还有“行水、去暑、解毒”之效。据药理实验，菱角对癌细胞的变性及组织增生均有治疗效果，因此具有一定的抗癌作用。

（五）银耳

银耳具有较高的药用功能，在我国医学宝库中久负盛名。历代医学家都认为，银耳有“强精、补肾、润肺、生津、止咳、清热、养胃、补气、和血、强心、壮身、补脑、提神”之功。作为营养滋补品，它适用于一切老弱妇孺和病后体虚者，还具有扶正强壮作用，并常用于治疗老年慢性气管炎等病症，对高血压、血管硬化患者，尤为适宜。近年来的医学研究还证明，从银耳中分离出来的多种糖类物质，对恶性肿瘤也有明显的抑制作用。常服银耳汤，还可起到嫩肤美容的效果。

（六）黑木耳

黑木耳的含铁量很高，是一种非常好的天然补血食品。又是一种减肥食品，因为黑木耳中含有丰富的纤维素和一种特殊的植物胶质，这两种物质，都能促进胃肠蠕动，促使肠道脂肪食物的排泄，减少食物脂肪的吸收，从而起到防止肥胖的发生和减肥作用。中医也认为，经常食用黑木耳能“益气不饥，轻身强志”。近年来的科学实验还发现，黑木耳有阻止血液中胆固醇沉积和凝结作用，因而对冠心病和脑、心血管疾病患者颇为有益。此外，黑木耳所含的胶质，有较强的吸附力，可以起到清理消化道的作用，因而又可作为矿山、冶金、毛纺、理发工人的日常保健食品。

（七）茶叶

我国是茶叶的故乡，茶叶作为我国的特有饮料已有几千年的历史了。历代“本草”类医书在提及茶叶时均说它有止渴、清神、利尿、治咳、祛痰、明目、益思、除烦去腻、驱困轻身、解毒等功效。

每天清晨喝一杯茶，会使人精神振作，精力充沛。饮茶促进人体脂肪的代谢以及提高胃液及其他消化液的分泌量，增进食物的消化吸收，防止动脉硬化，有利于降低血压。

饮茶虽然好处很多，但也有很多禁忌，如神经衰弱的人不宜睡前饮茶；患有溃疡病的人不宜饮茶；营养不良及缺铁性贫血的人不宜饮茶。还有不宜空腹饮茶，不饮隔夜茶，饭后不宜立即饮茶等。

茶叶因性苦寒，老年人喝茶时，只宜饮热茶，不能喝凉茶，饮凉茶能伤脾胃。老年人因脾胃功能趋于衰退，故宜饮淡茶，选择茶叶应以红茶和花茶为宜。

（八）大蒜

大蒜又有“土生土长的青霉素”这一美名，在夏秋季节肠道传染病流行或冬春季节呼吸道传染病流行期间，每天生食大蒜 1～2 头，就能起到预防作用，用大蒜浸液灌肠，可驱除钩虫、蛔虫和蛲虫，也可治痢疾、腹泻。其神奇药效的秘密在于它含有一种辛辣含硫的挥发性植物杀菌素——大蒜素。常食大蒜可预防胃癌、食管癌的发生；具有降低胆固醇的作用，从而起到保护神经系统和冠状动脉的功能及预防血栓的形成。

食大蒜一次不宜过多，空腹时也不宜生食大蒜，以免使胃受到强烈刺激而引起急性胃炎。食用大蒜后，吃几颗红枣或花生米，或嚼几片茶叶，口含或喝咖啡，蒜味即可消除。

（九）海带

李时珍的《本草纲目》说，海带可治 12 种水肿、瘿瘤，有化痰、散结功能。唐宋以来，海带就被誉为延年益寿的补品。近年来，科学家发现，经常吃海带对预防和治疗癌症有积极作用。

小　结

本部分介绍了药膳养生机理及常见食药材之性味功效。养生机理包括两部分理论，其一为食疗养生基础理论，有四性五味、归经、升降浮沉、以脏补脏、四季五补等，其二为平补法与峻补法、温补法与清泻法的食补法则。常用药膳食材分为五大类，熟悉各味食药材之性味功效。

习　题

一、选择题

【A1 型题】

1. 以下不属于温性食品的是（　　）

A. 羊肉　　B. 姜　　C. 红糖
D. 桂圆　　E. 绿豆

2. 适宜体质偏寒人群或是冬季食用的是（　　）

A. 绿豆　　B. 西瓜　　C. 狗肉
D. 苦瓜　　E. 螃蟹

3. 不属于甘味食材的有（　　）

A. 龟肉　　B. 南瓜　　C. 大枣
D. 粟米　　E. 糯米

4. 归心经的食物是（　　）

A. 黑芝麻　　B. 桑椹　　C. 桂圆
D. 覆盆子　　E. 何首乌

5. 不属于升的药物是（　　）

A. 菊花　　B. 牡蛎　　C. 苏叶
D. 薄荷　　E. 桑叶

B 型题

［6～10 题共用备选答案］

A. 黑芝麻

B. 枸杞子

C. 柏子仁

D. 大枣

E. 枇杷

6. 归心经的食材是（　）

7. 归肝经的食材是（　）

8. 归脾经的食材是（　）

9. 归肺经的食材是（　）

10. 归肾经的食材是（　）

二、思考题

张某，女，72 岁，形体消瘦，面色苍白，少气懒言、四肢倦怠，稍动就累，饭量少，常感冒，冬天比别人怕冷。IgG、IgM、补体、T 淋巴细胞数量、E－玫瑰花结形成及活性、总 E－玫瑰花结形成率，皆低于正常人。余无特殊。舌淡，脉弱无力。

请问：该患者可以常吃些啥食药同源物？

扫码“练一练”

（邓福忠）

项目二　常见疾病药膳方

扫码“学一学”

学习目标

1. **掌握**　常见疾病药膳方。
2. **熟悉**　常见疾病的药膳制作。
3. **了解**　药膳的配伍原理。

案例导入

李某，女，68岁，12年发现多饮多尿，随后发现多食，到当地医院查血糖18.6mmol/L，给予达美康降糖药治疗，病者未持续服药，近10天发现下肢浮肿，查尿素氮12.4mmol/L，尿糖（+），现仍有多饮多尿，尿如膏脂，腰膝酸软，下肢浮肿，四肢欠温，舌淡，脉沉无力。

请问：

在食养方面，有何建议？

食疗养生历史悠久，源远流长，从其发展来看，养生食补经过了众多医家与民间的实践探索，相辅相成共同发展起来的，是祖先留给我们的一笔宝贵的文化财富。养生食补膳食是根据不同人群、不同体质、不同病证和不同季节，选择具有保健或治疗作用的食物，经过科学合理的烹调加工，达到养生保健、延年益寿的功效。

根据WHO定义，65岁以上为老年人，我国普遍认为60岁以上为老年人。此时肾气渐衰、气血不足，各器官功能逐渐减缓，机体调控平衡的能力减弱，最常见的表现为头发花白、耳聋眼花、腹胀便秘、关节疼痛、肌肉萎缩等。此时饮食治疗应以补养为主，但难以一时达到疗效，应长时间坚持。

老年人的饮食清淡、熟软、少缓。老年人饮食应多样化，粗细搭配，保持营养均衡，饮食失衡易导致老年人发生病变，加速衰老；老年人咀嚼能力、消化能力、五脏功能都相对较弱，故应选择清淡、易消化、熟软、温热的食物，同时应注意细嚼慢咽、少食多餐，培养良好的饮食习惯。宜多食各种蔬菜水果，多食素食，并适当食用鱼类和乳类制品，以摄取优质蛋白质和多种维生素、纤维素等。

体质学说是医学科学中一个重要研究课题，注重人体质的差异，并根据天赋体质的差别对人群进行分类。根据不同体质施以不同食疗，按照食物的寒热温凉等性味的不同和各种体质特点选择养生食补膳食，改善症状，达到体质平和。

一、高血压病

高血压病的饮食疗法，是中医的传统疗法。早期患者，在合理饮食的同时，可选用食疗，用以平衡阴阳，调和气血。

［食疗方］

1. 生花生米浸泡醋中，5 日后食用，每天早上吃 10 ~ 15 粒，有降压、止血及降低胆固醇作用。

2. 糖、醋浸泡 1 个月以上的大蒜瓣若干，每天吃 6 瓣蒜，并饮其糖醋汁 20 毫升，连服 1 个月，适用于顽固性高血压。

3. 青萝卜切碎榨汁，每次饮用 30 毫升，每日 2 次，连服 10 日为一疗程。

4. 罗布麻叶 6g，山楂 15g，五味子 5g，冰糖适量，开水冲泡代茶饮。常饮此茶可降压，改善高血压症状，并可防治冠心病。

5. 何首乌 60g，加水煎浓汁，去渣后加粳米 100g、大枣 3 ~ 5 枚、冰糖适量，同煮为粥，早晚食之，有补肝肾、益精血、乌发、降血压之功效。

6. 胡萝卜汁，每天约需 1000ml，分次饮服。医学研究证明，高血压患者饮胡萝卜汁，有明显的降压作用。

二、脑血管病

脑血管病常发生在中年以上，老年人患有高血压病、动脉粥样硬化者，易发生脑血管病。因此，饮食原则应与高血压、动脉粥样硬化症相同。

［食疗方］

1. 乌龟 3 只（拳头大小），冰糖适量。每次用 3 只乌龟取血，加清水及冰糖适量，碗装，放锅中隔水蒸熟食。每日 1 次，7 次为一疗程，有滋阴养血、通脉作用，适用于中风后遗症之半身不遂、肢体麻痹等。

2. 黄芪 50g，南蛇肉（蟒蛇、蚺蛇）200g。将黄芪和南蛇肉加生姜 3 片，油、盐、水各适量煲汤，饮汤食蛇肉，每日 1 次。此方有补气、养血、祛风湿、舒筋络功效，适用于中风后半身不遂，以及风湿关节痹痛。

3. 葛粉 250g，荆芥穗 50g，淡豆豉 150g。将葛粉捣碎成细粉末，荆芥穗和淡豆豉用水煮 6 ~ 7 沸，去渣取汁，再将葛粉作面条放入汁中煮熟。每日空腹食 1 次。有解热生津、祛风开窍功效，适用于中风所致言语謇涩、神志昏愦、手足不遂，或预防中风以及中老年人脑血管硬化。

4. 乌豆 100g，独活 15 ~ 20g，米酒少许。将乌豆、独活加清水 3 ~ 4 碗，煎成 1 碗，去渣取汁。每日加米酒温服 1 ~ 2 次，有祛风通经活血功效，适用于中风瘫痪、肢体强直、失语等。

三、冠心病

冠状动脉粥样硬化性心脏病，是老年人的常见病。中医认为其病因为七情内伤，饮食不节，年老体衰，使心肝肾脾等脏腑亏损，胸中阳气不足，导致气机不畅，血瘀不通。在治疗上除药物外，可通过食疗进行调养和防治。

扫码“看一看”

［食疗方］

1. 红山楂 5 个，去核切碎，用蜂蜜 1 匙调匀，加在玉米面粥中服食。每日服 1 ~ 2 次。

2. 将鲜葛根切片磨碎，加水搅拌，沉淀取粉。以葛根粉 30g、粳米 100g 煮粥，每日早晚服食。

3. 荷叶、山楂叶各适量，水煎或开水冲浸，代茶随饮或每日3次。

4. 菊花、生山楂各15～20g，水煎或开水冲浸，每日1剂，代茶饮用。

5. 薤白10～15g（鲜者30～60g），葱白2茎，白面粉100～150g或粳米50～100g。将薤白洗净切碎，与白面粉用冷水和匀后，调入沸水中煮熟即可；或改用粳米一同煮为稀粥。每日均分2～3次温热服，3～5日为一疗程。

6. 粳米100g，红枣3～5枚，制首乌30～60g，红糖或冰糖适量。将制首乌煎取浓汁，去渣，与粳米、红枣同入砂锅内煮粥，粥将成时放入红糖或冰糖调味，再煮沸即可。每日服1～2次，7～10日为一疗程，间隔5日再服。

四、高脂血症

扫码“看一看”

高脂血症有原发和继发两种。继发是由于其他疾病引起的。糖尿病、酒精中毒、慢性肾病、甲状腺功能低下、痛风等疾病，都有血脂增高的表现。另一种是原因不明的原发性血脂过高。此症的治疗除用降脂药物外，合理的饮食和食疗也可达到降脂效果。

［食疗方］

1. 鲫鱼1条（重约200g），赤小豆60g，紫皮大蒜1头，葱白1段。将鲫鱼去鳞及内脏，加葱、姜、料酒同赤小豆、大蒜一起文火炖熟，食鱼喝汤。

2. 山楂15g，荷叶12g，煎水代茶饮。

3. 焦山楂15g，荷叶8g，生大黄5g，生黄芪15g，生姜2片，生甘草3g。将以上各味同煎汤，代茶随饮，或每日3次。

4. 豆浆汁500毫升，粳米50g，砂糖或细盐少许。将上味同入砂锅内，煮至粥稠，表面有粥油为度。每日早晚餐温热食。

5. 粳米100g，玉米粉50g。先将粳米入锅内，加水500～800ml，煮至米开花后，调入玉米粉，使成稀糊状，再稍煮片刻即可。每日3餐均可食。

6. 山楂、银花、菊花各25g，同放茶杯内，冲入开水，加盖焖片刻即可饮用。代茶频饮或每日3次。

五、失眠

失眠症西医称为神经衰弱，是神经官能症的一种。主要症状是失眠，以及由失眠引起的头晕、乏力、健忘等。中医归入“不寐”“惊悸”范围，认为此症多由心情郁怒、精神紧张或大病之后，脏腑功能失调所致。用饮食疗法既有利于催眠，又有利于健身，而且无副作用。

［食疗方］

1. 炒酸枣仁60g，大米50g。将酸枣仁捣碎用纱布袋包扎，与粳米同入砂锅内，加水适量，煮至米烂汤稠停火，然后取出纱布袋丢弃不用。每晚临睡前1小时，温热服尽。现代医学发现，酸枣仁含有丰富的植物油、有机酸和维生素，具有抑制中枢神经系统、镇静和催眠作用。

2. 小麦60g（去壳），大枣15枚，甘草30g，加水4碗煎成1碗，临睡前服。

3. 黑豆15g，小麦15g（去壳），合欢花30g，加水6碗熬成1碗，临睡前服。

4. 芡实、薏仁米、白扁豆、莲肉、山药、红枣、桂圆、百合各60g，大米150g。先将各药煎煮40分钟，再入大米继续煮烂成粥，分顿调糖食用，连吃数日。

5. 柏子仁 10～15g，粳米 50～100g，蜂蜜适量。先将柏子仁去尽皮壳杂质，捣烂，同粳米煮粥，待粥成时，对入蜂蜜，稍煮 1～2 沸即可。每日服食 2 次，2～3 日为一疗程。有润肠通便、养心安神之功。适用于心悸、失眠、健忘、长期便秘或老年性便秘者。

六、阿尔茨海默病

阿尔茨海默病的特点是，精神和智力上的异常，患者的知觉、智力、记忆能力持续性减退。中医认为，阿尔茨海默病是先天禀赋不足或年老肝肾亏虚、脑髓不充所致。故中医在治疗上多采取滋补肝肾、填髓健脑的中药和食物进行治疗和预防。如枸杞子、鹿胶、龟胶、莲子、山药、黄芪、茯苓、胡麻仁、核桃、紫菜、海带、大枣、百合、桑椹子、赤小豆等药食兼宜之品。

[食疗方]

1. 黑芝麻粥。黑芝麻 30g，粳米 100g。将二者洗净，放入锅内，文火熬成粥。服时可加蜂蜜 1 匙搅匀。每日早晚服食。

2. 枸杞粥。枸杞 20g，小米 100g，猪瘦肉末 30g，洗净后放锅内共熬粥。服时加少许精盐调味。可经常食之。

3. 牛骨髓粥。牛骨髓 15g，黑芝麻 15g，糯米 100g。将芝麻、糯米洗净后，同牛骨髓一起煮粥。食用时可加少量白糖调味。每日服 2 次。

七、感冒

感冒俗称伤风。中医认为主要由风邪所致。常由风寒、风热引起。

（一）风寒感冒

主要表现发热怕冷、恶风、鼻塞、流清涕、咳嗽、痰白色、身痛无汗、苔薄白滑、脉浮紧有力。宜选用散寒祛风解表法进行治疗。

[食疗方]

1. 生姜片 15g，连须葱白（长 3 厘米）3 段，加水 500ml，煮沸加红糖 20g，趁热 1 次服下，盖被取微汗。

2. 连须葱白 30g，淡豆豉 10g，生姜 3 片，加水 500ml，煎成后再加黄酒 30ml 煎煮，服后盖被取微汗。

3. 生姜 15g，紫苏叶 10g，放入砂锅或搪瓷杯，加水 500ml 煮沸，加入红糖 20g，趁热服，每日 2 次。

4. 大葱白 3 段，姜片 5 片，胡桃 5 个取肉，绿茶叶 1 小撮，绿豆 30g，水煎服。每日服 2 次。

（二）风热感冒

主要表现发热、怕风、咽干或痛、咳嗽、痰黏、鼻塞、流浓涕、出汗、苔薄黄、舌尖红、脉浮数。治疗宜祛风清热解表。

[食疗方]

1. 桑叶、菊花、薄荷、甘草各 10g，混合后用滚水冲泡，代茶频饮。

2. 银花 30g，薄荷 10g，鲜芦根 60g。先将银花、芦根加水 500ml，煮 15 分钟，后下薄荷煮沸 3 分钟，滤出，加白糖，温服，每日 3～4 次。

八、支气管哮喘

支气管哮喘是肺部发作性的过敏性疾病。发作时表现为哮喘、气急、咳痰、呼吸困难、难以平卧。此病属中医的哮喘范围，饮食疗法有助于改善及减轻症状，达到治疗和预防目的。

［食疗方］

1. 白胡椒10g，置青蛙口内，用针缝合后，放在碗内加水适量，隔水炖之。饮汤食部分蛙肉（肠、肚不宜食）。2日服1次，连服5～8次，对寒性哮喘有效。

2. 梨1个挖空心，加入半夏10g、冰糖少许，隔水蒸熟，吃时去半夏，每日1次，连服数日。适用于痰多、气喘、咳嗽者。

3. 核桃仁30g，南杏仁10g，姜汁少许，捣碎后加蜂蜜适量蒸服。

4. 白果仁8枚，红枣10枚，糯米50g。将白果仁、红枣、糯米加水适量煮粥服。每日早晚2次分服，15日为一疗程，可连服3个疗程，适用于哮喘缓解期。

九、慢性支气管炎

慢性支气管炎，是一种常见的呼吸道疾病。多在秋冬天气寒冷时发作和加重。中医认为，此病多由于其他脏器有病，累及肺脏，如脾虚生湿，肾气虚弱，肝郁气滞，皆能形成内伤咳嗽。治疗此病除注意其发病诱因、坚持身体锻炼外，食疗亦可收到良好的效果。

［食疗方］

1. 苏子15g研粉，粳米100g，加水适量共煮粥，加白糖调味，每日服2次。

2. 白果仁、甜杏仁各100g，胡桃仁、花生仁各200g，共捣碎，每日早晨取20g，加水1小碗，煮数沸后打入鸡蛋1个，加冰糖适量，顿服，连服半年。

3. 生梨1个，挖去心，放入川贝母粉3～4.5g，隔水蒸熟食。每日服1次。

4. 莱菔子末15g，粳米100g。将莱菔子末与粳米同煮粥，早晚餐温热服食。有化痰平喘、行气消食功效。适用于老年慢性气管炎、肺气肿。

5. 干百合100g，蜂蜜150g。将干百合洗净，放入大搪瓷碗内，加入蜂蜜，上笼蒸1小时，趁热调均匀，晾冷后，装入瓶内即成。每日早晚各服1汤匙。有润肺止咳、清心安神功效。适用于慢性气管炎，以及秋大肺燥或热邪伤及肺胃之阴所致咳嗽等。

十、便秘

便秘是指粪便在大肠内停留时间过长，而使粪便秘结、排便困难而言。中医认为，肠胃燥热、热病伤津、劳倦内伤、气血亏虚、阴寒凝滞、阳虚不运等皆能引起便秘。治疗宜选用清热润肠、行气导滞、益气养血、温阳通便等方法。可针对病情选用下列便方。

［食疗方］

1. 土豆饮方。土豆去皮榨汁，小火煮开，当土豆汁黏稠时，加入适量蜂蜜。每天一次，每次两勺，空腹服用，长期坚持，可治老便秘。

2. 蜂蜜65g，香油35ml。用沸水将蜂蜜和香油冲调后温服。每日早晚各服1次。

3. 白术60～100g，黄芪30g，水煎取汁300ml，加入蜂蜜30g。每次100ml，每日服3次。适用于气虚秘。

4. 芝麻、松子仁、胡桃仁、桃仁（去皮、尖，炒）、甜杏仁各10g，将五仁混合碾碎，入粳米200g，共煮稀粥，加白糖适量，每日早晚服用。

5. 胡桃10~15个，取肉捣碎，与粳米100g煮粥食。每日2次。有通便作用，适用于慢性便秘。

6. 番泻叶6g或大黄6g开水泡服，代茶饮。适用于热秘。

十一、夜尿过频

老年人因生理功能衰退，膀胱弹性降低，使尿的贮留量受到限制。冬天气候寒冷，人体各软组织（皮肤与血管），为了御寒，呈收缩状态。此时，更易出现夜尿过多现象；而这既影响睡眠，又可能着凉引起疾病。采用食疗方法治疗功能性夜尿过多，有较好的效果。

［**食疗方**］

1. 狗肉炖肉桂。取狗肉1000g，肉桂20g（布包），置入陶制容器内煮至肉烂为止。将煮熟的狗肉放铁锅内用素油炒，加盐和其他作料，再将原汁倒入煮开，连吃数日。

2. 黑鱼或兔肉按一般食用方法，炖汤，食肉喝汤，常食有效。

3. 龟肉、狗肉各250g，共炖烂，食肉喝汤，1日分2次服。

4. 小茴香适量加盐炒后研粉，将糯米蒸熟后，佐茴香粉吃，每天50g左右。

5. 乌龟500g，小公鸡肉适量，共炖熟食。

十二、前列腺炎

前列腺炎是老年人常见的一种病症。中医认为此病为肾虚、膀胱气化不利所致。因此，饮食疗法宜选用具有补气益肾、营养丰富的食物，避免刺激性食物以及温性、热性和油腻食物。

［**食疗方**］

1. 鲜爵床草100g（干品减半），洗净切碎，同红枣30g加水1000ml，煎至400ml左右，饮药汁吃红枣，每日2次分服。此方治慢性前列腺炎。

2. 杨梅60g，去核捣烂后加温开水250ml，调匀后饮服，每日2次，连服2个月。治前列腺炎、小便涩痛。

3. 猕猴桃50g，捣烂后加温开水250ml，调匀后饮服，连服2周。

4. 葵菜叶适量，洗净，煮沸后加入淀粉少量作羹，另以食盐、味精调味即成。每日2次，空腹食。此方具有消炎解毒、清热利湿功效，适用于慢性前列腺炎。

十三、糖尿病

糖尿病的主要临床症状是多食、多饮、多尿，尿中含糖，身体消瘦。在中医属“消渴症”的范围，认为此病多由于平素贪嗜醇酒厚味，内热化燥，消谷伤津，以致肺、胃、肾阴虚燥热，发为消渴。治疗上宜以滋阴清热生津为主，并随证佐以益气、固涩、温阳、活血。另外，糖尿病俗又称之为“甜病”，天下之病，皆是一物降一物，甜的天然对立就是苦，所以几乎所有苦味之药，都可以降糖，如黄连、栀子、知母、龙胆草、黄柏、黄芩、苦瓜、苦丁茶等。这一类苦寒之药，可以降低代谢，配暖胃之生姜、干姜、炮姜，可去其苦寒伤胃之弊。

［**食疗方**］

1. 黄芪30g，山药60g（研粉）。先将黄芪煮汁300ml，加入山药粉搅拌成粥。每日服1~2次。

2. 海参、猪胰、鸡蛋各1个。先将海参泡发切片与猪胰同炖，熟烂后将鸡蛋去壳放入，加酱油调味，每日服1次。

3. 蘑菇培养液具有降血糖作用，故常以蘑菇为菜或煮汁饮服，对改善糖尿病症状有利。

4. 小米粉25g、麦麸50g，加适量盐、葱花、香油、五香粉，用水和匀，做成小饼，烙熟食之。

5. 南瓜1000g切块，加水适量，煮汤熟后随饭饮用。南瓜富含维生素，是一种高纤维食品，能降低糖尿病患者的血糖，并能增加饱腹感。

6. 苦瓜250g，洗净切块，烧、炒时加食油、酱油、食盐适量，随饭食用。苦瓜性味甘、苦，既能清热解毒，除烦止渴，又能降低血糖。

十四、脱发

脱发是中老年人的常见症状。中医认为肾其华在发，发又为血之余，故发的生长在于肾，发的营养在于精血。因此，治疗宜滋补肝肾，补益气血。

［食疗方］

1. 枸杞子15g，菟丝子10g，桑椹15g，何首乌15g，丹参20g，黄芪15g，当归10g，柏子仁15g，水煎服。

2. 黑豆500g，水浸豆粒饱胀为度，晾干后撒盐少许，贮于瓷瓶内，每次服6g，每日2次，温开水送下，可预防脱发。

3. 先将枸杞子、何首乌、熟地、山萸肉加水煎取浓汁后去渣，再将核桃、黑豆加入浓汁中煎煮，至核桃仁糜烂于此汁中并被黑豆吸收，然后烘干。每次服6~9g，每日2次，早晚空腹服。有助于头发生长。

4. 用黑芝麻250g捣碎，加适量大米煮成粥，每日服1次，具有乌发作用。

小　结

我国历代医药经典积载了很多滋补养生膳食方，按“药食同源”的原则，依据食物和药物的性、味、归经及现代营养价值不同、各人的体质偏胜偏衰、季节气候的不同，合理配伍运用药食同源食材及其他蔬菜瓜果、谷物、肉蛋类，适当的烹煮方法，除了具有较好的养生功效，还可以辅助治疗某些疾病，且无毒副作用，温和安全，应该让“寓医于食”理念成为老年人营养学遵循的重要原则。通过本项目的学习，能根据个体症状、时令季节不同，合理搭配养生膳食方，起到饮食指导作用。

习　题

一、选择题

【A1型题】

1. 失眠可选用（　　）

A. 连须葱白30g，淡豆豉10g，生姜3片

B. 银花30g，薄荷10g，鲜芦根60g

C. 炒酸枣仁 60g，大米 50g

D. 梨 1 个挖空心，加入半夏 10g

E. 莱菔子末 15g，粳米 100g

2. 糖尿病可选用（　　）

A. 黄芪 30g，山药 60g

B. 蜂蜜 65g，香油 35ml

C. 白果仁、甜杏仁各 100g，胡桃仁、花生仁各 200g

D. 生梨 1 个，挖去心，放入川贝母粉 3 ~ 4.5g

E. 生姜 15g，紫苏叶 10g

3. 高脂血症可选用（　　）

A. 牛骨髓 15g，黑芝麻 15g，糯米 100g

B. 生姜 15g，紫苏叶 10g

C. 银花 30g，薄荷 10g，鲜芦根 60g

D. 山楂 15g，荷叶 12g

E. 莱菔子末 15g，粳米 100g

4. 慢性支气管炎可选用（　　）

A. 芝麻、松子仁、胡桃仁、桃仁（去皮、尖，炒）、甜杏仁各 10g

B. 生梨 1 个，挖去心，放入川贝母粉 3 ~ 4.5g，隔水蒸熟食

C. 银花 30g，薄荷 10g，鲜芦根 60g

D. 蜂蜜 65g，香油 35ml

E. 山楂 15g，荷叶 12g

5. 便秘可选用（　　）

A. 生梨 1 个，挖去心，放入川贝母粉 3 ~ 4.5g

B. 生姜 15g，紫苏叶 10g

C. 炒酸枣仁 60g，大米 50g

D. 连须葱白 30g，淡豆豉 10g，生姜 3 片

E. 土豆去皮榨汁，小火煮开，当土豆汁黏稠时，加入适量蜂蜜

6. 冠心病不可选用（　　）

A. 荷叶、山楂叶各适量

B. 粳米 100g，红枣 3 ~ 5 枚，制首乌 30 ~ 60g，红糖适量

C. 生姜 15g，紫苏叶 10g

D. 菊花、生山楂各 15 ~ 20g

E. 葛根粉、粳米煮粥

【B 型题】

［7 ~ 10 题共用备选答案］

A. 枸杞子 50g、制何首乌 50g、熟地 100g、山萸肉 30g、核桃仁 30g、黑豆 50g

B. 苦瓜粉 15g 吞服

C. 罗布麻叶 6g，山楂 15g，五味子 5g，冰糖适量，开水冲泡代茶饮

D. 菊花、生山楂各 15 ~ 20g

E. 番泻叶 3g 开水泡服

7. 高血压可选用（　）

8. 冠心病可选用（　）

9. 糖尿病可选用（　）

10. 脱发可选用（　）

二、思考题

王某，女，39 岁。1 个月前，因家庭琐事生气，思虑难眠，焦躁不安，心烦口干，胸中郁闷，口角唇内糜烂疼痛，不欲饮食。舌尖红，苔薄黄，脉弦数。

请问：该患者饮食上能给她一些什么调理？

（邓福忠）

扫码“练一练”

模块五　营养在老年健康促进与疾病预防中的作用

项目一　营养在健康老龄化中的作用

学习目标

1. **掌握**　健康老龄化、病理老龄化、健康促进与疾病预防、生存质量的概念；老年人营养问题的影响因素。
2. **熟悉**　营养在健康老龄化中的作用。
3. **了解**　成功老龄化的概念。
4. 能运用所学知识与技能进行老年常见病的健康促进与预防。

案例导入

张大爷，65岁，退休教师，身高172cm，体重130kg，平时喜欢锻炼身体，主要是走路，身体较好，没有高血压等慢性病，但是退休后，张大爷发现体重在不断增加，食量也不如从前。

请问：

张大爷体重增加的可能原因有哪些？

健康老龄化概念最初于1987年5月在世界卫生大会上被提出，并在1990年世界老龄大会上被世界卫生组织作为应对人口老龄化的一项发展战略。在2002年，世界卫生组织又在健康老龄化的基础上，提出“积极老龄化”的政策框架。2015年10月，《关于老龄化与健康的全球报告》的全球发布意味着“健康老龄化”再次被提上日程。作为一项围绕医疗保健和老年人健康问题的战略，健康老龄化将核心目标聚焦于提高老年人的生命质量，缩短带病生存期，延长健康预期寿命。

作为世界上老年人口规模最大、人口老龄化速度较快的国家，中国对健康老龄化战略给予了极高关注。2017年3月，《“十三五”健康老龄化规划》的出台则象征着健康老龄化战略在我国宏观战略布局中的地位得到进一步提升。

2019年1月26日，中国老年保健协会、社会科学文献出版社在京共同发布中国首部老年健康蓝皮书——《老年健康蓝皮书：中国老年健康报告（2018）》。《报告》显示，健康老龄化是我国积极应对人口老龄化的必由之路。

扫码“学一学”

任务一　相关概念

一、健康老龄化

健康老龄化有两层含义。①“老龄化”是一个正常社会发展现象，健康老龄化是指顺应自然规律、自然进入老龄化状态，这是整个社会层面的问题。②对社会中的个体来讲，应当“健康的”进入老龄化，即在健康预期寿命的长度与质量上都有良好状态地进入老龄状态。也就是在老年人中，开发和维持最佳的身体、心理、社会的健康和功能。当社区安全、促进健康与幸福，且老年人使用卫生服务和社区项目来预防或减少疾病时，健康老龄化将最有可能实现。需引起重视的是，即便处于健康老龄化的个体，也可能因为健康的改变而导致疾病或残疾。换言之，老化被认为是个体终其一生的积累。

二、病理老龄化

病理老龄化是相对健康老龄化而言的另一终端，病理老龄化即“不健康的老龄化”或“非健康老龄化”。也有两层含义，即一是老龄化进程是不符合规律的，不自然或不正常的进入老龄化。二是老龄化的过程中，对于个体而言是处于不健康或者非健康状态进入老龄化。疾病的发病原因、机制及临床表现同样影响着老龄化的过程。当我们为老年人服务时，必须要考虑的是所有个体源于增龄的持续老龄化——从健康老龄化到病理老龄化。评估每个个体目前的处境，并帮助他们向健康老龄化的目标发展，建议首先考虑提供营养服务，同时定期地对营养状况进行再评估，对了解健康状况的波动也非常关键。

评价病理老龄化，重点要考虑的是虚弱和残疾。国内外对虚弱定义的关注很多，但目前仍缺乏对该术语的共识。有人将其暗喻为健康及功能的双重衰退；有人将其定义为“因储备（能量、体能、认知、健康）损耗导致脆弱的多维综合征。残疾可被认为是个体的体能和智能衰减到一定程度，以致无法自理日常生活。与虚弱相似，残疾不属于正常老龄化。

老年学家已就虚弱和残疾间的关系及其对老年人的影响进行了探讨。残疾可给社会带来负面影响，如增加养老院安置的服务需求、家庭负担和自理障碍。重要的是我们不能坐等老年人入院并需要医疗照护服务时才发现此问题，因为渐进式的衰减可能早已开始，且令人遗憾地促使老龄化向着病理端发展。

三、健康促进与疾病预防

健康促进（Health Promotion）是 1986 年 11 月 21 日世界卫生组织在加拿大的渥太华召开的第一届国际健康促进大会上首先提出了这一词语，是指运用行政的或组织的手段，广泛协调社会各相关部门以及社区、家庭和个人，使其履行各自对健康的责任，共同维护和促进健康的一种社会行为和社会战略。目前最受公认的健康促进定义是《渥太华宪章》中提出的：“健康促进是促使人们维护和改善他们自身健康的过程”。美国健康促进杂志的最新表述为，“健康促进是帮助人们改变其生活方式以实现最佳健康状况的科学。最佳健康被界定为身体、情绪、社会适应性、精神和智力健康的水平。生活方式的改变会得到提高认知、改变行为和创造支持性环境等三方面联合作用的促进。三者当中，支持性环境是保持健康持续改善最大的影响因素。”健康促进的四个工作领域或健康促进的功能是：促进制定有利于健康的政策；促进调整卫生服务方向；促进提高个人和群体保健知识和技能；促进建设和保护物质环境和自然环境；促进发展社区能力。

在疾病自然史的每一个阶段，都可以采取措施防止疾病的发生或恶化。因而根据疾病的自然史，疾病预防工作也相应地分为三级，第一级预防为病因预防，也叫初级预防，主要是针对致病因子（或危险因素）采取的措施，也是预防疾病的发生和消灭疾病的根本措施，其中包括自我保健和健康教育。第二级预防又称临床前期预防或“三早”预防，即早发现、早诊断、早治疗。它是发病期所进行的防止或减缓疾病发展的主要措施。为了保证“三早”的落实，可采用普查、筛检、定期健康检查、高危人群重点项目检查以及设立专科门诊等措施。第三级预防又称临床期预防，主要是对症治疗，防止病情恶化，减少疾病的不良作用，防止复发转移，预防并发症和伤残；对已丧失劳动力或残疾者，通过康复治疗，促进其身心方面早日康复，使其恢复劳动力，力争做到病而不残，残而不废，保存其创造精神价值和社会劳动价值的能力。

考点提示

疾病三级预防的概念。

四、生存质量

生存质量（Quality of Life）即生存或生命的质与量。质即品质，量是量化，是全面评价生活或生命优劣的概念。健康、健康促进、疾病预防、虚弱和残疾都是终将影响老年人生存质量的关键概念。生存质量的定义也没有共识，它包括身体、情感、心理和精神等诸多方面。影响生存质量因素包括医疗保健、营养健康、功能、心理健康、身体状况、宗教信仰、环境因素、社会化、自我照护能力、自我效能、支撑（朋友、家庭、照护者、社会）等。生存质量须以生活质量为基础，但其内涵具有更大的复杂性和广泛性，更侧重于对人的精神文化等高级需求满足程度和环境状况的评价。生存质量不一定随着增龄而降低，生存质量是整体幸福感的体现，它涵盖了生活中方方面面的幸福与满意度。老年工作者必须认识到老年人群所面临的生存质量的递减风险，并非是老龄化简单的、必然的结局。许多专家已开发出了测评工具，如“测评”生存质量的调查问卷；既有针对特定环境（例如养老院）生存质量的，也有针对具体疾病和常见疾病生存质量的，如阿尔茨海默病和晚期患者。生存质量主要取决于个体，具有很强的主观性。

五、成功老龄化

成功老龄化是健康促进与疾病预防的产物，是维系住老年人个体和外部世界建设性的平衡关系或良性的互动关系。具体指社会顺利或完全正常地进入老龄化进程，或个人顺利实现健康老龄化，并实现个体价值。在这个过程中，老年人的价值实现最大化——从“老有所为”到“老有所用”进而到“老有所成”，与此同时使整个社会在生产性老龄化的推动下去实现人的全面发展、代与代之间的公平和公正以及人口与政治、经济、文化、生态全面的协调发展。

扫码“学一学”

任务二　营养在健康老龄化中的作用

2017 年 7 月国务院办公厅发布了《国民营养计划（2017—2030）年》，强调了提高全民营养和健康的重要性。该计划确定了 2020 和 2030 年营养工作的指导思想、基本原则、实施策略和重大行动，强调了加强营养能力建设。该计划中提到了“要开展营养与健康、营养与社会发展的经济学研究”。而国民营养计划的主要行动之一就是老年人群的营养改善行动：采取多种措施满足老年人群营养改善需求，促进“健康老龄化”。中国面临着比其他国家更为复杂的老龄化问题。世界卫生组织的全球疾病负担报告研究表明，导致中国人健康寿命损失的主要风险因素是膳食风险。

一、老龄化的营养挑战

随着年龄的增加，老年人的器官功能出现渐进性的衰退，如味觉和嗅觉发生改变、牙齿脱落、消化液分泌减少、消化吸收能力下降、少食即饱、药物因素（可引起食欲下降、反胃、吸收不良等）、心脑功能衰退、视觉和听觉及味觉等感官反应迟钝、情绪变化（如抑郁、悲伤、孤独等）、肌肉萎缩、瘦体组织数量减少、精神改变（如痴呆、妄想狂、躁狂）、消化道疾病（牙病、口干、吞咽困难、胃酸过少、胃肠道疾病、吸收不良等）、慢性病（如糖尿病、肺病、心血管病、癌症）、机体能力丧失（导致购买和制备食物困难）、贫穷、独自生活、无社交活动、吸烟、嗜酒等，而这些改变均可明显影响老年人摄取、消化和吸收利用食物中营养素的能力，使得老年人营养素摄入减少和患慢性非传染性疾病的风险增加。

虽然人体对能量的需求会随着年龄的增长而减少，但对一些微量营养素的需求却有增无减。老年人应该具备如何正确选择营养丰富的食物的一般知识。营养缺乏是许多老年人共同的营养问题，尤其是素食老年人群中这一问题更应受关注。营养失调出现在两种极端的人群中——体重过轻和肥胖。营养不良、体重过低、超重、肥胖、食品不安全、饥饿等与人的生活质量下降、发病率和死亡率升高都有关系。尽管大多数老年人没有营养缺乏的明显迹象，但调查显示，老年人如果饮食不当亦会造成营养不良，进而可能影响到机体的正常功能及生活质量。

知识拓展

老年人的口腔健康

口腔健康是健康老龄化议题中一个重要却又经常被忽视的领域。不良的口腔卫生可能会严重影响整体的健康和幸福感，如对营养状况产生影响，还有疼痛感、进食问题，以及由此产生的咀嚼减少、笑容和沟通减少等。老年人口腔问题主要表现为重度龋齿（或蛀牙）、高发的牙周疾病（或牙龈疾病）、牙齿脱落、口腔干燥、口腔癌前病变或口腔癌变。避免牙齿脱落是健康老龄化的关键。然而在世界各地的老年人中，原天然牙齿全部脱落的现象非常普遍，其主要原因是重度龋齿和严重的牙周疾病。

主要慢性疾病和口腔疾病有着共同的危险因素。富含糖的不健康饮食是导致龋齿的原因之一，口腔卫生差、牙周疾病也与使用烟草、过量饮酒、肥胖以及糖尿病有关。吸食烟草或（和）饮酒，都是口腔癌的重要危险因素。

二、老年人营养问题的影响因素

随着人口老化进程的加快，老年人营养问题引起了人们的广泛关注。老年人对食品的质量和数量的消化能力是影响他们食物获取（所需）、可用性（适合老年人体质）、可受性

（老年人可接受的）的关键。健康食物的选择在某种程度上取决于婚姻状况、家庭角色、健康的生活方式、社会经济地位、住房和居住环境、地理位置、交通运输和社会福利等多方面的因素。

食品的可受性受文化水平、种族、民族、时尚饮食、食品温度、食物的质地或外观等多种因素的影响，这是人们的心理认知、生活习惯和生活压力作用的结果。一些生理因素也会影响食物的可接受程度，如个体的健康状况、患有多种疾病等都会影响到味觉、嗅觉和听觉状态。此外，老化过程、食物不耐受、药物治疗同样会对食物的可受性产生影响。药物治疗会造成食欲降低、味觉消失、改变唾液分泌或妨碍吞咽等副作用。食物的制备和摄入也受多种生理因素的影响，如移动能力、平衡能力、营养状况、视觉和听觉、认知障碍或生理局限性（如难以打开容器或包装）等。

进餐场合、食物大小、食物的硬度、食物的种类、烹调方法等也会影响整体食物摄入量。

健康的饮食依赖于食物的正确选择。对食物的选择常常会受到个人因素的影响，这是在个人和社会资源、社会背景、食品环境以及食品涉及的便利性和质量的基础上作出的决定。对老年人而言，个人和社区的资源可能不足以使他们正确选择食物来获得理想的营养健康。

其他的社区因素，如邻里的安全、缺乏商业社区参与、地理位置隔绝、交通不便等，都会对老年人购物造成困难。在某些地区缺乏超市或杂货店，尤其是在农村地区。面对家庭环境问题，如制冷不足之类的情况，也会加剧这种情况的发生。制冷或存储不足意味着新鲜食品的供应不足，一些老年人为了获得新鲜食物不得不更加频繁地外出购物，或作出其他选择。

便利店中只有数量有限的食品可供选择，像为数很少的新鲜水果和蔬菜、肉制品，以及有限的低脂或无脂乳品。此外，便利店的食品价格往往比农贸市场昂贵，所以单纯依靠便利店购物造成食品平均成本偏高，从而削弱了食品购买力。

老年人整体健康状况和营养需求与民族、种族、经济、教育多样性等因素有关。首先，在营养保健方面有许多指标来表示营养不足或多余，或两者兼而有之。营养缺乏症，可以通过各种不同的方法显示：人体测量指标（体质指数或身体围度）；临床指标（非预期的体重变化、骨密度或肌力）；生化指标（血清特异性标志物）；饮食指标（日常膳食摄入量）。综合这些指标的结果，就可描述出营养缺乏与营养过剩共同存在的情况。例如，一些研究表明，有些老年人由于消耗营养密度低的食物（纯热量）而可能导致同时发生肥胖和营养不良。其次，老年人中常见的健康问题、生理改变和药物使用都可能会引起吸收、利用、排泄情况的改变，进而影响老年人的营养健康和进食的自理能力。比如，利尿剂的使用会增加液体和水溶性维生素（如多种 B 族维生素和维生素 C）的排泄。再例如，由于生理的改变，体内维生素 D 的合成可能会下降，导致人体对钙的吸收能力降低。

考点提示

影响老年人食物摄入的因素。

三、营养在健康老龄化中的作用

营养是卫生保健体系中的一部分，在健康老龄化中的作用至关重要。健康与长寿是人类永恒的主题，人的生命是通过营养来维持，人的生命质量、精神心理与营养有极大的关系，人的智力、体力、学习能力、运动能力、防病能力、康复能力、生殖能力、寿命、身高、体重等也都与营养饮食有不可分割的联系。

营养与健康有着密切的关系。首先，营养维持人体组织的构成，营养素是人体的物质基础，因此人体的生长发育、组织修复、延缓衰老都与营养状况有关。其次，营养维持生理功能。人体在生命活动过程中不断从外界环境中摄取食物，从中获得人体必需的营养物质，其中包括蛋白质、脂类和碳水化合物。再其次，合理营养维持心理健康，营养素不仅构建神经系统的组织形态，而且直接影响各项神经功能的形成。最后，营养对疾病预防有很大的帮助。营养缺乏或过量都会引发疾病。营养缺乏可引起各种不适的症状，还可能诱发其他并发症。合理的营养使人精力充沛，体格健壮，工作效率提高，免疫力和对疾病的抵抗力增强。合理的营养使老年人延年益寿，使患者早日康复。

营养在一、二、三级疾病预防中起重要作用，从社区中的独立居住者到住院治疗、成人日托护理及制度化护理的虚弱人群，方方面面都体现出营养的重要性。在一级疾病的预防中，全面良好的营养状况有利于促进健康，帮助营养相关疾病的防治。在二、三级疾病预防中，营养是疾病状况和残疾预防管理的主要组成部分。

中国营养学会组织专家根据老年人的生理特点、健康状况、营养需求，于2016年修订了《中国老年人膳食指南》。该指南结合近年来老年人群营养领域的新理念、新技术、新成果，在普通人群膳食指南的基础上，增加了适应老年人特点的膳食指导内容，旨在帮助老年人更好地适应身体机能的改变，努力做到合理营养、均衡膳食，减少和延缓营养相关疾病的发生和发展，延长健康生命时间，促进成功老龄化。

小　结

本项目主要介绍了健康老龄化、病理老龄化、生存质量、成功老龄化的概念，健康促进与疾病预防的概念及措施，老龄化的营养挑战，老年人营养问题的影响因素，营养在健康老龄化中的作用及营养在一、二、三级疾病预防中的重要作用，同时对影响老年人食物摄入的因素进行了分析。

习题

【A1 型选择题】

1. 我国目前现行的预防策略共分（　　）级

A. 一　　B. 二　　C. 三

D. 四　　E. 五

2. 20 世纪 90 年代，（　　）最早将健康老龄化理论介绍进国内

A. 邬沧萍　　B. 殷大奎　　C. 王陇德

D. 陈君石　　E. 以上都不是

3.《健康中国 2030 规划纲要》于（　　）发布并实施

A. 2016 年 10 月 25 日　　B. 2016 年 8 月 26 日　　C. 2017 年 10 月 25 日

D. 2015 年 10 月 25 日　　E. 以上均不是

4. 健康促进是（　　）世界卫生组织在加拿大的渥太华召开的第一届国际健康促进大会上首先提出

A. 1987 年 11 月 21 日　　B. 1985 年 11 月 21 日　　C. 1987 年 5 月

D. 1986 年 11 月 21 日　　E. 以上都不对

5. 一级预防（Primary Prevention）亦称为（　　）预防

A. 病理　　B. 病因　　C. 生理

D. 心理　　E. 以上均不是

6. WHO 提出的人类健康四大基石“合理膳食、适量运动、戒烟限酒、心理平衡”是（　　）级预防的基本原则

A. 一　　B. 二　　C. 三

D. 四　　E. 五

7. 除了（　　）方面，健康促进是针对正常的个人，为了维护健康状态而进行的促进过程

A. 生理　　B. 心理　　C. 社会

D. 情感　　E. 病理

8. 在疾病尚未发生时针对致病因素（或危险因素）采取措施，也是预防疾病和消灭疾病的根本措施的预防是（　　）级预防

A. 一　　B. 二　　C. 三

D. 四　　E. 五

9. 老年人营养问题的影响因素不含（　　）

A. 经济因素　　B. 家庭结构和社会关系　　C. 文化程度

D. 体质因素　　E. 婚姻状况

10. 除了（　　），以下都是合理营养在健康老龄化中的作用

A. 维持人体组织的构成　　B. 营养维持生理功能　　C. 维持心理健康

D. 预防疾病　　E. 以上都不是

扫码“练一练”

（穆金海）

项目二　营养在老年疾病预防中的作用

学习目标

1. **掌握**　老年人运动相关知识；衰老的预防。

2. **熟悉**　老年人心血管疾病、糖尿病、骨质疏松、肥胖、慢性阻塞性肺疾病、肌肉衰减综合征等危险因素。

3. **了解**　衰老的机理。

4. 能对老年人开具健康运动处方。

5. 能运用所学知识与技能进行常见疾病的健康促进和预防。

案例导入

王大妈，70 岁，退休干部，身高 155cm，体重 130kg，平时不喜欢锻炼，喜欢看电视，主要活动就是做家务。患有高血压 20 多年，一直坚持服药，控制较好。但 5 年前又被诊断为 2 型糖尿病，单纯饮食控制没有效果后采用降糖药治疗，目前无其他并发症。

请问：

1. 王大妈有哪些疾病危险因素？
2. 应如何指导王大妈积极促进健康，预防疾病的发生？

任务一　老年人心脑血管疾病

扫码“学一学”

一、心脑血管疾病常见的危险因素

心脑血管病危险因素是指当群体暴露于某种异常的生物学或社会心理学因素时，使其发生心脑血管病的危险（概率）增加，改变或去除该因素后，发生心脑血管病的危险（概率）减少或消失。吸烟、高血压、糖尿病、血脂异常和肥胖等是公认的心脑血管病的危险因素。

（一）行为因素

1. 吸烟　吸烟者与不吸烟者相比，前者发生心脏性猝死的概率高 4 ~6 倍，发生心肌梗死的概率要比后者高 2 ~4 倍。烟草中的一氧化碳可与人体红细胞内血红蛋白结合，降低血红蛋白携带氧能力，还会破坏血管内膜，使其不平整，加速粥样斑块形成。烟草中毒性最大的是尼古丁，可诱发高血压，高血压是心脑血管疾病的高危因素。

2. 饮酒 大量饮酒是缺血性脑卒中的危险因素。

3. 体力活动不足 包括久坐的生活方式。随着生活节奏的加快及越来越多地使用机器和交通工具，加上老年人自身身体的原因，使体力活动减少，易引起肥胖、血糖升高、血脂增高。此外，较少的体育锻炼还能使心脏、血管代偿功能减退，发生冠心病。每周坚持3～5次、每次20～60分钟的有氧运动可明显减少心血管疾病的发生危险。

4. 不合理膳食 成人每日摄入食盐1～2g即可满足生理需要。摄入过多的食盐，可导致高血压。食盐中致血压升高的成分主要为钠，膳食中的钾可对抗钠的升血压作用。钾的来源是蔬菜水果，高盐而蔬菜水果少的膳食不仅高钠低钾，而且含钙及优质蛋白也少，更加重钠的升压作用。

（二）疾病因素

1. 高血压 高血压的定义是收缩压≥140mmHg和（或）舒张压≥90mmHg。高血压是常见的心血管疾病之一，也是脑卒中、冠心病、心肌梗死和心力衰竭的主要危险因素。高血压可增加各年龄组的死亡危险，特别是增加心血管病和脑卒中的危险。

2. 糖尿病 糖尿病除能损害肾脏、神经系统及致盲以外，还会加剧心血管疾病的发生，80%的糖尿病患者都死于心血管疾病，因为升高的血糖毒害性很强，它可以损伤血管，加快血凝块形成，破坏血管的结构。人体血糖高于正常范围还会促进高血脂的发生，高血脂也是心血管疾病的高危因素。

3. 超重和肥胖 超重和肥胖是高血压发病的重要危险因素。若体脂过多集中于腹部，形成向心性肥胖，患高血压的危险性远远高于一般人群，男性腰围≥85cm、女性≥80cm者患高血压的危险为腰围低于此界限者的3.5倍。

4. 血液黏稠度增加 现代化城市生活节奏快，人们生活和工作压力越来越大，情绪波动也较大；同时，过量饮酒、摄入太多食物脂肪、缺少必要的运动等，这些因素直接导致人体新陈代谢速度减慢，血液流速减慢，血液黏度升高，造成心脑供血不足，如果不及时预防，将会引发冠心病、高血压、脑血栓等心脑血管疾病。

（三）遗传因素

冠心病有明显的遗传倾向，急性心肌梗死患者的一级亲属发生心肌梗死的概率比一般人群高。

（四）社会、心理因素

高血压和冠心病的发生与社会、心理因素关系密切。长期暴露于有害心理环境下，可导致持续性高血压。急躁、进取心和竞争意识强者中的高血压患者显著多于普通人。

（五）其他

心脑血管疾病发病率随年龄增加而递增，但并非因年老而引发；男性较女性风险更大；女性绝经后心脏病风险会增加等。

心脑血管疾病的危险因素可分为可调控和不可调控两大类：肥胖、血脂异常、久坐的生活方式、吸烟、应激、高血压等都是可调控的；性别、年龄、家族史、绝经等是不可调控的。

二、心脑血管疾病的健康促进与预防

通过健康促进与预防可降低一些心脑血管疾病的相关风险。

（一）改变行为

主要是改变不良行为生活方式，建立有益于健康的行为生活方式。如戒烟限酒、加强运动、合理饮食、充足睡眠等。

（二）控制疾病

主要是控制疾病危险因素，如高血压、血脂异常、肥胖症、糖尿病等，做到早期发现、早期诊断、早期治疗，防止出现并发症。

（三）关注遗传倾向

心脑血管疾病大多有家族史，子女患有心脑血管疾病，追溯其父母或者祖辈也有相关疾病史。危险因素越多的个体患心脑血管疾病的可能性越大，有心脑血管疾病家族史的个体，更应注意控制其他心脑血管疾病危险因素。

（四）保持心理平衡

心脑血管病与情绪有关。情绪激动或者情绪控制不良容易造成心血管疾病突发或加重。因此，老年人应积极参与社会活动、控制情绪、保持乐观的心态。心理平衡对心脏健康的重要性不亚于控制好体重、血压、血脂和血糖。生活中要树立一种积极乐观、感恩知足的心态，和丰富的情感；正确地自我认知与定位，摆正心态，改变能改变的，坦然接受不能改变的事物。发自肺腑的大笑有益心脏健康，鼓励老年人经常笑一笑。

考点提示

心脑血管疾病的主要危险因素和预防措施。

任务二　老年人糖尿病

扫码"学一学"

一、糖尿病常见的危险因素

（一）遗传因素

遗传因素是引起糖尿病的高危因素。如果夫妻都是糖尿病患者，则所生下的孩子有一半以上会患糖尿病，若父母为带因子者，所生孩子患糖尿病的概率比其他人大。

（二）不良生活方式

据统计，糖尿病患者约有90%属于2型糖尿病，除了遗传因素之外，生活方式与糖尿病之间也大有关系。如过量饮食、运动不足，都会造成脂肪、热量摄取过剩的状况，日积月累即可发展为糖尿病。

（三）不良饮食习惯

饮食西化，如经常摄取过量西式食物汉堡、汽水等，其中含有高脂肪、高热量，尤其是肉类、淀粉、糖类，容易造成体重上升，进而诱发糖尿病。

（四）肥胖

近年来，2型糖尿病的患者呈现出年轻化趋势，肥胖是关键原因。体重过重会导致胰岛素作用不良，胰岛素代谢差，血糖易升高。因此，肥胖者患糖尿病的概率较高。

（五）其他

糖尿病患者常伴有自身免疫性疾病，如甲状腺功能亢进症、桥本甲状腺炎、重症肌无力、恶性贫血等。由于病毒感染，特别是柯萨病毒B4感染，使胰岛组织及B细胞产生炎症、破坏，引起了自身免疫反应。在病毒加抗体作用下，胰岛细胞进一步大量破坏，使胰岛素分泌功能减弱，从而导致糖尿病，特别是1型糖尿病。病理组织学观察发现淋巴细胞浸润胰岛，B细胞受到损害，血中可检出胰岛细胞抗体、胰岛素自身抗体及胰岛B细胞膜抗体等证实糖尿病发病与自身免疫有关。

二、糖尿病的健康促进与预防

（一）一级预防

2型糖尿病的一级预防应从小开始，并应包括指导所有成年人保持健康的体重和进行有规律的体力活动。当个体超重时，能量应适当以维持或减轻体重，糖尿病患者适度减轻体重已被证实可改善血糖控制水平。运动已被证实可改善糖尿病患者的胰岛素敏感性。举重和渐进式阻力训练是安全有效且可相互替代的运动项目，阻力训练可改善葡萄糖代谢速率，提升肝糖原储备能力和改善胰岛素抵抗。

（二）二级预防

二级预防活动，包括定期体检、糖尿病筛查等，早期发现、早期诊断、早期治疗。营养咨询是重要的一级和二级预防措施。糖尿病患者的饮食咨询要因人而异，应帮助老年人确定摄食模式，协助其通过营养咨询来明智地选择食物。

考点提示

糖尿病的主要危险因素和预防措施。

（三）三级预防

老年糖尿病预防工作常涉及三级预防，积极、正确、有效地治疗，努力限制糖尿病相关的并发症造成健康损害。

扫码“学一学”

任务三　老年人骨质疏松症

一、骨质疏松症常见的危险因素

（一）疾病因素

内分泌疾病如糖尿病（1型、2型）、甲状旁腺功能亢进症、库欣综合征（Cushingsyndrome）、性腺功能减退症、甲状腺功能亢进症、垂体泌乳素瘤、腺垂体功能减退症等；结缔组织疾病如系统性红斑狼疮、类风湿性关节炎、干燥综合征、皮肌炎、混合性结缔组织病等；慢性肾脏疾病多种慢性肾脏疾病导致肾性骨营养不良；胃肠疾病和营养性疾病如吸收不良综合征、胃肠大部切除术后、慢性胰腺疾病、慢性肝脏疾患、营养不良症、长期静脉营养支持治疗等；血液系统疾病如白血病、淋巴瘤、多发性骨髓瘤和骨髓异常增殖综合征等；神经肌肉系统疾病如各种原因所致的偏瘫、截瘫、运动功能障碍、肌营养不良症和肌强直综合征等可导致骨质疏松。

（二）营养因素

营养性蛋白质缺乏，维生素C、维生素D缺乏，低钙饮食，乙醇中毒等。

（三）特殊体质

女性在妊娠、哺乳期间；长期制动如长期卧床、截瘫、太空飞行；器官移植术后等可发生骨质疏松。

（四）药物因素

糖皮质激素、免疫抑制剂、肝素、抗惊厥药、抗癌药、含铝抗酸剂、甲状腺激素、慢性氟中毒、促性腺激素释放激素类似物（GnRHa）或肾衰用透析液等可造成骨质疏松。

（五）遗传因素

遗传性成骨不全、染色体异常。

（六）其他因素

其他不明原因的骨质减少、短暂性或迁徙性骨质疏松。

二、骨质疏松症的健康促进与预防

（一）健康促进

1. 负重运动　运动对骨质疏松症的预防和治疗作用已众所周知，特别是负重和抗阻运动。除了提供营养咨询，医护人员应给出运动的建议，在成年人，多种类型的运动有助于骨量的维持，包括负重运动（散步、轻－中等强度的有氧运动和抗阻运动）。定期运动可增加肌量和肌力，改善平衡和协调能力，已被证实能降低脆弱老年人约25%的跌倒风险，从而有助于预防骨折。

2. 营养干预　良好的营养对于预防骨质疏松症具有重要意义，包括足量的钙、维生素D、维生素C以及蛋白质。从儿童时期起，日常饮食应有足够的钙摄入，钙影响骨峰值的获得。适当的饮食和有规律的体力活动对实现和维护日后骨骼的健康非常重要。

由于老年人的膳食摄取常见不足，以及有限的日光暴露，需要补充维生素D和钙。应鼓励老年人增加高钙食物的摄取，钙的摄入每天达到1000～1200mg。理想情况下，75%的钙摄取量应来自于奶类及其制品。同时还应增加富含维生素D的食物摄取，以促进钙的吸收，维生素D每天达到200～400IU。鼓励老年患者增加日光暴露时要谨慎，老年人皮肤厚度的降低继发于正常老化过程中表皮维生素D前体浓度的减少。

3. 预防摔跤　应尽量减少骨质疏松症患者摔倒概率，以减少髋骨骨折的发生率等。

4. 药物治疗　有效的药物治疗能阻止和治疗骨质疏松症，包括雌激素代替疗法、降钙素、选择性雌激素受体调节剂以及二磷酸盐，这些药物可以阻止骨吸收但对骨形成的作用特别小。

（二）预防

骨质疏松症给患者生活带来极大不便和痛苦，治疗收效很慢，一旦骨折又可危及生命，因此，要特别强调落实三级预防。

1. 一级预防　应从儿童、青少年做起，如注意合理膳食营养，多食用含钙、磷高的食品，如鱼、虾、牛奶、乳制品、鸡蛋、豆类、杂粮、绿叶蔬菜等。坚持科学的生活方式，如坚持体育锻炼，多接受日光浴，不吸烟、不饮酒、少喝咖啡、浓茶及含碳酸饮料，少吃糖及食盐，动物蛋白也不宜过多，晚婚、少育，哺乳期不宜过长，尽可能保存体内钙质，丰富钙库，将骨峰值提高到最大值是预防生命后期骨质疏松症的最佳措施。对有遗传基因的高危人群，重点随访，早期防治。

2. 二级预防　人到中年，尤其妇女绝经后，骨丢失量加速进行。此时期应每年进行一次骨密度检查，对快速骨量减少的人群，应及早采取防治对策。

> **考点提示**
> 骨质疏松症的主要危险因素和预防措施。

3. 三级预防　对退行性骨质疏松症患者应积极进行抑制骨吸收，促进骨形成的药物治疗，还应加强防摔、防颠等措施。对中老年骨折患者应积极手术，实行坚强内固定，早期活动，给予体疗、理疗心理、营养、补钙、遏制骨丢失，提高免疫功能及整体素质等综合治疗。

扫码“学一学”

任务四　老年人肥胖

肥胖症是一组常见的代谢症群。当人体进食热量多于消耗热量时，多余热量以脂肪形式储存于体内，其量超过正常生理需要量，且达一定值时遂演变为肥胖症。肥胖是指一定程度的体重增加与脂肪层过厚，是体内脂肪，尤其是甘油三酯积聚过多而导致的一种状态。它不是指单纯的体重增加，而是体内脂肪组织积蓄过剩的状态。

一、肥胖的原因

（一）遗传因素

人类肥胖一般认为属多基因遗传，遗传在其发病中起着一个易发的作用。体内物质代谢较慢，物质合成的速度大于分解的速度。

（二）饮食因素

热量摄入过多，尤其是高脂肪饮食是造成肥胖病的主要原因。脂肪进入血液后，一部分通过氧化而供给身体活动所需要的热量，一部分作为细胞的组成部分，还有一部分转化为其他物质，多余的便进入人体储存起来。

（三）神经和精神因素

已知人类和多种动物的下丘脑中存在着两对与摄食行为有关的神经核。饱中枢兴奋时有饱感而拒食，破坏时则食欲大增；饥中枢兴奋时食欲旺盛，破坏时则厌食拒食。当下丘脑发生病变时，不论是炎症的后遗症（如脑膜炎、脑炎后），还是发生创伤、肿瘤及其他病理变化，如果腹内侧核破坏，则腹外侧核功能相对亢进而贪食无厌，引起肥胖。

食欲中枢功能受制于精神状态，当迷走神经兴奋而胰岛分泌增多时食欲异常亢进，易致肥胖。

（四）内分泌因素

许多激素如甲状腺素、胰岛素、糖皮质激素等可调节摄食。肥胖者对胰岛素抵抗而导致高胰岛素血症，而高胰岛素血症可使胰岛素受体降调节而增加胰岛素抵抗，从而形成恶性循环。胰岛素分泌增多，可刺激摄食增多，同时抑制脂肪分解，因此引起体内脂肪堆积。性激素在单纯性肥胖发病机制中可能起作用。

（五）药物因素

药物的副作用可引起肥胖，如由肾上腺皮质激素类药物。如患有过敏性疾病、类风湿病、哮喘病的患者在服药一段时间后出现肥胖。

考点提示

肥胖的原因。

（六）运动因素

长期不活动与运动少也是肥胖发生的原因。

二、肥胖的健康促进与预防

（一）健康教育

通过宣传教育使患者及其家属对肥胖症及其危害性有正确的认识，从而配合治疗、采取健康的生活方式、改变饮食和运动习惯。自觉地长期坚持是健康促进中最重要的措施。

（二）控制饮食

轻度肥胖者，控制进食总量，采用低热卡、低脂肪饮食，避免摄入高糖高脂类食物，使每日总热量低于消耗量。对个体而言，随年龄增长，为保持体重所需的总能量在减少，它与增龄性的代谢需求降低和久坐生活方式的增加均有关。对老年人，考虑个体化的策略，通过饮食和体力活动的干预来实现体重管理非常重要。提供饮食咨询时，应对肥胖并发症予以特别关注。应进行全面的营养评估，来评估当前的能量需求，以及贯穿于日常生活方式和体力活动的能量消耗。

（三）增加体力活动

运动对于减肥和减肥效果维持的长期稳定性很重要，即使是日常活动水平的小改变都已被证实对持续减肥的实现极其重要。对老年人来说，有规律的体力活动和运动的益处是长远的，不仅包括疾病风险的降低和体重管理，还有自理能力的维护和生存质量的改善。应鼓励肥胖老年人多做体力劳动和体育锻炼，逐渐减少至正常标准体重，老年人活动量或运动量的制定应该因人而异，原则上采取循序渐进的方式。

（四）药物及外科治疗

对严重肥胖患者可应用药物减轻体重，然后继续维持。此外，外科手术治疗如空回肠短路手术、胆管胰腺短路手术、胃短路手术、胃成形术、迷走神经切断术及胃气囊术等，可供选择。

研究显示，对老年人来说，肥胖相关的残疾较肥胖相关的死亡更令人担忧。对待肥胖的老年人须谨慎，超重和肥胖可掩盖潜在的营养不良，后者源于进食质量差的食物。对肥胖的老年人来说，膳食质量差及营养不良时可伴随有额外的营养不足问题。

任务五　老年人慢性阻塞性肺疾病

扫码“学一学”

慢性阻塞性肺疾病（chronic obstructive pulmonary disease，COPD）是一种常见的以持续气流受限为特征的，可以预防和治疗的疾病，气流受限进行性发展，与气道和肺脏对有毒颗粒或气体的慢性炎性反应增强有关。可进一步发展为肺心病和呼吸衰竭的常见慢性疾病。

一、慢性阻塞性肺疾病常见的危险因素

慢性阻塞性肺病的确切病因不清楚，一般认为与慢性支气管炎和阻塞性肺气肿发生有关的因素都可能参与慢性阻塞性肺病的发病。已经发现的危险因素大致可以分为外因（即环境因素）与内因（即个体易患因素）两类。外因包括吸烟、粉尘和化学物质的吸入、空气污染、呼吸道感染及社会经济地位较低的人群（可能与室内和室外空气污染、居室拥挤、营养较差及其他与社会经济地位较低相关联的因素有关）。内因包括遗传因素、气道反应性增高、在怀孕期、新生儿期、婴儿期或儿童期由各种原因导致肺发育或生长不良。

（一）吸烟

吸烟是慢性阻塞性肺疾病最为重要的独立危险因素，COPD 患者虽非全部吸烟，但约有80% 曾经或目前仍是吸烟者。烟草中含焦油、尼古丁和氢氰酸等化学物质，可损伤气道上皮细胞，使纤毛运动减退和巨噬细胞吞噬功能降低；支气管黏液腺肥大、杯状细胞增生，黏液分泌增多，使气道净化能力下降；支气管黏膜充血水肿、黏液积聚，容易继发感染，

慢性炎症及吸烟刺激黏膜下感受器，使副交感神经功能亢进，引起支气管平滑肌收缩，气流受限。烟草、烟雾还可使氧自由基产生增多，诱导中性粒细胞释放蛋白酶，抑制抗蛋白酶系统，破坏肺弹力纤维，诱发肺气肿形成。吸烟者慢性支气管炎的患病率比不吸烟者高2～8倍，烟龄越长，吸烟量越大，COPD患病率越高。

（二）环境因素

大气受污染后，有害气体如二氧化硫、二氧化氮、氯气等损伤气道黏膜和其细胞毒作用，使纤毛清除功能下降，黏液分泌增加，为细菌感染增加条件。当职业性粉尘及化学物质，如烟雾、过敏原、工业废气及室内空气污染等，浓度过大或接触时间过长，均可能产生与吸烟无关的COPD。

（三）感染因素

感染是COPD发生发展的重要因素之一。病毒、细菌和支原体是本病急性加重的重要因素。病毒主要为流感病毒、鼻病毒、腺病毒和呼吸道合胞病毒等；细菌感染以肺炎链球菌、流感嗜血杆菌、卡他莫拉菌及葡萄球菌为多见。已有多重理论用于解释为何非吸烟者会发生COPD，其中一种理论确认儿童期感染病毒（尤其是C组腺病毒）是COPD发生的独立危险因素。

COPD的发生还与遗传、营养、运动等因素有关。

二、慢性阻塞性肺疾病的健康促进与预防

（一）营养干预

合理饮食确保充足营养。药物干预是COPD患者医疗保健的重要组成部分。对个体的药物治疗进行全面评估，对了解COPD治疗常用药物潜在的营养的副作用非常重要。

1. 要恢复和保持理想体重，鼓励老年人少量多餐。COPD患者餐后呼吸困难（餐后胃灼热）的问题，也可通过少量多餐来预防。

2. 食用高能量、营养丰富的食物 相对碳水化合物而言，提升脂肪和蛋白质的供能比例。

3. 为减少二氧化碳产出，可鼓励高脂肪的摄取。

4. 鼓励增加液态食物的摄取，维持足够的水合作用和保持肺部较薄的分泌物。

5. 保持充足的维生素和矿物质的摄取。

> **考点提示**
> 慢性阻塞性肺疾病的营养干预措施。

（二）戒烟

COPD患者的评估应包括探知其是否吸烟。戒烟被认为是COPD治疗中最为重要的措施之一。除了戒烟，患者的整体护理计划还应包括适当的营养咨询和指导，包括可能因吸烟所损耗的维生素的补充。吸烟可导致氧化应激，据此，抗氧化治疗目前正被考虑用于COPD的治疗，营养指导也可考虑针对膳食抗氧化剂的建议。

（三）减少室内空气污染

减少职业性粉尘和化学物质吸入，对于从事接触职业粉尘的人群，如煤矿、金属矿、棉纺织业、化工行业及某些机械加工等工作人员应做好劳动保护。避免在通风不良的空间燃烧生物燃料，如烧柴做饭、在室内生炉火取暖、被动吸烟等。

（四）防治呼吸道感染

进行户外运动时注意衣着防护，做好前、后胸保暖；天气转暖时不要过早减少衣服。

积极预防和治疗上呼吸道感染。秋冬季节注射流感疫苗；避免到人群密集的地方；保持居室空气新鲜；发生上呼吸道感染应积极治疗。

（五）加强锻炼

根据自身情况选择适合自己的锻炼方式，如散步、慢跑、游泳、爬楼梯、爬山、打太极拳、跳舞等，以增强机体抗病能力。

（六）控制体重

约有1/3的COPD患者表现为一定程度的营养不良。较慢性支气管炎患者而言，肺气肿患者的营养不良更常见，主要是因为肺功能的损伤、膈肌质量的减少和运动能力的降低。无论个体超重还是体重过轻，营养保健计划和医学营养治疗都应与老年人一起商定切实的营养目标。

（七）其他

避免过度的体力和精神劳累，保持乐观情绪。

任务六　老年人肌肉衰减综合征

扫码“学一学”

肌肉衰减综合征是一种与年龄增长相关的，进展性、广泛性的全身骨骼肌质量与功能丧失，合并体能下降、生存质量降低及跌倒与死亡等不良事件风险增加的临床综合征。受累肌肉以四肢骨骼肌为主，表现为渐进性肌肉质量下降与功能丧失。

一、老年人肌肉衰减综合征的危险因素

肌肉衰减综合征的发生与年龄、营养、活动、激素、代谢、免疫等多种因素有关，其中营养和身体活动是两项重要危险因素。

（一）年龄增大

为首要危险因素。随着年龄增长，衰老过程加快，伴随着的是分解代谢增加、合成代谢降低，亚临床炎症，内分泌失调，线粒体功能不良，运动神经元缺失等。研究发现，随着年龄增长，在各种因素的影响下，α－运动单位丧失、肌纤维（特别是Ⅱ型肌纤维，即快肌纤维）逐年减少、萎缩，进一步导致肌肉组织减少、肌力下降，进而发展为肌肉衰减综合征，如再进一步发展，则将丧失自主活动能力甚至造成伤残。

（二）活动减少

行动障碍、身体制动、物理活动不便等，可能是由于长期卧床、久坐的生活方式或零重力条件所引起。

（三）生活方式

如食物摄入减少，尤其是蛋白质营养不良；体力活动少或无；嗜烟酒等。主要由于能量和（或）蛋白质摄入不足（素食为主的饮食，户外活动少，紫外线照射及维生素D合成减少），胃肠功能紊乱，消化吸收障碍或服用某些药物，厌食，不科学减肥导致患病等引起。

（四）慢性健康状况

如认知能力损害、心情紊乱、精神萎靡、糖尿病、器官衰竭、骨关节炎等。即合并有心、肺、肝、肾、脑等器官功能衰竭（如哮喘、慢性支气管炎、心脑血管疾病、运动神经元损伤等）、恶性肿瘤或内分泌疾病（糖皮质激素、甲状腺功能障碍、胰岛素抵抗等内分泌

因素）等可造成老年人肌肉衰减综合征。

（五）体质因素

如低出生体重、遗传易感性等。

注意慢性炎症及恶病质引起的严重消瘦不属于老年性肌肉衰减，因为瘦体组织和脂肪同时丢失。

二、老年人肌肉衰减综合征的危害与预防

（一）危害

老年人肌肉衰减的结果是肌肉强度减弱、活动减少、步速减慢。导致老年人的活动能力降低，行走、坐立、登高和提重物等日常动作受影响，并伴随副反应风险增加，诸如生理残疾、生存质量差、跌倒、死亡；老人患行动不便风险是同龄老年人的2～5倍，严重影响老年人的生活质量和自理能力；老年人意外摔伤概率很高，膝伸屈肌和踝伸屈肌强度衰减是跌倒风险增加的主要因素；易引发代谢类疾病（如糖尿病、心脑血管疾病）。对于患有各种慢性疾病、心肺功能不全、肿瘤、糖尿病等老年人来说，发生肌肉衰减和营养不良的风险很高。

老年人肌肉强度减弱与肌肉纤维的变化有关。在代谢上，基础代谢率下降，骨量与骨密度因活动少而丢失，导致骨质疏松，跌倒后易发生髋骨骨折。肌肉衰减还可在冷热环境中影响体温调节，热环境下体温升高较多，冷环境下与周围绝缘差而颤抖调节体温的能力减弱，活动减少增加了患慢性病的风险，特别是脂肪浸入肌肉组织的肌肉衰减性肥胖随年龄增长耐增加，可能导致葡萄糖不耐和胰岛素抗性。

（二）预防

1. 运动　运动可以延缓衰老，且已被证实可作为防治老年人肌肉衰减综合征的有效手段之一，其中抗阻运动可有效提升骨骼肌纤维的力量与质量。而有氧耐力运动则有利于保持和提高骨骼肌细胞的最大有氧能力。因此，规律的运动训练或保持足够的身体活动是老年人长期预防、改善肌肉衰减最经济、有效的方法。

适当的肌力训练可以降低肌肉萎缩的进程，并使肌纤维变粗，肌肉变得强壮，运动能力就会提高，可以很大程度上改善老年人的生活质量；其次，强壮的肌肉和强健的骨骼是相辅相成的，骨骼所能承受的压力就越大，所以肌力训练还可以延缓老年人骨质疏松的发生，并可以通过促进生长激素的分泌来增强老年人的免疫力。

2. 营养干预　饮食是人体获取机体新陈代谢和日常生活所需营养物质的一个主要环节，食物中的营养成分作为刺激机体合成代谢的关键因素已经得到充分认识。应在平衡膳食的基础上，加强营养干预，以加强肌肉蛋白质的合成途径，抑制分解途径。

营养干预中首先要满足能量需要，其次是给予高蛋白或大剂量必需氨基酸，能促进肌肉蛋白质的生长。食物蛋白质能促进肌肉蛋白质的合成，有助于预防肌肉衰减综合征。优质蛋白质比例最好能达到50%，并均衡分配到一日三餐中。补充必需氨基酸优于补充蛋白质，在必需氨基酸中，亮氨酸特别重要。富含亮氨酸等支链氨基酸的优质蛋白质，如乳清蛋白及其他动物蛋白，更有益于预防肌肉衰减综合征。

> **考点提示**
>
> 老年人肌肉衰减综合征的主要危险因素和预防措施。

对于肌肉量丢失和肌肉功能减弱的老年人，在控制总脂肪摄入量的前提下，应增加深海鱼油、海产品等富含n－3多不饱

和脂肪酸的食物摄入。有必要检测所有肌肉衰减综合征老年人体内维生素 D 的水平，当老年人低于正常值范围时，应予补充。增加户外活动有助于提高老年人血清维生素 D 水平，预防肌肉衰减综合征。适当增加海鱼、动物肝脏和蛋黄等维生素 D 含量较高食物的摄入。鼓励增加深色蔬菜和水果以及豆类等富含抗氧化营养素食物的摄入，以减少肌肉有关的氧化应激损伤。适当补充含多种抗氧化营养素（维生素C、维生素E、类胡萝卜素、多酚、生物黄酮、硒等）的膳食补充剂。口服营养补剂充有助预防虚弱老年人的肌肉衰减和改善肌肉衰减综合征患者的肌肉量、强度和身体组分。

知识拓展

支链氨基酸对老年人的重要性

当营养物质摄入小于消耗的时候，机体对支链氨基酸（BCAA）的需求增大；相较于其他氨基酸，BCAA 可以快速的氧化提供能量。静息时，肌肉中总能量的14% 是由 BCAA 来提供的；睡眠不足的老年人，机体能量消耗大，BCAA 作为供能物质被消耗后，大脑中5－羟色胺浓度增加，机体会出现疲劳感和困意。所以补充 BCAA 可以相对减少5－羟色胺的形成，使老年人精力充沛；长久坐姿造成肌肉中过量的乳酸堆积，导致肌肉酸痛。BCAA 可以抑制乳酸产生，减少骨骼肌中乳酸堆积。

任务七　老年人运动

扫码“学一学”

运动是生命存在的形式，生命的存在又依赖于运动。运动对人体来说是至关重要的，尤其是对老年人。人到老年，活动量减少，肌肉萎缩，全身各器官组织功能逐渐衰退，慢性疾病较多。如果适当地从事运动和锻炼，可以弥补体力的减退，降低血液总胆固醇量（特别是降低低密度脂蛋白胆固醇），提高高密度脂蛋白胆固醇，从而防止脑血管硬化，保持大脑良好的血液供应。

一、运动对老年人的好处

长期从事体育运动，可使老年人心肌纤维逐渐粗大，强壮有力，改善心脏循环系统功能，预防常见的心血管病的发生。此外通过运动使呼吸加深，次数减少，肺活量明显增加，改善呼吸功能，保证人体氧气的供应。

运动还能促进消化液的分泌和胃肠蠕动，增进食欲，加速食物的消化吸收，减少便秘。从事适当运动对神经系统的作用更明显，可以使反应敏捷、准确，动作迅速，不易疲劳。

运动还能调动人体免疫系统应激能力，使免疫功能减退缓慢。运动能保持骨骼、肌肉、关节的韧性、弹性和坚固性。运动能促进新陈代谢，加速血液循环，促进减肥，使老年人容貌健美，面部皱纹减少，延缓衰老，可见老年人运动与健康长寿有着密切的关系，是任何药物无可比拟的健康良策。

1. 运动有助于尽量减少衰老的生理变化　如肌腱和韧带萎缩；需氧量和糖分解酶能力降低；骨量减少和发生骨折；毛细血管密度减少；糖原储存，胰岛素敏感性、糖耐量降低；最大需要需氧能力和心血管的功效减低，肌肉和肌力减少；组织弹性和关节灵活性降低；

内皮细胞功能紊乱；免疫衰老；脂肪增加；步态和平衡受损；内脏脂肪增加等。

2. 运动有助于降低慢性病危险因素 如糖耐量；高胰岛素血症和胰岛素抵抗；高脂血症；高血压；炎性因子（C反应蛋白、白细胞介素-6等）；肥胖，内脏肥胖；骨量减少；肌肉衰减症等。

3. 运动能帮助预防或延缓慢性病攻击 如乳腺癌，结肠癌，冠心病，子宫内膜癌、前列腺癌，高血压，骨质随松、骨折，脑卒中，2型糖尿病，痴呆等。

4. 运动可为原有疾病提供辅助治疗 如慢阻肺、充血性心力衰竭、冠状动脉疾病、抑郁症、糖尿病、高血压、动脉炎、肥胖、骨关节炎、帕金森病、外周血管疾病、脑卒中、静脉曲张、慢性肾衰竭、充血性心力衰竭、器官移植、慢性HIV感染等。

5. 运动有助于预防和（或）治疗一般老年症候群 如食欲不振/营养缺乏，便秘，功能减退，步伐和平衡失调/跌倒，尿失禁，失眠，自理能力低，自我评价低，社交障碍、孤独、情绪低落，虚弱、疲乏、耐力差，骨骼肌疼痛等。

二、老年人的运动处方

运动处方的概念最早是美国生理学家卡波维奇在20世纪50年代提出的。1969年世界卫生组织开始使用运动处方术语，从而在国际上得到认可。运动处方的完整概念是：康复医师或体疗师，对从事体育锻炼者或患者，根据医学检查资料（包括运动试验和体力测验），按其健康、体力以及心血管功能状况，用处方的形式规定运动种类、运动强度、运动时间及运动频率，提出运动中的注意事项。运动处方是指导人们有目的、有计划和科学地锻炼的一种方法。

（一）老年人运动能力和需求评估

为老年人制定运动处方，首先要对其健康水平进行评估，以便为老年患者设定适宜的目标并制定科学、合理、可行的个体化的运动处方。询问老年人以前参加的体育、娱乐和竞技活动，并询问既往病史和慢性运动损伤情况；收集目前的居住、工作和娱乐活动情况作为一个完整的锻炼史。这些信息可以量化为一周几天、一年几周、每次运动的平均时间长度和持续时间。另外，特别询问每周步行的距离（公里或街区）和每周爬台阶的数目，会为运动处方和当前运动能力提供有用信息。

考虑到个人对运动的喜好和可能的限制，任何锻炼项目开始前都需要对老年人进行全面体检，对生理障碍进行甄别。有些情况下，要求在进行中到高强度锻炼前先进行运动强度测试，以防新发生或未发现的心脏问题出现。

（二）运动项目的选择

有氧运动对老年人健康最有利。虽然许多运动项目老年人都可参加，但是有些运动项目被认为对老年人的身体健康更为有利，如太极拳、慢跑、快步走、游泳、爬山、交际舞和气功等。

知识链接

常见运动类型

1. 有氧运动 也称耐力运动，如慢跑、游泳、自行车等。是一种身体大肌肉群参与的持续性节律运动，运动中的能量来源主要由有氧代谢供给，是提高人体心肺耐力的重要方法，也是减少机体脂肪堆积的重要手段。

2. 抗阻运动　也称力量型运动，利用哑铃、水瓶、沙袋、弹力带和健身器械等进行的抗阻力的运动形式。抗阻运动是增加肌肉力量和质量，延缓运动功能丢失、增加瘦体重、强壮骨骼和关节，预防慢性病的良方。

3. 柔韧性运动　如太极拳、瑜伽、舞蹈等轻柔、伸展的运动形式等。

4. 骨质增强型运动　又称负重运动，是使身体各部位肌肉收缩用力，肌肉和骨骼抵抗自身重力的运动。如举重、伏地挺身、仰卧起坐及引体向上等。

（三）运动时间

老年人不宜在早晨运动。首先，早晨空腹运动容易导致低血糖的危险，糖尿病患者应尤为注意；早上空腹运动时以脂肪供能为主，产生的某些代谢产物对心肌有影响，对心脏病患者影响会更大。其次，早晨机体各项机能均处在较低水平，此时进行体育锻炼难以到达理想效果，且容易受伤。再次，经过整晚的睡眠人体未补充水分，血液黏度相对较高，影响血流速度，运动时会产生供血相对困难，对血液黏度已相对较高的老年人更是如此。另外高血压患者，脑出血的发病率清晨较高。最后，早晨空气中一氧化碳浓度高而氧气量低，还因为缺少阳光中紫外线的杀菌作用，所以早上空气含有害成分较白天多。因此推荐最适宜时间是9：00～10：00或16：00～18：00。

（四）循序渐进

初次进行运动的老年人，开始运动的时间应较短，从低而有效的强度开始，缓慢而有规律地进行，且应有6周左右的适应阶段，以确保安全、有效。

（五）每次运动的持续时间

每次锻炼所需要的时间随强度不同而不同。处于一定强度时，锻炼效果在30分钟内随时间延长而增加，但超过45分钟，锻炼效果并不随运动时间的延长而明显增加。所以，以健身为目的的老年人，最好安排中等强度的运动。每次20～30分钟，每周3～4次。一般老年人应选择运动强度小而持续时间长的锻炼方法。但由于每位老年人身体机能减弱程度不等、身体素质不同的原因，每次运动时间要根据自身体质特征和耐受程度来定，推荐以主观运动强度来决定运动时间，以“稍感费力”为度，每周3次，20～60分钟/次为佳。对于身体素质差者进行间歇性运动，少量多次。

（六）运动各期持续时间

1. 准备活动期　准备活动期是机体从安静状态过程到运动状态的适应过程，持续5～10分钟以上，包括运动器官活动与心肺活动。准备活动可以提高内脏机能水平，同时使大脑兴奋适宜，为正式运动作好准备会大大提高运动时的动作技能和锻炼效果。

2. 持续活动期　持续活动期是锻炼的关键时期，一般持续20～60分钟才能达到锻炼效果。

3. 放松活动期　运动后的放松是对运动效果的保证。放松活动期持续5～10分钟进行一些小强度的活动，以调节血液循环，促进乳酸排泄，放松肌肉，使心率和血压接近锻炼前水平，避免突然停止运动引起的心脏负荷骤然增加。

4. 运动频率　是指每周锻炼的次数，锻炼次数的多少决定锻炼的效果。研究认为，每周2次的锻炼可以保持机体的现有功能储备，而每周3～4次的锻炼，才能提高机体的功能储备，对以健身为目的的老年人，最好安排中等强度的运动，每次持续20～30分钟，每周宜3～4次。每人都能坚持一定量的运动锻炼，对身体健康最佳。

5. 运动强度 老年人运动时的运动强度是影响锻炼效果的主要因素。过高的运动强度会损害健康，太小的运动强度达不到健身的效果，所以在健身运动中准确控制运动的强度非常重要。美国运动医学会（1990）推荐，老年人训练强度阈值是60%的最大心率（50%摄氧量），其适宜心率为110～130次/分钟，主观运动强度“稍感费力”，每周3次，20～60分钟/次为佳。

三、运动老人的营养建议

1. 鼓励在运动当天额外增加饮水（增加500～1000ml），尤其是服用利尿剂或饮食中钠盐含量非常低、或在高温或潮湿的条件下进行运动、或者患脱水疾病或发热后康复的老年人。正常情况的运动和非竞技性运动员不需要补充运动饮料。

2. 如果运动的目标是减重或减肥，应将运动与均衡的低热量饮食和达到DRIs水平的维生素补充相结合。

3. 如果目标是维持健康体重，建议通过食品而非补充剂增加能量摄入（注意保持正常的脂肪/碳水化合物/蛋白质比率）。鼓励膳食多样化，以满足能量和微量营养素的需求。

4. 如果目标是增加体重，则应在两餐之间和运动后增加富含营养和能量的食物，进行加餐。

5. 运动老年人补充蛋白质不宜过多，不超过1.0～1.2g/(kg·d)，并可以通过多样化的食物来源补充，而不是用氨基酸或蛋白质补充剂来实现。但是，对于肌肉衰减症，在阻力训练练习后1个小时内摄入高蛋白质食物或补充剂，有利于增加瘦体重和相应的功能性。

6. 糖尿病患者宜在餐后血糖高峰的时候进行锻炼（饭后1.5～2小时）。对于身体虚弱或胰岛素依赖型患者，确保在此期间保持高碳水化合物和高糖零食的供应，不建议长期禁食或不吃早餐进行运动。增加低血糖指数或者复合碳水化合物食品摄入量，可能有助于维持血糖正常水平。

7. 如果钾和镁的指标处于临界或偏低水平，应增加含钾和镁的饮食或药物，尤其是对于高风险的冠状动脉疾病或易发生心律失常、服用利尿剂或地高辛的患者。

考点提示
运动老年人的营养建议。

任务八 营养与抗衰老

扫码“学一学”

人的衰老，与生命周期的营养与健康状况关联。营养是健康的基石，老年人健康管理务必固本强基，营养在抗衰老中的作用不可替代。

一、衰老的机理

衰老（ageing，senescence）又称老化，通常是指在正常状况下生物发育成熟后，随年龄增加，受遗传和环境因素影响的自身机能减退，内环境稳定能力与应激能力下降，结构、组分逐步退行性变，趋向死亡，不可逆转的退行性变化。衰老可分为两类：生理性衰老和病理性衰老，两者同时存在，相互影响和促进，从而加速了衰老的进程。前者指成熟期后出现的生理性退化过程，后者是由于各种外来因素（包括各种疾病）所导致的老年性变化，两者实际很难区分。

从生物学上讲，衰老是生物随着时间的推移，自发的必然过程，它是复杂的自然现象，表现为结构的退行性变和机能的衰退，适应性和抵抗力减退。在生理学上，把衰老看作是从受精卵开始一直进行到老年的个体发育史。从病理学上，衰老是应激和劳损，损伤和感染，免疫反应衰退，营养失调，代谢障碍以及疏忽和滥用药物积累等作用综合的结果。

二、营养素与衰老

（一）热量的摄入与衰老

早在 1935 年 McCay 就已经提出限制热量延缓衰老的学说，引起了医学界和营养学界的广泛重视。这一学说的基本点是：在满足机体对各种营养素需要量的前提下，适当限制热量的摄入，能明显延缓衰老的速度，延长实验动物的寿命。当人从壮年步入老年后，基础代谢能降低，体力活动减少，代谢强度下降，每天消耗的热量也相应地减少。因此，如果这个阶段的人从食物中摄取过多的热量，很容易转变为脂肪贮存于体内，使身体发胖。而身体发胖后又容易诱发动脉粥样硬化、高血压、冠心病和糖尿病等疾病，从而损害人体健康，加速衰老的过程。

（二）糖类与衰老

糖类是人体不可缺少的一种重要的营养素。如果血液中的糖过多，它就会被运送到肝，在那里被转化成糖原并储存起来。但身体只能储存一定量的糖原，如果过多，剩余的就会被转换成脂肪而储存起来。糖原能被还原成葡萄糖以迅速补充能量，但是脂肪则不能还原成葡萄糖。因此糖分摄入过多，不仅会增加热量的摄入，使机体衰老的速度加快，而且多余的糖还会转化成脂肪，造成肥胖，进而导致高血压、糖尿病等各种疾病。

（三）脂类与衰老

脂肪组织主要成分是甘油三酯，多堆积在皮下组织及腹部，且脂肪比率会随年龄增加、饮食过量及运动量下降而增长。因此脂肪摄入过多，也会加速机体的衰老速度。但是由于脂肪是人类热量的主要来源之一，同时还携带脂溶性维生素及人体必需脂肪酸，所以也不能完全不摄入脂肪。因此摄入一定量的优质脂肪不仅不会加速衰老的进程，还可以延缓衰老，如必需脂肪酸、EPA、DHA 等。

（四）蛋白质与衰老

蛋白质是生命的物质基础，是一切细胞必不可少的组成成分。与糖类和脂肪相似，蛋白质的摄入量和蛋白质的种类与衰老也有着密切关系。只有提高必需氨基酸与非必需氨基酸的比值才能维持血浆蛋白的正常水平，满足人体的生理功能的需要。由此可见，必需氨基酸含量高的蛋白质对衰老有着延缓的作用。

（五）维生素与衰老

维生素是一类维持人体正常生理功能所必需的低分子有机物。当机体中的某种维生素缺乏或不足时，就会引起代谢紊乱以及出现相应的病理症状，称为维生素缺乏症。维生素 A 缺乏可加速皮肤老化，所以为了减缓衰老，应适当地补充维生素 A。另外，维生素 A 还有抗呼吸系统感染的作用，它有助于免疫系统功能正常，能保持组织或器官表层的健康，有助于祛除老年斑。

1. 维生素E 是生育酚的一种，能促进性激素分泌，使男子精子活力和数量增加；使女子雌性激素浓度增高，提高生育能力，预防流产，还可用于防治男性不育症、烧伤、冻伤、毛细血管出血、更年期综合征、美容等方面有很好的疗效。近些年还发现维生素E可抑制眼睛晶状体内的过氧化脂反应，使末梢血管扩张，改善血液循环。

2. 维生素C 为抗体及胶原形成，组织修补，苯丙氨酸、酪氨酸、叶酸的代谢，铁、碳水化合物的利用，脂肪、蛋白质的合成，维持免疫功能，羟化与羟色胺，保持血管的完整，促进非血红素铁吸收等所必需，同时维生素C还具备有抗氧化、抗自由基、抑制酪氨酸酶的形成等功效。维生素C能促进抗体形成，促进进铁的吸收。此外，还能使亚铁络合酶等的巯基处于活性状态，以便有效地发挥作用，故维生素C是治疗贫血的重要辅助药物。维生素C能促进叶酸还原为四氢叶酸后发挥作用，故对巨幼细胞贫血也有一定疗效。还可保持巯基酶的活性。另外，维生素C还具有解毒、预防癌症和清除自由基等作用。

（六）矿物质与衰老

矿物质虽然不是供能的材料，但在正常生命活动中却具有重要的意义。人体的新陈代谢，每天都需要一定数量的矿物质通过各种途径排出体外。因此，矿物质与人体健康和老化进程也有着密切关系。

1. 钙 是维护心血管功能、防止骨质疏松症和抗衰老的重要元素。它能激活淋巴液中的免疫细胞，促进血液中的免疫球蛋白合成，增强人体免疫力。同时钙对维持皮肤细胞膜的完整也发挥着不可忽视的作用。另外，钙与脂肪代谢还有潜在关系，具有抑制“储存脂肪激素”的作用。

2. 硒 是人体必需的微量元素。国内外大量临床实验证明，人体缺硒可引起某些重要器官的功能失调，导致许多严重疾病发生。研究表明，适量补硒提高机体免疫能力，维护心、肝、肺、胃等重要器官正常功能，预防老年性心、脑血管疾病的发生。硒可以清除脂质过氧化物，保护动脉血管壁上细胞膜的完整，阻止动脉粥样硬化，起到减少血栓形成、预防心肌梗死的作用。硒依靠其强大的抗氧化功能，可调节体内胆固醇及甘油三酯，降低血液黏度，预防心血管病的发生。在与肿瘤的对抗中，硒具有举足轻重的作用。它可有效提高患者机体免疫功能，增强机体防癌和抗癌能力。硒能抑制肿瘤血管形成，预防肿瘤生长、转移。硒被认为是肝病的天敌、抗肝坏死保护因子。

（七）纤维素与衰老

纤维素虽然不能被人体消化、吸收和利用，却具有降低血浆胆固醇、改善血糖生成反应、改善大肠功能等作用，从而控制肥胖、防止便秘、预防癌症、预防冠心病，对人体的健康和延缓衰老有着多方面的积极作用。

（八）水与衰老

水在人体内最大的用途是为血液成分的运输提供介质，溶解营养成分并使之从血液进入细胞，为细胞内反应提供介质，以及将代谢产物转移至血液进行再分配或经尿液排出体外。水在机体组织器官之间起着运输营养和废物的作用，因此也是抗衰老的一种重要营养素。

考点提示

营养素与衰老的关系。

三、衰老的预防

影响衰老的因素很多，概括起来包括遗传因素、社会因素、疾病因素、文化素质、风俗习惯、体力活动因素、营养因素、气候条件、生活条件、公共卫生及医疗保健等诸多因素。中医对延年益寿的研究，有着悠久的历史、珍贵的文献记载防衰老和丰富的实践经验。《神农本草经》记述了有关抗衰老药物，是抗衰老药物最早最宝贵的文献。抗衰老就是应用各种手段或措施，提高生命效率（生存时间与生命活力的总和），使衰老的进程能够得到延缓，达到健康长寿的目的。据多数科学家研究认为，人的寿命至少应该在120岁以上。因此，预防早衰、延迟衰老，已经成为现代医学科学面临的重要课题之一。

现代医学认为，增加体内抗氧化酶类活性，降低体内自由基水平，减少过氧化脂质的产生和积累；增强免疫功能，提高抵抗力，从而间接起到延缓衰老的作用；增强脑功能，对由疾病所致脑高级神经功能紊乱及老年性脑功能衰退有一定恢复作用。

（一）注意营养

人体的保养很重要的一个方面就是食物营养的摄入，注意每日三餐营养的搭配，保证饮食中的蛋白质、氨基酸等营养素充足。注意保持良好的饮食习惯，让身体充分摄取营养成分，保持身体细胞活力，延缓身体衰老。同时注意摄入具有延缓衰老的营养物质。

1. 清除自由基的物质

（1）超氧化物歧化酶（superoxide dismutase，SOD）　自由基清除剂，广泛分布于细菌、真菌、藻类、高等植物（菠菜、银杏、番茄等）、昆虫、鱼类、哺乳动物。

（2）谷胱甘肽（glutathione，GSH）　可保护细胞膜中含—SH的蛋白质和酶不被自由基或其他氧化剂所破坏，通过清除H_2O_2和脂质过氧化物抗氧化。广泛存在于动植物中，面包酵母、小麦胚芽、动物肝脏等含量较丰富。

（3）维生素E　清除自由基，保护不饱和脂肪酸免受氧化，维持生物膜的正常结构，同时也保护DNA，还可防止胆固醇沉积，从而防治动脉粥样硬化可作为体液免疫和细胞免疫的刺激物，推迟机体免疫系统衰退还可通过促进RNA和蛋白质的生物合成而达到延缓衰老的作用。主要分布于植物的叶子和其他绿色部分，麦胚、向日葵、玉米、大豆及其油脂中含量也较丰富。

（4）维生素C　清除自由基，一切新鲜蔬菜和水果中含量丰富，绿叶蔬菜高于其他颜色和蔬菜和根茎类蔬菜，有酸味的有色水果高于其他水果。

（5）β－胡萝卜素　抑制$^1O_2$和氧自由基的活性，还可预防动脉粥样硬化等多种老年性疾病。深色蔬菜和水果中含量丰富，颜色越深含量越高。

（6）微量元素　许多微量元素是生物酶重要的组成部分，如硒是GSH－Px（谷胱甘肽过氧化物酶）的必需因子，维护人体免受H_2O_2的损害，锌参与合成的酶有直接或间接的抗氧化作用。海产品、肝、肾、肉类含量均较高。

（7）牛磺酸　抗氧化，增强机体对自由基的清除能力。海产品含量很高（如牡蛎），其次是哺乳动物、坚果和豆类。

（8）植物化学物　①类胡萝卜素，抗氧化，广泛存在于蔬菜和水果中。②多酚类物质，又称黄酮类，主要存在于水果和蔬菜的外层及整粒的谷物中，能抗氧化、清除自由基（与羟基的位置及数目有关），包括槲皮素、银杏黄酮、大豆异黄酮、葛根异黄酮、茶多酚、花色甙（花青素）等。③植物雌激素，如异黄酮、木脂素等。异黄酮主要存在于大豆和大豆制品中；木脂素存在于亚麻种籽和粮食制品中。④皂甙，在豆科植物（特别是大豆）中皂甙特别丰富。⑤蛋白酶抑制剂，存在于所有植物中，特别是植物种子中含量更高（如豆类、谷类种子）。⑥硫化物，存在于大蒜和其他球根状植物中。

2. 大脑功能促进剂 增强大脑高级神经活动，对老年性脑功能衰退有一定的改善作用。胆碱、卵磷脂能促进智力，胆碱是卵磷脂的组成成分，卵磷脂即是磷脂酰胆碱，广泛存在于动植物中，肝、脑、肾、心、蛋黄、豆类、花生是丰富的胆碱来源。单胺氧化酶抑制剂（MAOI），通过抑制单胺氧化酶的对单胺类物质的氧化活性，从而达到减轻或者消除由各种原因引起的单胺类物质减少或单胺氧化酶活性过高导致的疾病，山楂、刺玫果、金针菇、沙棘、香菇等都含有 MAOI。

3. 合理膳食

（1）在满足机体对各种营养素需要量的前提下，适当限制热量的摄入，主要限制碳水化合物和脂肪的摄入，限制的时机越早越好。①限制热量的摄入有利于降低血清总胆固醇和甘油三酯。②减少体内过氧化脂质等自由基的产生。③降低血液中的葡萄糖、果糖胺和糖化血清白蛋白，升高组织细胞对胰岛素的敏感性。同时，限制热量能使升高的血清胰岛素含量下降，纠正胰岛素抵抗，改善机体的能量代谢，预防心脑血管疾病和糖尿病的发生。④调节甲状腺素和性激素，使体内的甲状腺素（T_4）下降，而 T_3 略有升高，减缓体内的代谢速率。同时，限制热量能升高雌二醇含量，防止骨钙丢失，改善组织器官供血和细胞新陈代谢，减少体内自由基的产生。⑤增强免疫功能，减少自身抗体的生成和减少与增龄相关疾病的发生。

（2）严格控制单糖和双糖的摄入。非酶糖基化过程中可发生脂质过氧化现象，促进低密度脂蛋白的氧化，进而产生大量自由基，使 DNA 和细胞受到损伤，直接导致组织细胞的衰老。许多抗氧化酶被糖基化后则失去抗氧化活性。非酶糖基化的高级糖基化终末产物能导致基因突变。

（3）足够的优质蛋白质，特别是大豆蛋白质。

（4）足够的维生素、微量元素。

（5）增加膳食纤维有利于对延长寿命。

（二）坚持运动

运动是保持健康，预防衰老最有效的方法。多参加户外运动，使身体各个部分得到舒展锻炼。经常性的有效锻炼有利于改善运动系统功能，心血管系统功能以及呼吸系统功能等机体功能。

（三）保持良好心态

人的烦恼来源于对现在的无法协调事情的压力和对未来不确定因素的忧虑，欲望的需求和自身实现能力的反差，导致心理状态的失落。一个人的心理发展情况对一个人的身体物质健康有很大影响，长期处于精神萎靡状态的人最容易衰老。精神健康和身体健康是不可分割的。保持知足常乐的心态，是对健康生活的保证。老年人还应勤奋多思，勤于用脑有益于健康，用脑多，脑细胞充满活力，衰老得自然慢些，也只有身心都健康的人才能长寿。

（四）养成良好生活习惯，讲究生活规律

生活有规律可以使人体各个系统功能较为正常，有利于营养的消化吸收，尤其要杜绝熬夜现象，这样特别容易引起衰老。

（五）保证充足睡眠

按时起床，定时睡眠，养成良好睡眠习惯。

小　结

本项目重点介绍营养在老龄化中的作用。通过健康老龄化、病理老龄化、健康促进与疾病预防、生存质量等概念，介绍老年常见病症的危险因素、健康促进与疾病预防等内容。通过营养对老年人运动与衰老的作用，提高人们对营养的认知和应用。

习　题

一、选择题

【A1 型题】

1. 老年人用药时药物的种类（　　）

A. 越少越好

B. 在疗效确定的前提下，用药的种类越少越好

C. 应该尊重老年人自己的意见

D. 具体情况具体用药，不必考虑用药的种类

E. 考虑老年人的经济承受能力

2. 碳水化合物应占老人总热量的（　　）

A. 20%～35%　　B. 35%～45%　　C. 45%～55%

D. 50%～65%　　E. >60%

3. 限制食盐摄入量，每日以（　　）为宜

A. 1g　　B. 5g　　C. 10g

D. 15g　　E. 20g

4. （　　）检查是骨质疏松最敏感的检查方法

A. 血清钙、磷　　B. 定量 CT　　C. 双能 X 线骨密度测定

D. 尿钙　　E. X 线平片

5. 下列运动要受经济条件限制的是（　　）

A. 散步　　B. 太极拳　　C. 八段锦

D. 门球　　E. 垂钓

6. 老年糖尿病多属于（　　）

A. 胰岛素依赖型，三多一少症状不明显

B. 胰岛素依赖型，三多一少症状明显

C. 非胰岛素依赖型，三多一少症状明显

D. 非胰岛素依赖型，三多一少症状不明显

E. 非胰岛素依赖型，没有三多一少症状

7. 科学地安排老年人的一日三餐，下列不科学的是（　　）

A. 早餐的饮食量应占全天的25%，中餐占40%，晚餐占35%

B. 早餐吃得好一点，中午吃得饱一点，晚上吃得少一点

C. 少量、多餐对老年人的健康有利

D. 过午不食

E. 在三次正餐之间，适当增加1~2次

8. 糖尿病最佳运动时间是在餐后（　　）

A. 0.5小时　B. 1小时　C. 0.5~1小时

D. 0.5~1.5小时　E. 1~1.5小时

9. 下列运动中不适合老年人的是（　　）

A. 游泳　B. 慢跑　C. 散步

D. 百米短跑　E. 冷水浴

10. 关于老人运动的作用的说法错误的是（　　）

A. 改善神经系统的功能，防治神经衰弱，提高脑细胞的供氧能力

B. 可促进血液循环，改善冠状动脉血液循环，稳定血压，提高血脂

C. 可改善肺功能，促进气体交换

D. 适量运动有利于食物的消化和吸收，提高食欲，稳定血糖

E. 可提高机体免疫功能

11. 慢性肺源性心脏病、肺动脉高压形成的主要原因是（　　）

A. 肺气肿压迫和肺泡壁破坏使肺毛细血管床减少

B. 血容量增加

C. 血液黏稠度增加

D. 缺氧引起肺小动脉痉挛

E. 肺小动脉炎

12. 以下心绞痛必须转院的是（　　）

A. 心绞痛发作时伴心率加快

B. 心绞痛发作时伴血压升高

C. 心绞痛发作频繁，程度加重，时间延长

D. 心绞痛含硝酸甘油可缓解

E. 心绞痛伴有低热

13. 关于老年人免疫功能的叙述错误的是（　　）

A. 老年人免疫功能均减低

B. 胸腺功能退化，T细胞识别抗原能力下降

C. 干细胞分裂能力下降

D. B细胞减少，对抗原的应答能力下降

E. IgM减少

14. 对出血性脑血管疾病急救时应注意（　　）

A. 保持患者安静，给予降压药物

B. 避免颅压增高的一切因素，给予降压药物

C. 避免颅压增高的一切因素，给予升压药物，密切观察心率、血压、呼吸及瞳孔的变化

D. 保持患者安静，调整血压，密切观察心率、血压、呼吸及瞳孔的变化

E. 保持患者安静、头平位，尽量避免长途搬运，调整血压，密切观察心率、血压、呼吸及瞳孔的变化

15. 脑血管疾病的主要危险因素包括（　　）

A. 年龄、性别、遗传、吸烟、饮酒

B. 年龄、性别、遗传、高血压、肥胖、糖尿病

C. 年龄、高血压、肥胖

D. 年龄、高血压、肥胖、高血脂

E. 年龄、性别、遗传、高血脂、高血压、肥胖

16. 老年人最常见的骨折部位是（　　）

A. Colles 骨折　B. 骶骨骨折　C. 椎骨骨折

D. 肩部骨折　E. 髋部骨折

17. 一般慢性支气管炎咳嗽、咳痰发展成肺心病至少需（　　）

A. 3~5 年　B. 5~10 年　C. 6~10 年

D. 5~8 年　E. 4~6 年

18. 人类衰老的先天因素指（　　）

A. 自然环境　B. 社会环境　C. 营养摄入

D. 生活习惯　E. 遗传

19. 下列不属于老年人营养需求的特点是（　　）

A. 所需要的总热量比成年人减少

B. 要适当增加食物中蛋白质的比例

C. 应该逐渐改变食谱结构，适当增加豆类及动物性食物

D. 最好是素食

E. 要有足量的含有钙和纤维素的食品

20. 关于老年人健身运动原则叙述错误的是（　　）

A. 健身锻炼要循序渐进

B. 健身锻炼要随心所欲，想做就做

C. 健身锻炼要因人而异，选择适合自身情况的运动量

D. 健身锻炼要灵活多样，不可千篇一律

E. 运动前作好准备工作，运动后做整理活动

21. 关于老年人心理特点叙述错误的是（　　）

A. 随年龄的增长，心理功能或心理功能的某些方面出现老化和衰老

B. 随着社会阅历的增加及社会角色的变化，心理功能发生适应和代偿

C. 老年心理变化与生理功能无关

D. 心理变化一般包括心理能力和心理特征的改变

E. 心理变化受生活环境和社会因素的影响

22. 治疗骨质疏松的最佳方案是（　　）

A. 运动疗法和补钙　　B. 单纯补钙　　C. 多吃含钙食品

D. 多吃高蛋白食物　　E. 多吃高蛋白食物和补充钙剂

23. 有关生活质量叙述错误的是（　　）

A. 生活质量包括生存环境的状况

B. 生活质量反映的是正向健康

C. 被测者可对健康进行自我评价

D. 可通过体检和测量来确定躯体和心理疾病存在的状况

E. 生活质量反映了健康的多维性、多面性和优越性的特点

24. 患冠心病但心功能尚好者，康复期首先应注意（　　）

A. 不能吸烟　　B. 尽量卧床　　C. 适当增加饮食

D. 适当体力活动和锻炼　　E. 增加睡眠时间

25. 老年人综合健康评估包括（　　）

A. 体能测定和心理测试

B. 身体、心理和社会交往

C. 患慢性病的种类、体能测定和心理测试

D. 患慢性病的严重程度、体能测定和心理测试

E. 冠心病和高血压的患病情况

二、思考题

某糖尿病患者，男，68 岁，身高 172cm，体重 75kg。平日喜欢饮酒，每天大约饮酒半斤，每天抽一包烟。喜欢肉食，炒菜油较多，主食摄入不多，也很少吃水果。除钓鱼外，没有其他爱好。

请问：

1. 如何指导该老年人积极预防并发症？

2. 该老年人有哪些危险因素？

扫码“练一练”

（穆金海）

实　训

实训项目一　老年人营养状况评估

实训任务1　食物成分表的应用

【实训目的与要求】

（一）实训目的

1. 掌握《中国食物成分表2009》的使用方法。

2. 熟悉食物成分数据的表达方式和营养素的单位转换折算方法。

3. 了解食物成分表的基本内容和食物编码。

（二）实训要求

1. 复习食物成分表应用的相关知识。

2. 准确进行指定食物的营养成分查询。

3. 按要求完成实训报告。

【实训学时】

2学时。

【实训准备】

《中国食物成分表2009》节选部分、计算器、记录纸、笔等。

【实训内容】

指定食物的营养成分查询。

请查询小米、小麦粉（标准粉）、猪肉（瘦）、鲫鱼、西蓝花、青椒、苹果的能量和主要营养素（蛋白质、脂肪、碳水化合物、钙、铁、维生素A和维生素C）的含量。

【实训程序】

（一）教师示范食物成分查询方法

如以小米为例查询。查询食物成分表得知，小米属01类（谷类及制品）中5亚类（小米、黄米）；小米在谷类及制品中属小米、黄米亚类第101条食物，编码为01-5-101。查到其营养成分，每100g可食部含能量361kcal，蛋白质9g，脂肪3.1g，碳水化合物75.1g，维生素A17μgRAE，钙41mg，铁5.1mg等。

（二）学生完成其余食物的查询

1. 根据查询需要，设计食物成分查询表格，用以记录以上食物营养素含量的查询结果。

2. 明确要查询的食物名称及其分类归属。

3. 按照食物分类逐一查询其营养成分（表实训表1-1）。

4. 将查询结果记录到设计好的查询表格中。

实训表 1-1　食物成分表节选

（以每 100g 可食部计）

编码 Code	食物名称 Food name	食部 Edible %	水分 Water g	总量 Energy		蛋白质 Protein g	脂肪 Fat g	碳水化合物 CHO g	不溶性纤维 Dietary fiber g	胆固醇 Cholesterol mg	灰分 Ash g	总维生素 A Vitamin A μgRE	胡萝卜素 Carotene μg	视黄醇 Retinol μg	硫胺素 Thiamin mg	核黄素 Riboflavin mg
				kcal	kJ											
01-3-105	玉米面(黄)	100	12.1	352	1472	8.1	3.3	75.2	5.6	—	1.3	7	40	—	0.26	0.09
01-3-106	玉米面(强化豆粉)	100	13.6	352	1472	11.8	4.9	68.3	6.4	—	1.4	—	—	—	0.21	0.04
01-3-107	玉米糁(黄)	100	12.8	354	1480	7.9	3.0	75.6	3.6	—	0.7	—	—	—	0.10	0.08
01-3-201	玉米笋(罐头)	100	93.0	16	67	1.1	0.2	4.9	4.9	—	1.3	7	40	—	—	—
大麦																
01-4-101	大麦[元麦]	100	13.1	327	1367	10.2	1.4	73.3	9.9	—	2.0	—	—	—	0.43	0.14
01-4-201	肚里黄	100	11.6	337	1409	8.8	1.2	76.7	8.0	—	1.7	—	—	—	0.37	0.02
01-4-202	青稞	100	12.4	342	1432	8.1	1.5	75.0	1.8	—	3.0	—	—	—	0.34	0.11
小米、黄米																
01-5-101	小米	100	11.6	361	1511	9.0	3.1	75.1	1.6	—	1.2	17	100	—	0.33	0.10
01-5-102	小米面	100	11.8	357	1494	7.2	2.1	77.7	0.7	—	1.2	—	—	—	0.13	0.08
01-5-103	小米粥	100	89.3	46	190	1.4	0.7	8.4	…	—	0.2	—	—	—	0.02	0.07
01-5-201	大黄米[黍子]	100	11.3	356	1490	13.6	2.7	71.1	3.5	—	1.3	—	—	—	0.30	0.09
01-5-202	黄米	100	11.1	351	1469	9.7	1.5	76.9	4.4	—	0.8	—	—	—	0.09	0.13

（三）学生完成实训报告

包括实训目的与要求、实训准备、实训内容、实训程序和实训结果、实训收获与反思。

【实训收获与反思】

1. 这次实训课我学到了：

2. 还需要加强的地方是：

（黄小燕）

实训任务2　老年人身体测量及评价

【实训目的与要求】

（一）实训目的

1. 掌握成人身高、体重、小腿围、腰围和臀围的测量方法；人体体格测量数据记录方法；BMI 计算和应用。

2. 熟悉体格测量器具并能恰当选择使用；体格测量表的内容和设计。

3. 了解用于评价成年人营养状况的常用体格测量指标及意义。

（二）实训要求

1. 复习成人常用评价人体营养状况的体格测量的相关知识。

2. 熟练完成常用的体格测量指标的测量，正确评价人体营养状况。

3. 按要求完成实训报告。

【实训学时】

2 学时。

【实训准备】

电子式身高计、电子磅秤、软尺、计算器、记录纸、笔等。提前分组，确定小组分工，同学甲扮演老年人，同学乙询问年龄、性别等基本信息，同学丙进行体格测量，同学丁做记录，其余同学协助。

【实训内容】

为某一养老服务中心的老年人进行身体测量及营养状况评价。

【实训程序】

（一）教师示范各种体格测量操作要点及注意事项

教师随机找一位老年人示范身高、体重、小腿围、腰围和臀围的测量方法，一边示范一边强调操作要点和注意事项。

（二）学生完成测量

1. 确定本次身体测量的指标，设计测量记录表。

2. 选择并检查所需的测量工具。

3. 正确进行身高、体重、小腿围、腰围和臀围的测量。

4. 准确记录测量结果。

5. 初步判断被测老年人的营养状况。

（三）学生完成实训报告

包括实训目的与要求、实训准备、实训内容、实训程序和实训结果、实训收获与反思。

【实训收获与反思】

1. 这次实训课我学到了：
2. 还需要加强的地方是：

（黄晓燕）

实训任务3　一日膳食中能量和营养素的计算与评价

【实训目的与要求】

（一）实训目的

1. 掌握膳食能量和主要营养素含量的计算方法；膳食能量和营养素摄入量评价的基本方法。

2. 熟悉膳食能量和营养素评价标准。

3. 了解膳食能量和主要营养素来源分布的计算方法。

（二）实训要求

1. 复习膳食能量和主要营养素含量的计算及评价的相关知识。

2. 根据案例计算一日膳食能量和主要营养素含量，并评价膳食能量和主要营养素含量是否满足其营养需要。

3. 按要求完成实训报告。

【实训学时】

2学时。

【实训准备】

《中国食物成分表2009》、计算器、记录纸、笔等。

【实训内容】

一日膳食中能量和营养素的计算与评价。

案例：秦大伯，67岁，身高173cm，体重81kg，单位退休后在一家工厂当门卫。表实训表3－1是秦大伯的一日食谱，请你为其作出膳食评价并提供改善建议。

实训表3－1　秦大伯的一日食谱

餐次	饭菜名称	食物品种及其用量（可食部生重）
早餐	小米粥	小米50g
	肉包	小麦粉80g，猪肉（肥瘦）100g
午餐	大米饭	稻米100g
	素炒四季豆	四季豆75g
	胡萝卜炒肉片	胡萝卜75g，猪腿肉75g
	香菇豆腐汤	鲜香菇50g，豆腐150g

续表

餐次	饭菜名称	食物品种及其用量（可食部生重）
晚餐	大肠面 水果	小麦粉100g，猪大肠75g 苹果200g

【实训程序】

（一）教师举例示范计算和评价方法

具体方法可参照项目四。

（二）学生按要求完成计算和评价

1. 设计一日食物记录表及食物营养成分记录表。

2. 将摄入食物（原材料）按照餐别、种类、数量（以食物可食部计）整理记录到一日食物记录表中。

3. 将食物归类合并，参照中国居民膳食宝塔，评价膳食结构是否合理。

4. 按照一日食物记录表中的记录，逐项查询《中国食物成分表2009》，并将查询结果记录到食物营养成分记录表。

5. 累计能量和主要营养素总量。

6. 按照膳食营养素参考摄入量（DRIs），评价能量及膳食营养素摄入是否合理。

7. 提出膳食改善意见。

（三）学生完成实训报告

包括实训目的与要求、实训准备、实训内容、实训程序和实训结果、实训收获与反思。

【实训收获与反思】

1. 这次实训课我学到了：

2. 还需要加强的地方是：

（黄晓燕）

实训任务4　老年人营养不良风险评估

【实训目的与要求】

（一）实训目的

1. 掌握老年人营养不良风险评估的方法。

2. 熟悉老年人营养不良风险评估的内容。

3. 了解营养不良风险的概念。

（二）实训要求

1. 复习老年人营养状况评估的相关知识。

2. 能正确完成《老年人营养不良风险评估表》的采集。

3. 根据案例对老年人存在的营养不良风险作出准确评估。

4. 按要求完成实训报告。

【实训学时】

2学时。

【实训准备】

计算器、记录纸、笔等。提前做好小组分工，同学甲扮演老年人，同学乙进行询问，同学丙进行体格测量，同学丁做记录，其余同学协助。

【实训内容】

1. 完成《老年人营养不良风险评估表》的采集。

2. 请根据以下案例对普通老年人营养不良风险进行评估。

张大爷，72岁，退休以前是外企高管，前年老伴儿去世以后，不愿意去外地与儿孙同住，一人独居，一日三餐常常在家门口的早餐店和小饭店解决。近半年，随着多颗牙齿松动脱落，咀嚼受到很大影响，经常以稀饭和软食为主，水果也吃得很少。牙痛的时候，连睡眠也受到严重影响，体重也较前减轻了6.8kg。昨天社区卫生服务中心的徐医生为张大爷做了常规身体检查，身高171cm，体重51kg，腰围81cm，小腿围29cm，心肺功能正常。请你为张大爷存在的营养不良风险作出准确评估。

【实训程序】

（一）教师举例示范评估方法

（二）学生按要求完成评估

1. 小组分工，按实训准备分工。

2. 根据收集的数据进行初筛；如有必要，进一步询问和检查，完成《老年人营养不良风险评估表》的采集。

3. 根据提供的案例对张大爷进行营养不良风险评估。

4. 作出评估结论。

（三）学生完成实训报告

包括实训目的与要求、实训准备、实训内容、实训程序和实训结果、实训收获与反思。

【实训收获与反思】

1. 这次实训课我学到了：

2. 还需要加强的地方是：

（黄晓燕）

实训项目二　健康老年人食谱的编制

实训任务5　老年人营养食谱的评价

【实训目的与要求】

（一）实训目的

1. 掌握老年人一日食谱中膳食结构、热能和营养素摄入量的计算和评价方法。

2. 熟悉食物成分表、DRIs、中国居民膳食指南及膳食宝塔等工具的使用。

3. 了解食物成分表中食物的分类。

（二）实训要求

1. 按时到达实训中心。

2. 按照评价要求完成评价。

3. 发挥团队合作精神，按要求完成实训报告。

4. 注意用电安全等安全事项。

【实训学时】

2 学时。

【实训准备】

食物成分表、DRIs、中国居民膳食指南、膳食宝塔、计算器、记录纸、笔等。

【实训内容】

假设一男性，70 岁，身高 165cm，体重 70kg，退休工人，身体健康，一日三餐的食谱如下。

早餐：馒头（标准粉 70g），牛奶 250ml，鸡蛋 60g，香蕉 200g。

午餐：米饭（粳米 100g），瘦猪肉烧胡萝卜（瘦猪肉 50g，胡萝卜 100g，花生油 10g），清炒小白菜（小白菜 150g，食盐 4g）。

晚餐：花卷（标准粉 90g），番茄炒蛋（鸡蛋 60g，番茄 100g），紫菜豆腐汤（内酯豆腐 200g，紫菜 5g，花生油 5g，食盐 2g）。

请对该老年男性的膳食合理性进行评价。

【实训程序】

（一）复习理论知识

1. 查食物成分表。

2. 各供能食物成分的能量折算系数。

3. 食谱评价的意义。

4. 食谱评价的内容　复习理论部分案例，示范评价方法。

（二）学生完成食谱评价

1. 分析评价膳食结构是否合理

（1）比较和评价　根据表 2－16 评价食物摄入种类是否齐全，是否做到了食物种类多样化，同时评价食物摄入的数量是否充足。

（2）根据评价结果给出建议　根据评价结果，如果缺少某类食物应建议增加相应食物种类，如果某类食物与推荐摄入量相比，数量摄入差别较大，应建议相应地增加或减少摄入量。

（3）注意事项　①奶制品和豆制品需要进行折算才能相加；②遵循宝塔各层各类食物的大体比例；③注意三餐食量分配是否合理。

2. 评价能量和营养素的摄入是否合理

（1）查食物成分表　利用《中国食物成分表 2009》，查询以每 100g 食部计的各食物的营养素含量并记录在实训表 5－1 中。

实训表 5－1　食物营养成分记录表

原料名称	食部 g	能量 kcal	蛋白质 g	脂肪 g	碳水化合物 g	钙 mg	铁 mg	锌 mg	膳食纤维 g	胆固醇 mg	维生素 A μgRAE	维生素 B_1 mg	维生素 B_2 mg	维生素 C mg

（2）计算能量和各营养素的摄入量　食物能量＝蛋白质×蛋白质能量折算系数＋脂肪×脂肪能量折算系数＋碳水化合物×碳水化合物能量折算系数＋乙醇×乙醇能量折算系数＋膳食纤维×膳食纤维能量折算系数。大部分食物的能量可通过直接查食物成分表计算得到，将全部食物的能量查出计算后相加即可。按照食谱中某营养素摄入量＝Σ［食物摄入量（g）×EP×食物中某营养素含量/100g］，计算出各种营养素摄入量。填入实训表 5－2。如膳食蛋白质摄入量＝Σ［食物摄入量（g）×EP×食物蛋白质含量/100g］。

实训表 5－2　食谱能量和营养素计算表

餐别	原料名称	摄入量 g	能量 kcal	蛋白质 g	脂肪 g	碳水化合物 g	钙 mg	铁 mg	锌 mg	膳食纤维 g	胆固醇 mg	维生素 A μgRAE	维生素 B_1 mg	维生素 B_2 mg	维生素 C mg
早餐															
午餐															
晚餐															
合计															

（3）评价能量和营养素的摄入　与 DRIs 进行比较，作出评价。营养学中采用 ±10% 的判断标准进行评价，即（摄入量/DRIs－100%）在 ±10% 范围内为正常，超过 +10% 为过剩，低于 －10% 为缺乏。脂肪用 DRIs 提供的供能比例范围来判断。

评价时还需注意是否有超过高限摄入量的营养素，可以查维生素和矿物质的可耐受最高摄入量来判断。

（4）根据评价结果提出改进建议。

3. 评价能量的来源是否合理

（1）能量食物来源的评价　利用表 2－18（能量食物来源评价表）进行评价：计算出植物性食物提供的能量比、动物性食物提供的能量比和纯能量食物（油脂、添加糖）提供的能量比，植物性食物应是能量的主要来源，一般应占膳食总能量的 60% 以上，谷薯类食物提供的能量应占全天总能量的一半以上。

（2）能量营养素来源的评价　利用表 2－19（能量的营养素来源评价表）进行评价，评价标准：蛋白质供热占总热能的 10%～15%，脂肪供热占总热能的 20%～30%，碳水化合物供热占总热能的 50%～65%。

4. 评价能量的三餐分配比是否合理　利用表 2－22（三餐供能比评价表）进行评价：早、中、晚三餐热能占全天总热能的比例分别为 30%、40%、30%。

5. 评价某种营养素的食物来源比例是否合理（主要是蛋白质与脂肪）

（1）蛋白质食物来源的评价　利用表 2－20（蛋白质食物来源评价表）进行评价，评价标准：优质蛋白质应占蛋白质总量的 1/2～1/3 以上（优质蛋白质 = 动物性蛋白 + 豆类蛋白）。

（2）脂肪食物来源的评价　利用表 2－21（脂肪食物来源评价表）进行评价，动物性油脂∶植物性油脂 =1∶2，即动物性油脂占 1/3，植物性油脂占 2/3。

（三）学生完成实训报告

包括实训目的与要求、实训准备、实训内容、实训程序和实训结果、实训收获与反思。

【实训收获与反思】

1. 这次实训课我学到了：
2. 还需要加强的地方是：

（赵　琼）

实训任务 6　计算法设计老年人一日食谱

【实训目的与要求】

（一）实训目的

1. 掌握计算法编制老年人一日食谱的方法和步骤。
2. 熟悉老年人的营养需要。
3. 了解老年人的生理特点。

（二）实训要求

1. 按时到达实训中心。
2. 按照评价要求编制食谱。
3. 发挥团队合作精神，按要求完成实训报告。
4. 注意用电安全等安全事项。

【实训学时】

2 学时。

【实训准备】

食物成分表、DRIs、中国居民膳食指南、膳食宝塔、计算器、记录纸、笔等。

【实训内容】

请为模块二项目四“案例导入”中的张女士编制一日食谱。

【实训程序】

（一）复习理论知识

1. 食谱的定义。
2. 老年人食谱编制的原则。
3. 老年人食物选择的原则。
4. 营养成分计算法编制食谱的方法与步骤。复习理论中讲的案例，示范食谱编制方法。

（二）学生完成食谱编制

1. 确定用膳对象全天能量摄入量。
2. 计算三大产热营养素全天应提供的能量。
3. 计算三大产热营养素全天应摄入的数量。
4. 计算三大产热营养素的三餐的摄入量。
5. 确定全天或一餐主食和副食的品种和数量。
6. 确定蔬菜、水果的品种和数量。
7. 确定烹调油的数量。
8. 初步确定食谱。
9. 食谱的评价与调整。

（三）学生完成实训报告

包括实训目的与要求、实训准备、实训内容、实训程序和实训结果、实训收获与反思。

【实训收获与反思】

1. 这次实训课我学到了：
2. 还需要加强的地方是：

（赵　琼）

实训任务 7　利用食物交换份法设计老年人一周食谱

【实训目的与要求】

（一）实训目的

1. 掌握利用食物交换份法设计老年人一周食谱的方法。
2. 熟悉食物食物交换份法的原理。
3. 了解各类食物的等值交换份。

（二）实训要求

1. 按时到达实训中心。
2. 按照评价要求完成食谱编制。
3. 发挥团队合作精神，按要求完成实训报告。
4. 注意用电安全等安全事项。

【实训学时】

2 学时。

【实训准备】

食物交换份表、食物成分表、DRIs、中国居民膳食指南、膳食宝塔、计算器、记录纸、笔等。

【实训内容】

请在实训任务 6 的基础上，用食物交换份法为模块二项目四“案例导入”中的张女士编制一周食谱。

【实训程序】

（一）复习理论知识

1. 食物交换份的定义。
2. 食物交换份法设计食谱的原理。
3. 食品交换份法设计营养餐的方法与步骤。

（二）学生完成食谱编制

1. 确定一日能量需要量及食物份数。
2. 确定每类食物交换份的份数和重量。
3. 确定三餐中各类食物重量。
4. 依据各类食物交换份表编制一日食谱。
5. 食谱的评价与调整。
6. 食物同类互换，编制一周食谱。

（三）学生完成实训报告

包括实训目的与要求、实训准备、实训内容、实训程序和实训结果、实训收获与反思。

【实训收获与反思】

1. 这次实训课我学到了：

2. 还需要加强的地方是：

（赵　琼）

实训任务8　计算机自动编排法编制老年人一月食谱

【实训目的与要求】

（一）实训目的

1. 掌握应用计算机配餐软件设计食谱的方法。

2. 熟悉计算机配餐应用软件的基本操作步骤。

3. 了解膳食软件的基本功能。

（二）实训要求

1. 按时到达实训中心。

2. 按照评价要求完成食谱设计。

3. 发挥团队合作精神，按要求完成实训报告。

4. 注意用电安全等安全事项。

【实训学时】

2学时。

【实训准备】

计算机、正版配餐软件等。

【实训内容】

应用计算机配餐软件为模块二项目四“案例导入”中的张女士编制一月食谱。

【实训程序】

（一）复习理论知识

1. 膳食软件的基本功能。

2. 计算机配餐应用软件基本操作步骤。复习理论中讲的案例，示范配餐软件编制食谱的方法。

（二）学生完成食谱编制

1. 点击客户档案，增加一个配餐对象，及修改和看病。

2. 点击食谱制作，选定配餐对象，设置日期，确定智能配餐（半自动配餐或全自动配餐），并进入相应配餐界面。

3. 选择食物，修改食物重量，挑选完所有食物；同时参考三大产能营养素推荐值和膳食宝塔推荐值，判定是否符合推荐要求。

4. 根据所选食物，设计各餐次菜肴，并编制食谱。

5. 修改菜肴，并查看食谱关键值分析，并进行相应调整。

6. 点击膳食分析，对所编食谱进行膳食分析。

7. 将膳食分析报告保存或打印。

8. 根据同类互换的原则，替换食物，按照以上方法编制一月食谱。

（三）学生完成实训报告

包括实训目的与要求、实训准备、实训内容、实训程序和实训结果、实训收获与反思。

【实训收获与反思】

1. 这次实训课我学到了：

2. 还需要加强的地方是：

（赵　琼）

实训项目三　老年人常见疾病营养指导

实训任务 9　冠心病老年人营养食谱设计

【实训目的与要求】

（一）实训目的

1. 掌握老年冠心病患者一日食谱制定。

2. 熟悉老年冠心病患者膳食的制定原则和评价方法。

3. 了解冠心病老年人饮食特点和饮食疗法为基本原则。

（二）实训要求

1. 复习老年冠心病患者食谱设计的相关知识。

2. 根据案例分析冠心病老年人的膳食治疗计划。

3. 按要求完成实训报告。

【实训学时】

2 学时。

【实训准备】

计算器、记录纸、笔等。

【实训内容】

患者刘某，男，67 岁，身高 170cm，体重 80kg。因“反复心前区疼痛 1 年，加重 2 天”入院，入院后查血清胆固醇 6.8mmol/L，甘油三酯 4.0mmol/L，肌钙蛋白正常，心电图提示 T 波低平，ST 段下移。入院体检，血压 155/95mmHg，心率 80bpm，双下肢水肿。请为其设计营养食谱。

【实训程序】

（一）教师举例讲解

1. 进行营养评估

根据刘某的身体情况，计算 $BMI = 80/(1.70)^2 \approx 28$（$kg/m^2$），属于轻度肥胖。标准体

重 =170 -105 =65kg，肥胖指数（%）=（80-65）/65×100% =23.08%

2. 了解王某的日常饮食习惯 假设本例患者喜吃甜食、肥肉、抽烟、喝酒，不爱吃蔬菜和水果。

3. 提出营养建议，确定膳食原则 低热量、低脂肪、低糖、低盐饮食；高维生素、高膳食纤维饮食；戒烟、限酒；控制制体重；严格按膳食治疗计划进食。

4. 制定膳食治疗计划

（1）选择下列有降血脂作用的食物

1）豆类、豆制品及坚果类 如大豆、青豆、龙牙豆、绿豆、豌豆、蚕豆、豆浆、豆腐、核桃、腰果、杏仁等。

2）有挥发性香气的蔬菜 如姜、葱、蒜、洋葱、香菜、芹菜等。

3）菌藻类 如鲜蘑菇、香菇（干）、金针菇、猴头菇、木耳、雪耳、海带、紫菜、发菜等。

（2）饮食要节制、避免食得过量 若从饮食中摄入超过身体需要的能量时，多余部分就会转化为脂肪积累起来，引起肥胖和血脂异常，使冠心病症状加重。

（3）适当限制含胆固醇高的食物 相当一部分冠心病患者都患有血脂异常，所以冠心病合并血脂异常的患者全日胆固醇总量宜控制在250~300mg以下。宜少吃动物的内脏（如心、肝、脑等）、各种蛋黄、虾子某些海产品（如鱿鱼、墨鱼、龙虾等）。

（4）膳食建议方案

1）膳食方案1

早餐：低脂牛奶250ml，燕麦片25g煮粥，二面花卷（玉米面25g，白面50g）。

午餐：清蒸鱼120g带骨，香菇油菜200g，大米150g，油1.5汤匙。

下午：橘子2个。

晚餐：打卤面（西红柿150g，鸡肉30g，蛋清1/2个，黄花、木耳少许，魔芋面条150g），拌芹菜100g，香干50g，油1.5汤匙。

2）膳食方案2

早餐：低脂牛奶250ml，燕麦25g煮粥，二面花卷（玉米面25g，白面50g）。

午餐：清蒸鱼100g带骨，香菇油菜200g，大米150g，油1汤匙。

下午：橘子2个

晚餐：打卤面（西红柿150g，鸡肉20g，蛋清一个，黄花木耳少许，魔芋面条150g），拌芹菜100g，香干50g，油1汤匙。

（二）学生完成食谱设计

1. 重新了解患者饮食习惯并作记录。

2. 确定膳食原则。

3. 制定膳食治疗计划。

（1）计算总能量。

（2）确定三大产热营养素摄入量。

（3）确定主食的品种和数量。

（4）确定副食品的品种和数量。

（5）确定蔬菜的品种和数量。

（6）确定煮调油量。

（7）粗配食谱。

（8）评价和调整食谱。

（三）学生完成实训报告

包括实训目的与要求、实训准备、实训内容、实训程序和实训结果、实训收获与反思。

【实训收获与反思】

1. 这次实训课我学到了：

2. 还需要加强的地方是：

（孙 铮）

实训任务 10 糖尿病老年人营养食谱设计

【实训目的与要求】

（一）实训目的

1. 掌握老年糖尿病患者一日食谱制定。

2. 熟悉老年糖尿病患者膳食的制定原则、计算方法和评价方法。

3. 了解糖尿病老年人饮食特点和饮食疗法。

（二）实训要求

1. 复习老年糖尿病患者食谱设计的相关知识。

2. 根据案例分析糖尿病老年人的食物交换份法及食物成分计算法。

3. 按要求完成实训报告。

【实训学时】

2 学时。

【实训准备】

计算器、记录纸、笔等。

【实训内容】

案例：王姓糖尿病患者，男，65 岁，身高 165cm，体重 71Kg，电工，平时口味较重，多食米饭等主食，饮食不太规律，爱抽烟。目前血糖、尿糖偏高，血压、血脂正常，未出现并发症，采取单纯膳食治疗。请利用食物交换份法为其设计一天的营养食谱。

【实训程序】

（一）教师举例讲解

1. 进行营养评估　根据王某的身体情况，计算 $BMI = 71/(1.65)^2 = 26.07$（$kg/m^2$），属于轻度肥胖。标准体重 $= 165 - 105 = 60$（kg），肥胖指数（%）$= (71 - 60)/60 \times 100\% = 18.33\%$

2. 了解王某的日常饮食习惯。

3. 提出营养建议，确定膳食原则　低能量膳食；限制食盐；每餐定时定量，禁食甜食，戒烟酒；严格按膳食治疗计划进食。

4. 膳食治疗计划的制定，确认食物交换份法制定饮食计划的步骤

（1）计算王某的总能量　患者 BMI = 26.07（kg/m^2），轻度肥胖。职业为电工，属于中度体力劳动者，按每日每千克标准体重 30kcal 供给能量，应供给的总能量 = 60 × 30 = 1800kcal

（2）根据计算结果，查出各类食物的交换份数（见实训表 10 - 1）　此患者全天饮食交换总分数为 21 份，其中谷物为 11 份、蔬菜 1 份、瘦肉 4 份、奶类 2 份、油脂 2 份、水果 1 份。

实训表 10 - 1　不同能量糖尿病膳食食物分配表

总能量 kcal	总交换	谷类	蔬菜类	瘦肉类	豆乳类	水果类	油脂类
1000	12.0	6	1	2.0	2	—	1.0
1200	14.5	8	1	2.0	2	—	1.5
1400	16.5	9	1	3.0	2	—	1.5
1600	18.5	9	1	4.0	2	1	1.5
1800	21.0	11	1	4.0	2	1	2.0
2000	23.5	13	1	4.5	2	1	2.0
2200	25.5	15	1	4.5	2	1	2.0
2400	28.0	17	1	5.0	2	1	2.0

（3）将各类食物的交换份数安排到各餐中，考虑该患者日常饮食习惯，将食物按照 1/5、2/5、2/5 的能量比分配到三餐中，见实训表 10 - 2。

实训表 10 - 2　患者各餐食物交换份数

食物类别	交换总份数	早餐/份	中餐/份	晚餐/份
谷类	11.0	2	4.5	4.5
蔬菜	1.0	0	0.5	0.5
水果	1.0	0	0.5	0.5
肉蛋类	3.5	0	2.0	1.5
豆类、乳类	2.5	2	0.0	0.5
油脂	2.0	0	1.0	1.0
总计	21.0	4	8.5	8.5

（4）根据患者的习惯，选择并交换食物，确定食物重量，编制一日食谱。

早餐：食物确定为全麦面包、牛奶。

全麦面粉用量 = 2 × 25 = 50g，牛奶重量 = 2 × 150 = 300g。

午餐：食物确定为米饭、西红柿炒鸡蛋、芹菜炒肉丝、香蕉。

大米重量 = 4.5 × 25 ≈ 110g，芹菜重量 = 0.3 × 500 = 150g，西红柿重量 = 0.2 × 500 = 100g，瘦猪肉 50g，鸡蛋 60g，油脂共 10g。

加餐：香蕉重量 = 0.5 × 150 = 75g。

晚餐：食物确定为小米粥、粗粮饼、清蒸鲈鱼、素炒生菜、鸡蛋豆腐黄瓜汤、苹果。

面粉重量 $=3.5\times25\approx85g$，小米重量 $=1\times25=25g$，鲈鱼重量 $=1\times80=80g$，鸡蛋重量 $=0.5\times60=30g$，北豆腐重量 $=0.5\times100=50g$，黄瓜重量 $=0.2\times500=100g$，生菜重量 $=0.3\times500=150g$，油脂共 10g。

加餐：苹果重量 $=0.5\times200=100g$。

患者王某的一日食谱见实训表 10－3。

实训表 10－3　王某一日食谱

餐次	餐次份数	食物种类	食物份数	饭菜名称	原料名称	原料重量（g）
早餐	4	谷类	2	全麦面包	全麦面粉	50
		乳类	2	牛奶	牛奶	220（ml）
午餐	8	谷类	4.5	大米饭	大米	110
		蔬菜	0.5	芹菜炒肉丝 西红柿炒鸡蛋	芹菜	150
					西红柿	100
		肉蛋类	2		瘦肉	50
					鸡蛋	60
		油脂	1	菜籽油	菜籽油	10
加餐	0.5	水果	0.5	香蕉	香蕉	75
晚餐	8	谷类	4.5	粗粮饼	面粉	85
				小米粥	小米	25
		蔬菜	0.5	素炒生菜	生菜	150
				鸡蛋豆腐黄瓜汤 清蒸鲈鱼	黄瓜	100
		肉蛋类	1.5		鲈鱼	80
					鸡蛋	30
		豆类	0.5		北豆腐	50
		油脂	1	菜籽油	菜籽油	10
加餐	0.5	水果	0.5	苹果	苹果	100

（5）根据病情，评价及调整饮食计划。

（二）学生完成食谱设计

案例：刘某，男，67 岁。身高 175cm，体重 80kg，公务员，两年前诊断为 2 型糖尿病，现一般情况，无糖尿病并发症出现，怎样安排他的餐次？请按以上步骤为刘某制定合适的一日食谱。

（三）学生完成实训报告

包括实训目的与要求、实训准备、实训内容、实训程序和实训结果、实训收获与反思。

【实训收获与反思】

1. 这次实训课我学到了：

2. 还需要加强的地方是：

（陈灿映）

实训任务 11　肥胖老年人营养食谱设计

【实训目的与要求】

（一）实训目的

1. 掌握肥胖症的营养治疗原则和老年肥胖的判定标准。

2. 熟悉肥胖症的食物选择。

3. 了解肥胖症的营养代谢特点。

（二）实训要求

1. 复习老年人肥胖患者营养指导的相关知识。

2. 根据案例分析老年肥胖的判定方法，为老年肥胖患者设计食谱。

3. 按要求完成实训报告。

【实训学时】

2 学时。

【实训准备】

膳食计算软件、计算器、记录纸、笔等。

【实训内容】

根据老年人的年龄、身高、体重、体力活动强度、有无并发症、目前饮食状态、饮食习惯，确定每天所需的总能量和各种营养素的数量，参考营养成分表、经济条件、市场供应和饮食习惯等制定食谱。

例：男性，68 岁，身高 170cm，体重 80kg，退休，平时运动量较少。体格检查：心率 80 次/分，血压 138/90mmHg，腰围 95cm。生化检查：甘油三酯 2.60mmol/L，总胆固醇 5.89mmol/L，尿酸 4.4μmol/L，空腹血糖 5.37mmol/L。

【实训程序】

（一）教师举例讲解

肥胖患者食谱的设计方法同健康人食谱设计，只是总能量的计算要考虑负平衡能量的问题，同时在选择食物的时候应注意选择低脂、高膳食纤维的食物。烹调方法宜采用蒸、煮、烧、汆、烤等烹调方法，忌用油煎、炸的方法，煎炸食品含脂肪较多，并刺激食欲，不利于治疗。进食餐次应因人而宜，通常为每天 3～5 餐。这里重点举例讲解肥胖患者每日能量的确定方法，其余步骤同健康老年人食谱设计。

案例：患者，男，身高 168cm，65 岁，退休教师，近 5 年由于退休，活动量明显减少，但每天晚饭后会走走路，喜欢吃红烧肉。体重明显增加，由 70kg 增至 118kg，并逐渐出现活动后气急、思睡、睡眠时打鼾明显。

1. 判断体型

（1）计算体质指数（BMI）$BMI = 118/1.68^2 = 41.8$，属于肥胖。

（2）确定标准体重　标准体重 = 身高 − 105 = 168 − 105 = 63kg。

肥胖指数（%）=（实际体重 - 理想体重）÷理想体重×100% =（118 - 63）÷63×100% = 87.3%，属于重度肥胖。

2. 确定总能量需要量

（1）计算基础代谢所需能量　可按以下公式进行简单估算。男性基础代谢所需能量 = 体重（kg）×11（kcal），女性基础代谢所需能量 = 体重（kg）×10（kcal）。本例基础代谢所需能量 = 118×11 = 1298kcal。

（2）计算日常活动所需能量　日常活动所需能量 = 基础代谢所需能量×活动因素值。本例男性是退休教师，每天散步，属于轻度活动强度，查表实训表 11 - 1 可知其活动因素值为 0.3，故日常活动所需能量 = 1298×0.3≈389kcal。

实训表 11 - 1　日常活动与活动因素值

一天中的活动内容	活动强度	活动因素值
坐着或站着、驾驶、画画、阅读、实验室工作、缝纫、熨衣、烹饪、玩纸牌或音乐器材、睡觉或躺着、打字等。	很轻	0.2
车库或饭店工作、电工或木匠活、打扫房间、照顾孩子、打高尔夫球、航海、轻度运动（如短距离散步）等。	轻度	0.3
种园艺或家务活、赛车、打网球、滑雪、跳舞等。	中度	0.4
重体力活（如建筑或挖掘工作）、篮球、足球或橄榄球、爬山等。	重度	0.5

（3）计算消化吸收食物所需能量　消化吸收所需能量 =（基础代谢所需能量 + 日常活动所需能量）×0.1 =（1298 + 389）≈169kcal。

（4）计算总能量需要量　总能量需要量 = 基础代谢所需能量 + 日常活动所需能量 + 消化吸收所需能量 = 1298 + 389 + 169 = 1856kcal。

3. 计算膳食能量需要量　膳食能量需要量 = 总能量需要量 - 负平衡能量。

（1）计算负平衡能量　对于肥胖者来说，要减掉 1kg 体重，相当于要减掉 7700kcal 热能。那么：

每日负平衡热能 = 每周体重期望降低值（kg）×1100（kcal）= 每月体重期望降低值（kg）×260（kcal）。

成年的轻度肥胖者，按每月减轻体重 0.5～1.0kg 为宜，即每天减少 0.53～1.05MJ（125～250kcal）能量。

成年中度以上肥胖者，以每周减重 0.5～1.0kg 为宜，即每天减少 2.31～4.62MJ（552～1104kcal）能量。

本例患者属于重度肥胖，故按每周减重 0.5kg 计算负平衡能量。每日负平衡热能 = 每周体重期望降低值（kg）×1100（kcal）= 0.5×1100 = 550kcal。

（2）计算膳食能量需要量　膳食能量需要量 = 人体总能量需要量 - 负平衡能量 = 1856 - 550 = 1306kcal。

4. 三大营养素的能量分配　要保证必需的营养素供给，才能保证人体正常的生理功能。肥胖治疗膳食的三大营养素分配原则是蛋白质占总能量的 20%，脂肪占 20%，碳水化合物占 60%。动物性蛋白质占总蛋白质的 50% 左右。烹调油每天应少于 25g，选择橄榄油、茶油、葵花子油、玉米油、花生油、豆油等。

5. 全天能量的分配 一日三餐按早餐30%、午餐40%、晚餐30%进行能量分配。为解决饥饿问题，可在主餐中留相当于5%能量的食物，约折合主食25g，作为加餐。

6. 确定主副食的品种和数量。
7. 确定疏菜、水果的品种和数量。
8. 确定烹调油的数量。
9. 编制食谱并进行评价和调整。

（二）学生完成食谱设计

1. 确定对象的体型。
2. 了解该老年人的日常饮食和运动情况。
3. 提出营养建议。
4. 为该老年人设计食谱。
5. 食谱的计算与评价。
6. 食谱的调整。

（三）学生完成实训报告

包括实训目的与要求、实训准备、实训内容、实训程序和实训结果、实训收获与反思。

【实训收获与反思】

1. 这次实训课我学到了：
2. 还需要加强的地方是：

（刘　玲）

实训任务12　慢性肾脏病老年人食谱设计

【实训目的与要求】

（一）实训目的

1. 掌握慢性肾脏病营养治疗的目的、原则。
2. 熟悉慢性肾脏病的食物选择。
3. 了解慢性肾脏病的概念和分期。

（二）实训要求

1. 复习慢性肾脏病老年人营养指导的相关知识。
2. 根据以食物蛋白质为基础的食物交换份法，为慢性肾脏病老年人设计食谱。
3. 按要求完成实训报告。

【实训学时】

2学时。

【实训准备】

计算器、记录纸、笔等。

【实训内容】

《慢性肾脏病患者膳食指导》（根据中华人民共和国卫生行业标准 WS/T 557—2017）。采用五步法，根据患者身高、体重、活动强度、CKD 分期等，计算患者每日需要总能量及蛋白质，并计算出以食物蛋白质为基础的交换份的份数，最终分配至全日各餐。请根据以下案例为慢性肾脏病患者设计食谱。

张先生，67 岁。慢性肾脏病 CKD4 期，身高 172cm，现体重 60kg，无下肢浮肿，采用饮食治疗，未出现明显并发症。

【实训程序】

（一）教师举例讲解

制定膳食指导食谱的步骤如下。

1. 计算标准体重　（172 - 100）×0.9 = 64.8kg，实际体重 60kg，职业属轻体力劳动，低于标准体重 7.4%，BMI = 20.3kg/m^2，判断为正常。

2. 计算每日所需总能量　每日应摄入能量标准为 126 ~ 146kJ（30 ~ 35kcal）/kg，全天所需总能量约 8134 ~ 9489kJ（1944 ~ 2268kcal）。

3. 计算每日蛋白质的摄入量　每日蛋白质推荐摄入 0.6 ~ 0.8g/kg，要求 50% ~ 70% 来自于优质蛋白质。张先生每日应摄入蛋白质标准为 39 ~ 52g（详见实训表 12 - 1、实训表 12 - 2）。

4. 计算每日所需以食物蛋白质为基础的交换份份数　将蛋白质按照 0 ~ 1g/份、4g/份、7g/份进行分配，其中谷薯类（即主食等）2 份（100g，约合蛋白质 8g），瓜类蔬菜 250g（0 ~ 1g 蛋白质），叶类蔬菜 250g（4g 蛋白质），水果 1 份（0 ~ 1g 蛋白质），肉、蛋、奶、大豆类 4 份（28g 蛋白质），总计约 42g 蛋白质（详见实训表 12 - 3）。

5. 达到充足总能量根据目标蛋白质食物所提供的能量值，不足部分以植物油和淀粉类食物补充，如增加油脂类 4 份（40g 植物油），淀粉 2 份（200g）。根据上述标准结合患者的饮食习惯和嗜好，以及参考食物钾、钠、磷值选择并安排餐次及交换食物（详见附录食物成分表）。

（二）学生完成食谱设计

1. 计算标准体重　将上述案例中张先生的活动类型改为中等强度进行计算。
2. 计算每日所需总能量　每日应摄入的能量标准值选择一个具体值，不用范围表示。
3. 计算每日蛋白质的摄入量　每日蛋白质推荐摄入量选择一个具体值，不用范围表示。
4. 计算每日所需以食物蛋白质为基础的交换份份数。
5. 达到充足总能量。
6. 完成食谱。

（三）学生完成实训报告

包括实训目的与要求、实训准备、实训内容、实训程序和实训结果、实训收获与反思。

【实训收获与反思】

1. 这次实训课我学到了：
2. 还需要加强的地方是：

实训表 12－1　CKD 饮食交换份举例（按蛋白质 0.6g/kg 标准体重）

标准体重（W）kg	能量 E＝W×35kcal	蛋白质 P＝W×0.6g	谷薯类 50g	淀粉 100g	绿叶蔬菜 250g	瓜果蔬菜 200g	奶类 230g	肉蛋类 50/60g	油脂类 10g
40	1400	24	1.5	1	1	1	1.0	1.0	4.0
45	1575	27	1.5	1	1	1	1.5	1.5	4.5
50	1750	30	2.0	1	2	1	1.5	1.5	3.0
55	1925	33	2.0	1	2	1	2.0	2.0	3.5
60	2100	36	2.5	1	2	1	2.0	2.0	4.0
65	2275	39	3.0	1	2	1	2.0	2.0	4.5
70	2450	42	3.0	1	2	1	2.5	2.5	5.0
75	2625	45	3.5	1	2	1	3.0	3.0	5.5

实训表 12－2　CKD 饮食交换份举例（按蛋白质 0.8g/kg 标准体重）

标准体重（W）kg	能量 E＝W×35kcal	蛋白质 P＝W×0.6g	谷薯类 50g	淀粉 100g	绿叶蔬菜 250g	瓜果蔬菜 200g	奶类 230g	肉蛋类 50/60g	油脂类 10g
40	1400	32	2.0	0.5	1	1	1	2.0	3.5
45	1575	36	2.5	0.5	1	1	1	2.0	4.0
50	1750	40	3.0	0.5	1	1	1	2.5	4.5
55	1925	44	3.5	0.5	1	2	1	2.5	5.0
60	2100	48	4.0	0.5	1	2	1	3.0	5.0
65	2275	52	4.0	0.5	1	2	1	3.5	5.5
70	2450	56	4.5	0.75	1	2	1	4.0	5.5
75	2625	60	5.0	0.75	1	2	1	4.0	6.0

实训表 12－3　以食物蛋白质为基础的交换份

（一）谷薯类
（每份 50g，蛋白质 4g，能量 180kcal）

谷类

稻米 50g	籼米 50g	薏米 50g	玉米面 50g	荞麦 50g
粳米 50g	糯米 50g	黄米 50g	小米 50g	莜麦面 40g
挂面 60g	小麦粉 60g	面条 60g	花卷 70g	米饭 130g
馒头 70g				

薯类

马铃薯 200g	木薯 200g	甘薯 200g	山药 200g	芋头 200g

（二）淀粉类
（每份 100g，蛋白质 0～1g，能量 360kcal）

蚕豆淀粉 100g	豌豆淀粉 100g	玉米淀粉 100g	芡粉 100g	粉条 100g
藕粉 100g	豌豆粉丝 100g	粉丝 100g	地瓜粉 100g	马铃薯粉 100g

续表

（三）豆类
（每份35g，蛋白质7g，能量90kcal）

黄豆25g	黑豆25g	蚕豆35g	豇豆35g	扁豆30g
绿豆35g	赤豆35g	芸豆35g		

豆类制品

豆腐干35g	豆腐卷35g	油豆腐35g	千张35g	素火腿35g
素鸡35g	烤麸（熟）35g	豆奶300g	豆腐脑400g	豆浆400g

（四）绿叶蔬菜类
（每份250g，蛋白质4g，能量50kcal）

西兰花100g	黄豆芽100g	长豇豆150g	刀豆150g	茼蒿菜250g
荠菜200g	荷兰豆200g	芹菜200g	香菇200g	大白菜300g
豆角200g	金针菇200g	香菇200g	四季豆200g	马兰头250g
茄子350g	平菇250	空心菜250g	苋菜250g	绿豆芽250g
茭白500g	芦笋300g	油菜250g	菜花250g	菠菜250g
海带500g	莜麦菜300g	茴香300g	生菜300g	

（五）瓜类蔬菜及水果类

瓜类蔬菜（每份200g，蛋白质1g，能量50kcal）

佛手瓜100g	菜瓜200g	葫芦200g	方瓜200g	冬瓜300g
丝瓜150g	苦瓜150g	黄瓜200g	南瓜200g	西葫芦200g

水果（每份200g蛋白质0~1g，能量90kcal）

樱桃150g	荔枝150g	桃150g	香蕉150g	草莓150g
葡萄200g	橙200g	芒果300g	苹果200g	菠萝300g
哈密瓜300g	西瓜300g			

（六）肉、蛋、奶类

肉类（每份50g，蛋白质7g，能量90kcal）

香肠25g	酱牛肉25g	火腿25g	鸡翅50g	大排50g
猪肉（瘦）35g	牛肉（瘦）35g	兔肉35g	鸡肉50g	火腿肠50g
鸭肉50g	羊肉（肥瘦）50g	烤鸡50g	肯德基炸鸡50g	

水产品（每份75g，蛋白质7g，能量90kcal）

鲢鱼50g	鲑鱼50g	带鱼50g	黄鱼75g	罗非鱼75g
草鱼75g	鲫鱼75g	鳊鱼75g	青鱼75g	生蚝75g
基围虾75g	对虾75g	鲤鱼75g	鱿鱼50g	白鱼75g
蟹肉75g	海参50g			

蛋类（每份60g，蛋白质7g，能量90kcal）

鸡蛋60g	鸭蛋60g	松花蛋60g	鹅蛋60g	咸鸭蛋60g
鹌鹑蛋（5个）60g				

奶类（每份230g，蛋白质7g，能量90kcal）

牛乳230g	酸奶230g			

续表

(七) 坚果类 (每份20g，蛋白质4g，能量90kcal)				
核桃仁20g	松子仁20g	榛子仁20g	芝麻籽20g	瓜子20g
杏仁20g	腰果20g	花生仁20g	榛子70g	葵瓜子30g
核桃70g	松子50g			
(八) 油脂类 (每份10g，蛋白质0g，能量90kcal)				
花生油10g	橄榄油10g	豆油10g	茶籽油10g	羊油10g

(刘　玲)

实训任务13　肿瘤老年人营养食谱设计

【实训目的与要求】

(一) 实训目的

1. 掌握匀浆膳的配置和制作方法。

2. 熟悉匀浆膳的特点。

(二) 实训要求

1. 复习肿瘤老年人营养指导的相关知识。

2. 根据案例设计肿瘤患者匀浆膳及其制作。

3. 按要求完成实训报告。

【实训学时】

2学时。

【实训准备】

营养配餐实训室、各种厨房器具、膳食计算软件、记录纸、笔等。

【实训内容】

患恶性肿瘤的老年人，可能因吞咽困难不能正常经口摄食和咀嚼，需将膳食制备为匀浆膳，便于吞咽或管饲。

匀浆膳配方的制定：请配制1200ml能量密度为1.5kcal/ml的匀浆膳食。

【实训程序】

(一) 教师举例讲解

1. 匀浆膳的要求　匀浆膳时天然食物经过加工混合而成，营养成分近似正常膳食，蛋白质、脂肪、碳水化合物之间的比例合理，矿物质、维生素、膳食纤维能满足患者的需要，应是一种营养合理的平衡膳食。匀浆膳还可根据不同患者、不同时期的需要随时更改和增减营养配方，才能充分满足恶性肿瘤患者的需要。匀浆膳也可以加共成各种不同口味，满足患者对口味的需求，增加实用性。

2. 营养素计算　按照平衡膳食要求，三大能量营养素的供能比分别为：蛋白质15%，脂肪30%，碳水化合物55%。

总能量 = 1200 × 1.5 = 1800kcal

蛋白质 = 总能量 × 15% ÷ 4kcal/g = 1800kcal × 15% ÷ 4kcal/g = 67.5g

脂肪 = 总能量 × 30% ÷ 9kcal/g = 60g

碳水化合物 = 总能量 × 55% ÷ 4kcal/g = 247.5g

3. 匀浆膳配方举例 匀浆膳的配方可根据以上的计算过程进行能量和营养素的计算，根据患者的病情确定需要的能量和营养素，并依个人饮食习惯调节。例如可选择米饭、米粉、面条、馒头、鸡蛋、鱼、虾、鸡肉、瘦肉、猪肝、胡萝卜、白萝卜、油菜、豌豆尖、冬瓜、土豆、奶粉、豆腐、芝麻粉、核桃粉、植物油等食品。

匀浆膳配方举例：米饭50g、奶粉50g、干香菇5g、胡萝卜300g、核桃粉20g、牛奶200g、鸡肉100g、鲈鱼肉75g，鸡蛋50g、植物油15g、白糖130g、盐5g，加水至1200ml。可根据病情更换成分，如果血糖高，可用苹果泥代替白糖。

（二）学生完成匀浆膳制作

1. 准备工具微波炉、食物搅拌机、电子秤、菜板、菜刀、剪刀、量杯、不锈钢盆、碗、漏勺、筷子、勺子等。

2. 将食物搅拌机清洗干净。

3. 将各种食物清洗干净，去除不可食用的部分，如鱼肉去骨去刺，香菇泡发，根茎类蔬菜去皮，叶菜类去除老叶留嫩叶。

4. 将准备好的食品用微波炉煮熟或者蒸锅蒸熟，然后将所有食物混合，加适量水一起放入食品搅拌机，将食物全部搅碎成糊状后倒出，用密孔漏勺过滤，装于干净的碗内。

5. 制作好的匀浆膳可放冰箱冷藏保存24小时，使用前需加热至37～40℃为宜，超过24小时必须废弃。

（三）学生完成实训报告

包括实训目的与要求、实训准备、实训内容、实训程序和实训结果、实训收获与反思。

【实训收获与反思】

1. 这次实训课我学到了：

2. 还需要加强的地方是：

（刘　玲）

实训项目四　家庭药膳制作

实训任务14　家庭药膳制作

【实训目的与要求】

1. 掌握常用养生食补药膳的配方及制作。

2. 了解中医药预防保健的基本原理；认识常用养生食补膳食，了解其功效和适应范围。

【实训学时】

2 学时。

【实训准备】

1. 器材　高压锅、电磁炉、炒锅、各种餐饮器具。

2. 药材　党参、黄芪、西洋参、铁皮石斛、莲子、枸杞、山药、红枣等依据自己配制的膳食方进行选择。

3. 食材　依据自己配制的养生食补膳食方选择各种调味品。

【实训内容】

1. 学习中医整体观念，辨证论证，常用防病治病理论。
2. 学习中药四气五味、升降浮沉、归经等理论。
3. 学习方剂配方原理及结构。
4. 识别养生食补膳食制作中常用的中药和食物，并能根据以上理论辨证配膳，配制 3 ~5个常用养生食补药膳方。
5. 根据药膳不同的材质和功效、用途，用常规炒、炖、煮等烹饪方法制作药膳。
6. 品尝教师和同学及自己配制制作的药膳。

【实训程序】

1. 方法讲授与演示相结合

2. 步骤

（1）根据中医药基础理论，辨体配膳，不同体质有针对性选择不同调理身体的中药和食物，进行科学配伍。

（2）根据不同的食材，选择合适的烹饪方法，如炒、炖、煮、熬等。

3. 布置作业

结合个人体质和所选食材，对制作的养生食补膳食方进行功效分析。

【实训收获与反思】

1. 这次实训课我学到了：
2. 还需要加强的地方是：

（邓福忠）

附录

附录1　中国居民膳食营养素参考摄入量

第1部分　宏量营养素（附表1～4）

附表1　中国居民膳食能量需要量（EER）

年龄（岁）/生理状况	男性PAL						女性PAL					
	轻（Ⅰ）		中（Ⅱ）		重（Ⅲ）		轻（Ⅰ）		中（Ⅱ）		重（Ⅲ）	
	MJ/d	kcal/d	MJ/d	kcal/d	MJ/d	kcal/d	MJ/d	kcal/d	MJ/d	kcal/d	MJ/d	kcal/d
0～	—	—	0.38[a]	90[b]	—	—	—	—	0.38[a]	90[b]	—	—
0.5～	—	—	0.33[a]	80[b]	—	—	—	—	0.33[a]	80[b]	—	—
1～	—	—	3.77	900	—	—	—	—	3.35	800	—	—
2～	—	—	4.60	1100	—	—	—	—	4.18	1000	—	—
3～	—	—	5.23	1250	—	—	—	—	5.02	1200	—	—
4～	—	—	5.44	1300	—	—	—	—	5.23	1250	—	—
5～	—	—	5.86	1400	—	—	—	—	5.44	1300	—	—
6～	5.86	1400	6.69	1600	7.53	1800	5.23	1250	6.07	1450	6.90	1650
7～	6.28	1500	7.11	1700	7.95	1900	5.65	1350	6.49	1550	7.32	1750
8～	6.90	1650	7.74	1850	8.79	2100	6.07	1450	7.11	1700	7.95	1900
9～	7.32	1750	8.37	2000	9.41	2250	6.49	1550	7.53	1800	8.37	2000
10～	7.53	1800	8.58	2050	9.62	2300	6.90	1650	7.95	1900	9.00	2150
11～	8.58	2050	9.83	2350	10.88	2600	7.53	1800	8.58	2050	9.62	2300
14	10.46	2500	11.92	2850	13.39	3200	8.37	2000	9.62	2300	10.67	2550
18～	9.41	2250	10.88	2600	12.55	3000	7.53	1800	8.79	2100	10.04	2400
50～	8.79	2100	10.25	2450	11.72	2800	7.32	1750	8.58	2050	9.83	2350
65～	8.58	2050	9.83	2350	—	—	7.11	1700	8.16	1950	—	—
80～	7.95	1900	9.20	2200	—	—	6.28	1500	7.32	1750	—	—
孕妇（1～12周）	—	—	—	—	—	—	7.53	1800	8.79	2100	10.04	2400
孕妇（13～27周）	—	—	—	—	—	—	8.79	2100	10.04	2400	11.29	2700
孕妇（≥28周）	—	—	—	—	—	—	9.41	2250	10.67	2550	11.92	2850
乳母	—	—	—	—	—	—	9.62	2300	10.88	2600	12.13	2900

注1："—"表示未制定。
注2：a单位为：兆焦每天每公斤体重［MJ/(kg·d)］。
注3：b单位为：千卡每天每公斤体重［kcal/(kg·d)］。

附表 2　中国居民膳食蛋白质参考摄入量　　单位：g/d

年龄（岁）/生理状况	男性		女性	
	EAR	RNI	EAR	RNI
0 ~	—	9[a]	—	9[a]
0.5 ~	15	20	15	20
1 ~	20	25	20	25
2 ~	20	25	20	25
3 ~	25	30	25	30
4 ~	25	30	25	30
5 ~	25	30	25	30
6 ~	25	35	25	35
7 ~	30	40	30	40
8 ~	30	40	30	40
9 ~	40	45	40	45
10 ~	40	50	40	50
11 ~	50	60	45	55
14 ~	60	75	50	60
18 ~	60	65	50	55
孕妇（1 ~ 12 周）	—	—	50	55
孕妇（13 ~ 27 周）	—	—	60	70
孕妇（≥28 周）	—	—	75	85
乳母	—	—	70	80

注 1：“—”表示未制定。
注 2：a 为 AI 值。

附表 3　中国居民膳食脂肪、脂肪酸参考摄入量和可接受范围　　单位：能量百分比（%E）

年龄（岁）/生理状况	脂肪	饱和脂肪酸	n - 6 多不饱和脂肪酸[a]		n - 3 多不饱和脂肪酸	
	AMDR	U - AMDR	AI	AMDR	AI[b]	AMDR
0 ~	48[c]	—	7.3	—	0.87	—
0.5 ~	40[c]	—	6.0	—	0.66	—
1 ~	35[c]	—	4.0	—	0.60	—
4 ~	20 ~ 30	<8	4.0	—	0.60	—
7 ~	20 ~ 30	<8	4.0	—	0.60	—
18 ~	20 ~ 30	<10	4.0	2.5 ~ 9.0	0.60	0.5 ~ 2.0
60 ~	20 ~ 30	<10	4.0	2.5 ~ 9.0	0.60	0.5 ~ 2.0
孕妇和乳母	20 ~ 30	<10	4.0	2.5 ~ 9.0	0.60	0.5 ~ 2.0

注 1：a 为亚油酸的数值。
注 2：b 为 α - 亚麻酸的数值。
注 3：c 为 AI 值。

附表4 中国居民膳食碳水化合物参考摄入量和可接受范围

年龄（岁）/生理状况	碳水化合物		添加糖
	EAR（g/d）	AMDR（%E）	AMDR（%E）
0～	—	60[a]	—
0.5～	—	85[a]	—
1～	120	50～65	—
4～	120	50～65	<10
7～	120	50～65	<10
11～	150	50～65	<10
14～	150	50～65	<10
18～65	120	50～65	<10
孕妇	130	50～65	<10
乳母	160	50～65	<10

注：a为AI值，单位为克（g）。

第2部分 中国居民膳食常量元素参考摄入量

单位：mg/d

年龄（岁）/生理状况	钙			磷			镁		钾	钠	氯
	EAR	RNI	UL	EAR	RNI	UL	EAR	RNI	AI	AI	AI
0～	—	200[a]	1000	—	100[a]	—	—	20[a]	350	170	—
0.5～	—	250[a]	1500	—	180[a]	—	—	65[a]	550	350	550
1～	500	600	1500	250	300	—	110	140	900	700	1100
4～	650	800	2000	290	350	—	130	160	1200	900	1400
7～	800	1000	2000	400	470	—	180	220	1500	1200	1900
11～	1000	1200	2000	540	640	—	250	300	1900	1400	2200
14～	800	1000	2000	590	710	—	270	320	2200	1600	2500
18～	650	800	2000	600	720	3500	280	330	2000	1500	2300
50～	800	1000	2000	600	720	3500	280	330	2000	1400	2200
65～	800	1000	2000	590	700	3000	270	320	2000	1400	2200
80～	800	1000	2000	560	670	3000	260	310	2000	1300	2000
孕妇（1～12周）	650	800	2000	600	720	3500	310	370	2000	1500	2300
孕妇（13～27周）	810	1000	2000	600	720	3500	310	370	2000	1500	2300
孕妇（≥28周）	810	1000	2000	600	720	3500	310	370	2000	1500	2300
乳母	810	1000	2000	600	720	3500	280	330	2400	1500	2300

注1："—"表示未制定。

注2：a为AI值。

第3部分　中国居民膳食微量元素参考摄入量

年龄（岁）/生理状况	铁（mg/d）			碘（μg/d）			锌（mg/d）			硒（μg/d）			铜（mg/d）			钼（μg/d）			铬（μg/d）
	EAR	RNI	UL	EAR	RNI	UL	EAR	RNI	UL	EAR	RNI	UL	EAR	RNI	UL	EAR	RNI	UL	AI
0～	—	0. 3[a]	—	—	85[a]	—	—	2[a]	—	—	15[a]	55	—	0. 3[a]	—	—	2[a]	—	0. 2
0. 5～	7	10	—	—	115[a]	—	2. 8	3. 5	—	—8	20[a]	80	—	0. 3[a]	—	—	15[a]	—	4. 0
1～	6	9	25	65	90	—	3. 2	4. 0	8	20	25	100	0. 25	0. 3	2. 0	35	40	200	15
4～	7	10	30	65	90	200	4. 6	5. 5	12	25	30	150	0. 30	0. 4	3. 0	40	50	300	20
7～	10	13	35	65	90	300	5. 9	7. 0	19	35	40	200	0. 40	0. 5	4. 0	55	65	450	25
11～（男）	11	15	40	75	110	400	8. 2	10. 0	28	45	55	300	0. 55	0. 7	6. 0	75	90	650	30
11～（女）	14	18					7. 6	9. 0											35
14～（男）	12	16	40	85	120	500	9. 7	12. 0	35	50	60	350	0. 60	0. 8	7. 0	85	100	800	30
14～（女）	14	18					6. 9	8. 5											
18～（男）	9	12	42	85	120	600	10. 4	12. 5	40	50	60	400	0. 60	0. 8	8. 0	85	100	900	30
18～（女）	15	20					6. 1	7. 5											
50～（男）	9	12	42	85	120	600	10. 4	12. 5	40	50	60	400	0. 60	0. 8	8. 0	85	100	900	30
50～（女）							6. 1	7. 5											
孕妇（1～12周）	15	20	42																31
孕妇（13～27周）	19	24	42	160	230	600	7. 8	9. 5	40	54	65	400	0. 7	0. 9	8. 0	92	110	900	34
孕妇（≥28周）	22	29	42																36
乳母	18	24	42	170	240	600	9. 9	12	40	65	78	400	1. 1	1. 4	8. 0	88	103	900	37

注1："—"表示未制定。

注2：a为AI值。

第4部分　中国居民膳食脂溶性维生素参考摄入量

年龄（岁）/生理状况	维生素A（μgRAE/d）					维生素D（μg/d）			维生素E mgα－TE/d		维生素K（μg/d）
	EAR		RNI		UL	EAR	RM	UL	AI	UL	AI
	男	女	男	女							
0～	—		300[a]		600	—	10[a]	20	3	—	2
0. 5～	—		350[a]		600	—	10[a]	20	4	—	10
1～	220		310		700	8	10	20	6	150	30
4～	260		360		900	8	10	30	7	200	40
7～	360		500		1500	8	10	45	9	350	50
11～	480	450	670	630	2100	8	10	50	13	500	70
14～	590	450	820	630	2700	8	10	50	14	600	75
18～	560	480	800	700	3000	8	10	50	14	700	80
50～	560	480	800	700	3000	8	10	50	14	700	80
65～	560	480	800	700	3000	8	15	50	14	700	80
80～	560	480	800	700	3000	8	15	50	14	700	80
孕妇（1～12周）		480		700	3000	8	10	50	14	700	80
孕妇（13～27周）		530		770	3000	8	10	50	14	700	80
孕妇（≥28周）		530		770	3000	8	10	50	14	700	80
乳母		880		1300	3000	8	10	50	17	700	85

注1："—"表示未制定。

注2：a为AI值。

第5部分　中国居民膳食水溶性维生素参考摄入量

年龄（岁）/生理状况	维生素 B_1 EAR (mg/d) 男	维生素 B_1 EAR (mg/d) 女	维生素 B_1 AI (mg/d)	维生素 B_1 RNI (mg/d) 男	维生素 B_1 RNI (mg/d) 女	维生素 B_2 EAR (mg/d) 男	维生素 B_2 EAR (mg/d) 女	维生素 B_2 AI (mg/d)	维生素 B_2 RNI (mg/d) 男	维生素 B_2 RNI (mg/d) 女	维生素 B_6 EAR (mg/d)	维生素 B_6 AI (mg/d)	维生素 B_6 RNI (mg/d)	维生素 B_6 UL (mg/d)
0 ~	—	—	0.1	—	—	—	—	0.4	—	—	—	0.2	—	—
0.5 ~	—	—	0.3	—	—	—	—	0.5	—	—	—	0.4	—	—
1 ~	0.5	0.5	—	0.6	0.6	0.5	0.5	—	0.6	0.6	0.5	—	0.6	20
4 ~	0.6	0.6	—	0.8	0.8	0.6	0.6	—	0.7	0.7	0.6	—	0.7	25
7 ~	0.8	0.8	—	1.0	1.0	0.8	0.8	—	1.0	1.0	0.8	—	1.0	35
11 ~	1.1	1.0	—	1.3	1.1	1.1	0.9	—	1.3	1.1	1.1	—	1.3	45
14 ~	1.3	1.1	—	1.6	1.3	1.3	1.0	—	1.5	1.2	1.2	—	1.4	55
18 ~	1.2	1.0	—	1.4	1.2	1.2	1.0	—	1.4	1.2	1.2	—	1.4	60
50 ~	1.2	1.0	—	1.4	1.2	1.2	1.0	—	1.4	1.2	1.3	—	1.6	60
65 ~	1.2	1.0	—	1.4	1.2	1.2	1.0	—	1.4	1.2	1.3	—	1.6	60
80 ~	1.2	1.0	—	1.4	1.2	1.2	1.0	—	1.4	1.2	1.3	—	1.6	60
孕妇（1 ~ 12 周）		1.0	—		1.2		1.0	—		1.2	1.9	—	2.2	60
孕妇（13 ~ 27 周）		1.1	—		1.4		1.1	—		1.4	1.9	—	2.2	60
孕妇（≥28 周）		1.2	—		1.5		1.2	—		1.5	1.9	—	2.2	60
乳母		1.2	—		1.5		1.2	—		1.5	1.4	—	1.7	60

注 1："—"表示未制定。

注 2：有些维生素未制定 UL，主要原因是研究资料不充分，并不表示过量摄入没有健康风险。

第5部分续表1

年龄（岁）/生理状况	维生素 B_{12} EAR μg/d	维生素 B_{12} AI μg/d	维生素 B_{12} RNI μg/d	泛酸 AI mg/d	叶酸 EAR μg DFE/d	叶酸 AI pμg DFE/d	叶酸 RNI μg DFE/d	叶酸 UL μg DFE/d	烟酸 EAR mgNE/d 男	烟酸 EAR mgNE/d 女	烟酸 AI mg NE/d	烟酸 RNI mgNE/d 男	烟酸 RNI mgNE/d 女	烟酸 UL mg NE/d	烟酰胺 UL mg/d
0 ~	—	0.3		1.7	—	65	—	—	—	—	2	—	—	—	—
0.5 ~	—	0.6		1.9	—	100	—	—	—	—	3	—	—	—	—
1 ~	0.8	—	1.0	2.1	130	—	160	300	5	5	—	6	6	10	100
4 ~	1.0	—	1.2	2.5	150	—	190	400	7	6	—	8	8	15	130
7 ~	1.3	—	1.6	3.5	210	—	250	600	9	8	—	11	10	20	180
11 ~	1.8	—	2.1	4.5	290	—	350	800	11	10	—	14	12	25	240
14 ~	2.0	—	2.4	5.0	320	—	400	900	14	11	—	16	13	30	280
18 ~	2.0	—	2.4	5.0	320	—	400	1000	12	10	—	15	12	35	310
50 ~	2.0	—	2.4	5.0	320	—	400	1000	12	10	—	14	12	35	310
65 ~	2.0	—	2.4	5.0	320	—	400	1000	11	9	—	14	11	35	300

续表

年龄（岁）/生理状况	维生素 B_{12}			泛酸	叶酸				烟酸						烟酰胺
	EAR μg/d	AI μg/d	RNI μg/d	AI mg/d	EAR μg DFE/d	AI pμg DFE/d	RNI μg DFE/d	UL μg DFE/d	EAR mgNE/d 男	EAR mgNE/d 女	AI mg NE/d	RNI mgNE/d 男	RNI mgNE/d 女	UL mg NE/d	UL mg/d
80～	2.0	—	2.4	5.0	320	—	400	1000	11	8	—	13	10	30	280
孕妇（1～12周）	2.4	—	2.9	6.0	520	—	600	1000		10	—		12	35	310
孕妇（13～27周）	2.4	—	2.9	6.0	520	—	600	1000		10	—		12	35	310
孕妇（≥28周）	2.4	—	2.9	6.0	520	—	600	1000		10	—		12	35	310
乳母	2.6	—	3.2	7.0	450	—	550	1000		12	—		15	35	310

注1：“—”表示未制定。
注2：有些维生素未制定UL，主要原因是研究资料不充分，并不表示过量摄入没有健康风险。

第5部分续表2

年龄（岁）/生理状况	胆碱			生物素	维生素C			
	AI（mg/d）男	AI（mg/d）女	UL（mg/d）	AI（mg/d）	EAR（mg/d）	AI（mg/d）	RNI（mg/d）	UL（mg/d）
0～	120	120	—	5	—	40	—	—
0.5～	150	150	—	9	—	40	—	—
1～	200	200	1000	17	35	—	40	400
4～	250	250	1000	20	40	—	50	600
7～	300	300	1500	25	55	—	65	1000
11～	400	400	2000	35	75	—	90	1400
14～	500	400	2500	40	85	—	100	1800
18～	500	400	3000	40	85	—	100	2000
50～	500	400	3000	40	85	—	100	2000
65～	500	400	3000	40	85	—	100	2000
80～	500	400	3000	40	85	—	100	2000
孕妇（1～12周）		420	3000	40	85	—	100	2000
孕妇（13～27周）		420	3000	40	95	—	115	2000
孕妇（≥28周）		420	3000	40	95	—	115	2000
乳母		520	3000	50	125	—	150	2000

注1：“—”表示未制定。
注2：有些维生素未制定UL，主要原因是研究资料不充分，并不表示过量摄入没有健康风险。

附录 2　常见食物主要营养成分含量表（以 100g 可食部计）

食物名称	食部/%	能量/kcal	能量/kJ	蛋白质/g	脂肪/g	碳水化合物/g	不溶性纤维/g	胆固醇/mg	总维生素A/μgRE	维生素B_1/mg	维生素B_2/mg	烟酸/mg	维生素C/mg	总维生素E/mg	钙/mg	磷/mg	钾/mg	钠/mg	铁/mg	锌/mg	硒/mg
谷类及制品																					
小麦	100	339	1416	11.9	1.3	75.2	10.8	—	—	0.4	0.1	4.0	—	1.82	34	325	289	6.8	5.1	2.33	4.05
小麦粉（标准粉）	100	349	1458	11.2	1.5	73.6	2.1	—	—	0.28	0.08	2.0	—	1.8	31	188	190	3.1	3.5	1.64	5.36
小麦粉（富强粉，特一）	100	351	1467	10.3	1.1	75.2	0.6	—	—	0.17	0.06	2.0		0.73	27	114	128	2.7	2.7	0.97	6.88
挂面（标准粉）	100	348	1454	10.3	0.6	75.6	0.7	—	—	0.19	0.04	2.5	—	1.11	14	153	157	150	3.5	1.22	9.90
花卷	100	214	895	6.4	1.0	45.6	1.5	—	—	Tr	0.02	1.1	—	—	19	72	83	95	0.4	…	6.17
馒头（标准粉）	100	236	989	7.8	1.0	49.8	1.5	—	—	0.05	0.07	—	—	0.86	18	136	129	165.2	1.9	1.01	9.70
油条	100	388	1624	6.9	17.5	51	0.9	—	—	0.01	0.07	0.7	—	3.19	6	77	227	585.2	1	0.75	8.60
粳米（标一）	100	345	1442	7.7	0.6	77.4	0.6	—	—	0.16	0.08	1.3	—	1.01	11	121	97	2.4	1.1	1.45	2.50
籼米（标一）	100	348	1454	7.7	0.7	77.9	0.6	—	—	0.15	0.06	21	—	0.43	7	146	89	2.7	1.3	1.46	3.80
黑米	100	341	1427	9.4	2.5	72.2	3.9	—	—	0.33	0.13	7.9	—	0.22	12	356	256	7.1	1.6	3.80	3.20
粳糯米	100	344	1440	7.9	0.8	76.7	0.8	—	—	0.20	0.05	1.7	—	0.08	21	94	125	2.8	1.9	1.77	3.30
粳米饭（蒸）	100	118	492	2.6	0.3	26.2	0.3	—	—	…	0.03	2.0	—	—	7	62	39	3.3	2.2	1.36	0.40
籼米饭（蒸）	100	115	481	2.5	0.2	26	0.4	—	—	0.02	0.03	1.7	—	—	6	—	21	1.7	0.3	0.47	…
玉米（鲜）	46	112	469	4.0	1.2	22.8	2.9	—	—	0.16	0.11	1.8	16	0.46	—	117	238	1.1	1.1	0.90	1.63
玉米（黄，干）	100	348	1457	8.7	3.8	73	6.4	—	17	0.21	0.13	2.5	—	3.89	14	218	300	3.3	2.4	1.70	3.52
青稞	100	342	1432	8.1	1.5	75	1.8	—	—	0.34	0.11	6.7	—	0.96	113	405	644	77	40.7	2.38	4.60
小米	100	361	1511	9.0	3.1	75.1	1.6	—	17	0.33	0.10	1.5	—	3.63	41	229	284	4.3	5.1	1.87	4.74
荞麦	100	337	1410	9.3	2.3	73	6.5	—	3	0.28	0.16	2.2	—	4.40	47	297	401	4.7	6.2	3.62	2.45
薏米[薏仁米，苡米]	100	361	1512	12.8	3.3	71.1	2	—	—	0.22	0.15	2	—	2.08	42	217	238	3.6	3.6	1.68	3.07

续表

食物名称	食部/%	能量/kcal	能量/kJ	蛋白质/g	脂肪/g	碳水化合物/g	不溶性纤维/g	胆固醇/mg	总维生素A/μgRE	维生素B_1/mg	维生素B_2/mg	烟酸/mg	维生素C/mg	总维生素E/mg	钙/mg	磷/mg	钾/mg	钠/mg	铁/mg	锌/mg	硒/mg
薯类、淀粉及制品																					
马铃薯	94	76	318	2	0.2	16.5	0.7	—	5	0.08	0.04	1.1	27	0.34	8	40	343	2.7	0.8	0.37	0.78
甘薯(白心)[红皮山芋]	86	106	444	1.4	0.2	25.2	1	—	37	0.07	0.04	0.6	24	0.43	24	46	174	58.2	0.8	0.22	0.63
甘薯(红心)[山芋,红薯]	90	99	414	1.1	0.2	23.1	1.6	—	125	0.04	0.04	0.6	26	0.28	23	39	130	28.5	0.5	0.15	0.48
甘薯粉[地瓜粉]	100	336	1406	2.7	0.2	80.9	0.1	—	3	0.03	0.05	0.2	…	—	33	12	66	26.4	10	0.29	2.62
藕粉	100	372	1556	0.2	—	92.9	0.1	—	—	—	0.01	0.4	—	—	8	9	35	10.8	17.9	0.15	2.10
魔芋精粉[鬼芋粉,南星粉]	100	37	155	4.6	0.1	4.4	74.4	—	—	Tr	0.1	0.4	—	—	45	272	299	49.9	1.6	2.05	0.15
藕粉	100	372	1556	0.2	—	92.9	0.1	—	—	—	0.01	0.4	—	—	8	9	35	10.8	17.9	0.15	2.10
粉条	100	337	1410	0.5	0.1	83.6	0.6	—	—	0.01	—	0.1	—	—	35	23	18	9.6	5.2	0.83	2.18
干豆类及制品																					
黄豆[大豆]	100	390	1631	35.0	16.0	34.2	15.5	—	37	0.41	0.20	2.1	—	18.9	191	465	1503	2.2	8.2	3.34	6.16
黑豆[黑大豆]	100	401	1678	36.0	15.9	33.6	10.2	—	5	0.20	0.33	2.2	—	17.36	224	500	1377	3	7	4.18	6.79
青豆[青大豆]	100	398	1667	34.5	16.0	35.4	12.6	—	132	0.41	0.18	3	—	10.09	200	395	718	1.8	8.4	3.18	5.62
豆腐(北)	100	99	414	12.2	4.8	2.0	0.5	—	5	0.05	0.03	0.3	—	6.70	138	158	106	7.3	2.5	0.63	1.55
豆腐(南)[南豆腐]	100	57	240	6.2	2.5	2.6	0.2	—	—	0.02	0.04	1	—	3.62	116	90	154	3.1	1.5	0.59	2.62
豆腐(内酯)	100	50	207	5.0	1.9	3.3	0.4	—	—	0.06	0.03	0.3	—	3.26	17	57	95	6.4	0.8	0.55	0.81
豆腐脑[老豆腐]	100	15	62	1.9	0.8	0	—	—	—	0.04	0.02	0.4	—	10.46	18	5	107	2.8	0.9	0.49	Tr
豆浆	100	16	66	1.8	0.7	1.1	1.1	—	15	0.02	0.02	0.1	—	0.08	10	30	48	3	0.5	0.24	0.14
豆奶[豆乳]	100	30	127	2.4	1.5	1.8	…	—	—	0.02	0.06	0.3	—	4.5	23	35	92	3.2	0.6	0.24	0.73
豆腐皮	100	410	1715	44.6	17.4	18.8	0.2	—	—	0.31	0.11	1.5	—	20.63	13.56	116	318	9.4	13.9	3.81	2.26

续表

食物名称	食部/%	能量/kcal	能量/kJ	蛋白质/g	脂肪/g	碳水化合物/g	不溶性纤维/g	胆固醇/mg	总维生素A/μgRE	维生素 B_1/mg	维生素 B_2/mg	烟酸/mg	维生素C/mg	总维生素E/mg	钙/mg	磷/mg	钾/mg	钠/mg	铁/mg	锌/mg	硒/mg
腐竹	100	461	1928	44.6	21.7	22.3	1	—	—	0.13	0.07	0.8	—	27.84	77	284	553	26.5	16.5	3.69	6.65
千张[百页]	100	262	1096	24.5	16.0	5.5	1	—	5	0.04	0.05	0.2	—	23.38	313	309	94	20.6	6.4	2.52	1.75
豆腐干(菜干)	100	137	573	13.4	7.1	5	0.3	—	—	0.01	0.01	0.3	—	0.62	179	79	70	633.6	3	1.39	0.50
豆腐干(臭干)	100	99	416	10.2	4.6	4.5	0.4	—	—	0.02	0.11	0.1	—	—	720	166	136	33.8	4.2	0.98	3.34
豆腐干(酱油干)	100	157	656	14.9	9.1	4	0.3	—	—	0.02	0.03	—	—	16.41	413	188	130	90.3	5.9	1.18	—
豆腐干(卤干)	100	339	1417	14.5	16.7	33.4	1.6	—	—	0.03	0.14	0.2	—	—	731	162	134	40.9	3.9	3.61	—
豆腐干(蒲包干)	100	135	566	12.1	5.7	8.9	…	—	—	0.02	0.01	—	—	14.09	134	57	236	633.1	9.1	1.73	—
豆腐干(香干)	100	152	637	15.8	7.8	5.1	0.8	—	7	0.04	0.03	0.3	—	15.85	299	219	99	234.1	5.7	1.59	3.15
豆腐干(小香干)	100	174	729	17.9	9.1	5.4	0.4	—	—	0.03	0.07	…	—	7.39	1019	177	141	372.3	23.3	2.55	23.60
豆腐干(熏干)	100	154	643	15.8	6.2	8.8	0.3	—	2	0.03	0.01	1	—	7.03	173	109	136	232.7	3.9	1.8	8.90
豆肝尖	100	203	849	17.2	12	9.4	5.7	—	—	0.01	0.06	0.1	—	37.58	5	209	24	614.5	7.4	1.9	3.19
素大肠	100	155	648	18.1	3.5	13	1	—	—	0.02	0.02	0.1	—		445	249	179	144.7	3.8	4.03	—
素火腿	100	213	890	19.1	13.2	4.8	0.9	—	—	0.01	0.03	0.1	—	25.99	8	115	24	675.9	7.3	1.96	3.18
素鸡	100	194	810	16.5	12.5	4.2	0.9	—	10	0.02	0.03	0.4	—	17.8	319	180	42	373.8	5.3	1.74	6.73
素鸡丝卷	100	197	826	11.2	13.7	10.1	5.6	—	5	0.03	0.04	0.5	—	27.72	103	261	56	—	6	1.52	2.29
素什锦	100	177	741	14	10.2	8.3	2	—	—	0.07	0.04	0.5	—	9.51	174	186	143	475.1	6	1.25	2.80
炸素虾	100	582	2434	27.6	44.4	19.3	2.7	—	—	0.04	0.02	1.6	—	50.79	251	245	211	1440	6.3	2.49	4.30
烤麸	100	121	507	20.4	0.3	9.3	0.2	—	—	0.04	0.05	1.2	—	0.42	30	72	25	230	2.7	1.19	—
绿豆	100	329	1376	21.6	0.8	62	6.4	—	22	0.25	0.11	2	—	10.95	81	337	787	3.2	6.5	2.18	4.28
赤小豆[小豆,红小豆]	100	324	1357	20.2	0.6	63.4	7.7	—	13	0.16	0.11	2	—	14.36	74	305	860	2.2	7.4	2.2	3.80
小豆粥	100	62	259	1.2	0.4	13.7	0.6	—	—	…	0.05	0.2	—	0.19	13	14	45	2.3	0.6	0.33	0.50
豆沙	100	247	1031	5.5	1.9	52.7	1.7	—	—	0.03	…	0.3	—	4.37	42	68	139	23.5	8	0.32	0.89

续表

食物名称	食部/%	能量/kcal	能量/kJ	蛋白质/g	脂肪/g	碳水化合物/g	不溶性纤维/g	胆固醇/mg	总维生素A/μgRE	维生素B_1/mg	维生素B_2/mg	烟酸/mg	维生素C/mg	总维生素E/mg	钙/mg	磷/mg	钾/mg	钠/mg	铁/mg	锌/mg	硒/mg
红豆馅	100	256	1072	4.8	3.6	55.1	7.9	—	—	0.04	0.05	1.7	—	9.17	2	89	226	3.3	1	0.89	0.71
蚕豆	100	338	1414	21.6	1	61.5	1.7	—	—	0.09	0.13	1.9	2	1.6	31	418	1117	86	8.2	3.42	1.30
扁豆	100	339	1420	25.3	0.4	61.9	6.5	—	5	0.26	0.45	2.6	—	1.86	137	218	439	2.3	19.2	1.9	32.00
扁豆(白)	100	283	1185	19	1.3	55.6	13.4	—	—	0.33	0.11	1.2	—	0.89	68	340	1070	1	4	1.93	1.17
眉豆[饭豇豆]	100	334	1395	18.6	1.1	65.6	6.6	—	—	0.15	0.18	2.1	—	12.29	60	310	525	86.5	5.5	4.7	2.89
豇豆	100	336	1407	19.3	1.2	65.6	7.1	—	10	0.16	0.08	1.9	—	8.61	40	344	737	6.8	7.1	3.04	5.74
豇豆(紫)	100	329	1375	18.9	0.4	65.8	6.9	—	3	0.22	0.09	2.4	—	11.42	67	345	500	4	7.9	1.61	1.52
豌豆	100	334	1395	20.3	1.1	65.8	10.4	—	42	0.49	0.14	2.4	—	8.47	97	259	823	9.7	4.9	2.35	1.69
豌豆(花)	100	336	1406	21.6	1	63.6	6.9	—	40	0.68	0.22	2.4	—	9.63	106	218	736	3.2	4.4	2.47	9.72
蔬菜类及制品																					
白萝卜[莱菔]	95	23	94	0.9	0.1	5	1	—	3	0.02	0.03	0.3	21	0.92	36	26	173	61.8	0.5	0.3	0.61
胡萝卜(红)[金笋,丁香萝卜]	96	39	162	1	0.2	4.9	0.8	—	688	0.04	0.03	0.6	13	0.41	32	27	190	71.4	1	0.23	0.63
胡萝卜(黄)	97	46	191	1.4	0.2	10.2	1.3	—	668	0.04	0.04	0.2	16	—	32	16	193	25.1	0.5	0.14	2.80
芥菜头[大头菜,水芥]	83	36	151	1.9	0.2	7.4	1.4	—	—	0.06	0.02	0.6	34	0.2	65	36	243	65.6	0.8	0.39	0.95
苤蓝[玉蔓菁,球茎甘蓝]	78	32	136	1.3	0.2	7	1.3	—	3	0.04	0.02	0.5	41	0.13	25	46	190	29.8	0.3	0.17	0.16
扁豆[月亮菜]	91	41	172	2.7	0.2	8.2	2.1	—	25	0.04	0.07	0.9	13	0.24	38	54	178	3.8	1.9	0.72	0.94
蚕豆	31	111	463	8.8	0.4	19.5	3.1	—	52	0.37	0.1	1.5	16	0.83	16	200	391	4	3.5	1.37	2.02
刀豆	92	40	165	3.1	0.3	7	1.8	—	37	0.05	0.07	1	15	0.4	49	57	209	8.5	4.6	0.84	0.88
豆角	96	34	144	2.5	0.2	6.7	2.1	—	33	0.05	0.07	0.9	18	2.24	29	55	207	3.4	1.5	0.54	2.16
豆角(白)	97	35	146	2.2	0.2	7.4	2.6	—	97	0.06	0.04	0.9	39	2.38	26	40	192	9.5	0.8	0.6	1.60
荷兰豆	88	30	123	2.5	0.3	4.9	1.4	—	80	0.09	0.04	0.7	16	0.3	51	19	116	8.8	0.9	0.5	0.42

续表

食物名称	食部/%	能量/kcal	能量/kJ	蛋白质/g	脂肪/g	碳水化合物/g	不溶性纤维/g	胆固醇/mg	总维生素A/μgRE	维生素B_1/mg	维生素B_2/mg	烟酸/mg	维生素C/mg	总维生素E/mg	钙/mg	磷/mg	钾/mg	钠/mg	铁/mg	锌/mg	硒/mg
龙豆	98	36	149	3.7	0.5	5	1.9	—	87	0.04	0.06	1	11	0.77	147	54	142	4.1	1.3	0.46	4.06
龙牙豆[玉豆]	93	19	80	2.6	0.2	2.4	1.3	—	87	0.01	0.54	0.8	12	—	30	38	200	1.8	0.8	0.47	5.60
毛豆[青豆,菜用大豆]	53	131	550	13.1	5	10.5	4	—	22	0.15	0.07	1.4	27	2.44	135	188	478	3.9	3.5	1.73	2.48
四季豆[菜豆]	96	31	131	2	0.4	5.7	1.5	—	35	0.04	0.07	0.4	6	1.24	42	51	123	8.6	1.5	0.23	0.43
豌豆(带荚)[回回豆]	42	111	465	7.4	0.3	21.2	3	—	37	0.43	0.09	2.3	14	1.21	21	127	332	1.2	1.7	1.29	1.74
豌豆尖	100	225	943	3.1	Tr	53.9	1.3	—	452	0.07	0.23	Tr	11	0.22	17	65	160	3.2	5.1	0.93	1.94
油豆角[多花菜豆]	99	25	103	2.4	0.3	3.9	1.6	—	27	0.07	0.08	1.4	11	2.39	69	56	240	3.3	1.9	0.38	1.10
垅船豆	82	36	151	2	0.4	6.8	1.3	—	13	0.04	0.02	0.3	13	—	37	—	192	0.9	1.3	0.22	—
芸豆	96	30	123	0.8	0.1	7.4	2.1	—	40	0.33	0.06	0.8	9	0.07	88	37	112	4	1	1.04	0.23
豇豆	97	33	139	2.9	0.3	5.9	2.3	—	42	0.07	0.09	1.4	19	4.39	27	63	112	2.2	0.5	0.54	0.74
豇豆(长)	98	32	135	2.7	0.2	5.8	1.8	—	20	0.07	0.07	0.8	18	0.65	42	50	145	4.6	1	0.94	1.40
发芽豆	83	131	548	12.4	0.7	19.4	1.3	—	—	0.3	0.17	2.3	4	2.8	41	134	179	3.9	5	0.72	0.73
黄豆芽	100	47	198	4.5	1.6	4.5	1.5	—	5	0.04	0.07	0.6	8	0.8	21	74	160	7.2	0.9	0.54	0.96
绿豆芽	100	19	81	2.1	0.1	2.9	0.8	—	3	0.05	0.06	0.5	6	0.19	9	37	68	4.4	0.6	0.35	0.50
豌豆苗	86	38	158	4	0.3	4.6	1.9	—	445	0.05	0.11	1.1	67	2.46	40	67	222	18.5	4.2	0.77	1.09
茄子($\bar{x}$)	93	23	97	1.1	0.2	4.9	1.3	—	8	0.02	0.04	0.6	5	1.13	24	23	142	5.4	0.5	0.23	0.48
茄子(绿皮)	90	28	116	1	0.5	5.2	1.2	—	0	0.02	0.2	0.6	7	0.55	12	26	162	6.8	0.1	0.24	0.64
茄子(圆)	95	32	132	1.6	0.2	6.7	1.7	—	Tr	0.03	0.03	Tr	1	0.88	5	19	112	3.2	1.8	0.29	0.48
茄子(紫皮,长)	96	23	95	1	0.1	5.4	1.9	—	30	0.03	0.03	0.6	7	0.2	55	28	136	6.4	0.4	0.16	0.57
番茄[西红柿]	97	20	85	0.9	0.2	4	0.5	—	92	0.03	0.03	0.6	19	0.57	10	23	163	5	0.4	0.13	0.15
辣椒(尖,青)	84	27	114	1.4	0.3	5.8	2.1	—	57	0.03	0.04	0.5	62	0.88	15	3	209	2.2	0.7	0.22	0.62
甜椒[灯笼椒,柿子椒]	82	25	103	1	0.2	5.4	1.4	—	57	0.03	0.03	9	72	0.59	14	2	142	3.3	0.8	0.19	0.33

续表

食物名称	食部/%	能量/kcal	能量/kJ	蛋白质/g	脂肪/g	碳水化合物/g	不溶性纤维/g	胆固醇/mg	总维生素A/μgRE	维生素B_1/mg	维生素B_2/mg	烟酸/mg	维生素C/mg	总维生素E/mg	钙/mg	磷/mg	钾/mg	钠/mg	铁/mg	锌/mg	硒/mg
白瓜	83	12	51	0.9	—	2.6	0.9	—	—	0.02	0.04	0.1	16	0.2	6	11	70	1	0.1	0.04	1.10
冬瓜	80	12	52	0.4	0.2	2.6	0.7	—	13	0.01	0.01	0.3	18	0.08	19	12	78	1.8	0.2	0.07	0.22
黄瓜[胡瓜]	92	16	65	0.8	0.2	2.9	0.5	—	15	0.02	0.03	—	12	—	4	19	190	26.7	—	0.13	1.10
苦瓜[凉瓜,癞瓜]	81	22	91	1	0.1	4.9	1.4	—	17	0.03	0.03	0.4	56	0.85	14	35	256	2.5	0.7	0.36	0.36
南瓜[倭瓜,番瓜]	85	23	97	0.7	0.1	5.3	0.8	—	148	0.03	0.04	0.4	8	0.36	16	24	145	0.8	0.4	0.14	0.46
丝瓜	83	21	90	1	0.2	4.2	0.6	—	15	0.02	0.04	0.4	5	0.22	14	29	115	2.6	0.4	0.21	0.86
西葫芦	73	19	79	0.8	0.2	3.8	0.6	—	5	0.01	0.03	0.2	6	0.34	15	17	92	5	0.3	0.12	0.28
大蒜头(蒜头)	85	128	536	4.5	0.2	27.6	1.1	—	5	0.04	0.06	0.6	7	1.07	39	117	302	19.6	1.2	0.88	3.09
青蒜	84	34	141	2.4	0.3	6.2	1.7	—	98	0.06	0.04	0.6	16	0.8	24	25	168	9.3	0.8	0.23	1.27
蒜苗	82	40	169	2.1	0.4	8	1.8	—	47	0.11	0.08	0.5	35	0.81	29	44	226	5.1	1.4	0.46	1.24
大葱	82	33	138	1.7	0.3	6.5	1.3	—	10	0.03	0.05	0.5	17	0.3	29	38	144	4.8	0.7	0.4	0.67
小葱	73	27	112	1.6	0.4	4.9	1.4	—	140	0.05	0.06	0.4	21	0.49	72	26	143	10.4	1.3	0.35	1.06
葱头(洋葱)	90	40	169	1.1	0.2	9	0.9	—	3	0.03	0.03	0.3	8	0.14	24	39	147	4.4	0.6	0.23	0.92
韭菜	90	29	120	2.4	0.4	4.6	1.4	—	235	0.02	0.09	0.8	24	0.96	42	38	247	8.1	1.6	0.43	1.38
嫩茎、叶、花菜类																					
白菜(白梗)[黄芽白]	92	22	93	1.7	0.2	3.7	0.6	—	42	0.06	0.07	0.8	47	0.92	69	30	130	89.3	0.5	0.21	0.33
大白菜(青白口)	83	17	70	1.4	0.1	3	0.9	—	13	0.03	0.04	0.4	28	0.36	35	28	90	48.4	0.6	0.16	0.39
小白菜	81	17	72	1.5	0.3	2.7	1.1	—	280	0.02	0.09	0.7	28	0.7	90	36	178	73.5	1.9	0.51	1.17
白菜薹[菜薹,菜心]	84	28	118	2.8	0.5	4	1.7	—	160	0.05	0.08	1.2	44	0.52	96	54	236	26	2.8	0.87	6.68
红菜薹[紫菜薹]	52	43	180	2.9	2.5	2.7	0.9	—	13	0.05	0.04	0.9	57	0.51	26	60	221	1.5	2.5	0.9	8.43
瓢儿白[瓢儿菜]	79	18	76	1.7	0.2	3.2	1.6	—	200	…	0.03	0.5	10	—	59	36	245	56.9	1.8	0.54	3.40
油菜	87	25	103	1.8	0.5	3.8	1.1	—	103	0.04	0.11	0.7	36	0.88	108	39	210	55.8	1.2	0.33	0.79

续表

食物名称	食部/%	能量/kcal	能量/kJ	蛋白质/g	脂肪/g	碳水化合物/g	不溶性纤维/g	胆固醇/mg	总维生素A/μgRE	维生素B_1/mg	维生素B_2/mg	烟酸/mg	维生素C/mg	总维生素E/mg	钙/mg	磷/mg	钾/mg	钠/mg	铁/mg	锌/mg	硒/mg
甘蓝[圆白菜,卷心菜]	86	24	101	1.5	0.2	4.6	1	—	12	0.03	0.03	0.4	40	0.5	49	26	124	27.2	0.6	0.25	0.96
菜花(花椰菜)	82	26	110	2.1	0.2	4.6	1.2	—	5	0.03	0.08	0.6	61	0.43	23	47	200	31.6	1.1	0.38	0.73
西兰花[绿菜花]	83	36	150	4.1	0.6	4.3	1.6	—	1202	0.09	0.13	0.9	51	0.91	67	72	17	18.8	1	0.78	0.70
菠菜	89	28	116	2.6	0.3	4.5	1.7	—	487	0.04	0.11	0.6	32	1.74	66	47	311	85.2	2.9	0.85	0.97
冬寒菜[冬苋菜,冬葵]	58	34	144	3.9	0.4	4.9	2.2	—	1158	0.15	0.05	0.6	20	—	82	56	280	14	2.4	1.37	2.41
芹菜(白茎)[旱芹,药芹]	66	17	71	0.8	0.1	3.9	1.4	—	10	0.01	0.08	0.4	12	2.21	48	50	154	73.8	0.8	0.46	0.47
芹菜茎	67	22	93	1.2	0.2	4.5	1.2	—	57	0.02	0.06	0.4	8	1.32	80	38	206	159	1.2	0.24	0.57
芹菜叶	100	35	146	2.6	0.6	5.9	2.2	—	488	0.08	0.15	0.9	22	2.5	40	64	137	83	0.6	1.14	2.00
生菜(牛俐)[油麦菜]	81	16	69	1.4	0.4	2.1	0.6	—	60	Tr	0.1	0.2	20	—	70	31	100	80	1.2	0.43	1.55
生菜(叶用莴苣)	94	15	61	1.3	0.3	2	0.7	—	298	0.03	0.06	0.4	13	1.02	34	27	170	32.8	0.9	0.27	1.15
苋菜(紫)[红苋]	73	35	146	2.8	0.4	5.9	1.8	—	248	0.03	0.1	0.6	47	1.54	178	63	340	42.3	2.9	0.70	0.09
茼蒿[蓬蒿菜,艾菜]	82	24	98	1.9	0.3	3.9	1.2	—	252	0.04	0.09	0.6	18	0.92	73	36	220	161.3	2.5	0.35	0.60
莴笋叶(莴苣叶)	89	20	83	1.4	0.2	3.6	1	—	147	0.06	0.1	0.4	13	0.58	34	26	148	39.1	1.5	0.51	0.78
蕹菜[空心菜,藤藤菜]	76	23	97	2.2	0.3	3.6	1.4	—	253	0.03	0.08	0.8	25	1.09	99	38	243	94.3	2.3	0.39	1.20
春笋	66	25	106	2.4	0.1	5.1	2.8	—	5	0.05	0.04	0.4	5	—	8	36	300	6	2.4	0.43	0.66
金针菜(黄花菜)	98	214	897	19.4	1.4	34.9	7.7	—	307	0.05	0.21	3.1	10	4.92	301	216	610	59.2	8.1	3.99	4.22
芦笋[石刁柏,龙须菜]	90	22	93	1.4	0.1	4.9	1.9	—	17	0.04	0.05	0.7	45	—	10	42	213	3.1	1.4	0.41	0.21
藕[莲藕]	88	73	304	1.9	0.2	16.4	1.2	—	3	0.09	0.03	0.3	44	0.73	39	58	243	44.2	1.4	0.23	0.39
茭白[茭笋,茭粑]	74	26	110	1.2	0.2	5.9	1.9	—	5	0.01	0.03	0.5	5	0.99	4	36	209	5.8	0.4	0.33	0.45
荸荠[马蹄,地栗]	78	61	256	1.2	0.2	14.2	1.1	—	3	0.02	0.02	0.7	7	0.65	4	44	306	15.7	0.6	0.34	0.70
山药[薯蓣,大薯]	83	57	240	1.9	0.2	12.4	0.8	—	3	0.05	0.02	0.3	5	0.24	16	34	213	18.6	0.3	0.27	0.55

续表

食物名称	食部/%	能量/kcal	能量/kJ	蛋白质/g	脂肪/g	碳水化合物/g	不溶性纤维/g	胆固醇/mg	总维生素A/μgRE	维生素B_1/mg	维生素B_2/mg	烟酸/mg	维生素C/mg	总维生素E/mg	钙/mg	磷/mg	钾/mg	钠/mg	铁/mg	锌/mg	硒/mg
芋头[芋艿,毛芋]	84	81	339	2.2	0.2	18.1	1	—	27	0.06	0.05	0.7	6	0.45	36	55	378	33.1	1	0.49	1.45
姜(子姜)[嫩姜]	82	21	89	0.7	0.6	3.7	0.9	—	—	…	0.01	0.3	2	—	9	11	160	1.9	0.8	0.17	0.10
汤菜	86	24	99	1.8	0.5	3.4	0.8	—	68	Tr	0.68	0.6	57	1.55	131	—	239	28	5.8	0.12	—
香椿	76	50	211	1.7	0.4	10.9	1.8	—	117	0.07	0.12	0.9	40	0.99	99	147	172	4.6	3.9	2.25	0.42
菌藻类																					
草菇	100	27	111	2.7	0.2	4.3	1.6	—	—	0.08	0.34	8	—	0.4	17	33	179	73	1.3	0.6	0.02
大红姑(干)[草质红菇]	100	263	1101	24.4	2.8	50.9	31.6	—	13	0.26	6.9	19.5	2	—	1	523	228	1.7	7.5	3.5	10.64
地衣(水浸)	100	10	40	1.5	Tr	1.8	1.8	—	37	0.02	0.28	0.5	—	2.24	14	53	102	10.7	21.1	5	—
金针菇[智力菇]	100	26	108	2.4	0.4	6	2.7	—	5	0.15	0.19	4.1	2	1.14	—	97	195	4.3	1.4	0.39	0.28
蘑菇(鲜蘑)	99	24	100	2.7	0.1	4.1	2.1	—	2	0.08	0.35	4	2	0.56	6	94	312	8.3	1.2	0.92	0.55
蘑菇(干)	100	294	1231	21	4.6	52.7	21	—	273	0.1	1.1	30.7	5	6.18	127	357	1225	23.3	—	6.29	39.18
木耳(干)[黑木耳,云耳]	100	265	1107	12.1	1.5	65.6	29.9	—	17	0.17	0.44	2.5	—	11.34	247	292	757	48.5	97.4	3.18	3.72
香菇[香蕈,冬菇]	100	26	108	2.2	0.3	5.2	3.3	—	—	Tr	0.08	2	1	—	2	53	20	1.4	0.3	0.66	2.58
香菇(干)[香蕈,冬菇]	95	274	1148	20	1.2	61.7	31.6	—	3	0.19	1.26	20.5	5	0.66	83	258	464	11.2	10.5	8.57	6.42
发菜(干)[仙菜]	100	259	1082	20.2	0.5	60.8	35	—	—	0.15	0.54	0.9	6	0.07	1048	76	217	100.7	85.2	1.68	5.23
海带(干)[江白菜,昆布]	98	90	374	1.8	0.1	23.4	6.1	—	40	0.01	0.1	0.8	—	0.85	348	52	761	327.4	4.7	0.65	5.84
紫菜(干)	100	250	1046	26.7	1.1	44.1	21.6	—	228	0.27	1.02	7.3	2	1.82	264	350	1796	710.5	54.9	2.47	7.22
水果类及制品																					
苹果($\overline{X}$)	76	54	227	0.2	0.2	13.5	1.2	—	3	0.06	0.02	0.2	4	2.12	4	12	119	1.6	0.6	0.19	0.12

续表

食物名称	食部/%	能量/kcal	能量/kJ	蛋白质/g	脂肪/g	碳水化合物/g	不溶性纤维/g	胆固醇/mg	总维生素A/μgRE	维生素B_1/mg	维生素B_2/mg	烟酸/mg	维生素C/mg	总维生素E/mg	钙/mg	磷/mg	钾/mg	钠/mg	铁/mg	锌/mg	硒/mg
梨($\overline{X}$)	82	50	211	0.4	0.2	13.3	3.1	—	6	0.03	0.06	0.3	6	1.34	9	14	92	2.1	0.5	0.46	1.14
桃($\overline{X}$)	86	51	212	0.9	0.1	12.2	1.3	—	3	0.01	0.03	0.7	7	1.54	6	20	166	5.7	0.8	0.34	0.21
杏	91	38	160	0.9	0.1	9.1	1.3	—	75	0.02	0.03	0.6	4	0.95	14	15	226	2.3	0.6	0.2	0.20
枣(鲜)	87	125	524	1.1	0.3	30.5	1.9	—	40	0.06	0.09	0.9	243	0.78	22	23	375	1.2	1.2	1.52	0.80
樱桃	80	46	194	1.1	0.2	10.2	0.3	—	35	0.02	0.02	0.6	10	2.22	11	27	232	8	0.4	0.23	0.21
樱桃(野,白刺)	23	304	1272	11.4	3.9	59.8	7.9	—	—	0.12	0.22	3.5	—	—	59	28	100	98.5	11.4	0.31	0.05
葡萄($\overline{X}$)	86	44	185	0.5	0.2	10.3	0.4	—	8	0.04	0.02	0.2	25	0.7	5	13	104	1.3	0.4	0.18	0.20
红粉皮石榴	57	74	309	1.3	0.1	19.4	4.9	—	—	0.05	0.03	—	13	3.72	16	76	218	0.8	0.2	0.19	—
柿	87	74	308	0.4	0.1	18.5	1.4	—	20	0.02	0.02	0.3	30	1.12	9	23	151	0.8	0.2	0.08	0.24
桑葚($\overline{X}$)	100	57	240	1.7	0.4	13.8	4.1	—	5	0.02	0.06	—	—	9.87	37	33	32	2	0.4	0.26	5.65
中华猕猴桃	83	61	257	0.8	0.6	14.5	2.6	—	22	0.05	0.02	0.3	652	2.43	27	26	144	10	1.2	0.57	1.28
草莓[洋莓,凤阳草莓]	97	32	134	1	0.2	7.1	1.1	—	5	0.02	0.03	0.3	47	0.71	18	27	131	4.2	1.8	0.14	0.70
橙	74	48	202	0.8	0.2	11.1	0.6	—	27	0.05	0.04	0.3	33	0.56	20	22	159	1.2	0.4	0.14	0.31
柑橘($\overline{X}$)	77	51	215	0.7	0.2	11.9	0.4	—	148	0.08	0.04	0.4	28	0.92	35	18	154	1.4	0.2	0.08	0.30
桔橘子[宽皮桂]	78	44	184	0.8	0.1	10.2	0.5	—	82	0.04	0.03	0.2	35	1.22	24	18	128	0.8	0.2	0.13	0.70
柠檬	66	37	156	1.1	1.2	6.2	1.3	—	…	0.05	0.02	0.6	22	1.14	101	22	209	1.1	0.8	0.65	0.50
菠萝[凤梨,地菠萝]	68	44	182	0.5	0.1	10.8	1.3	—	33	0.04	0.02	0.2	18	—	12	9	113	0.8	0.6	0.14	0.24
桂圆(鲜)	50	71	298	1.2	0.1	16.6	0.4	—	3	0.01	0.14	1.3	43	—	6	30	248	3.9	0.2	0.4	0.83
荔枝	73	71	296	0.9	0.2	16.6	0.5	—	2	0.1	0.04	1.1	41	—	2	24	151	1.7	0.4	0.17	0.14
芒果[抹猛果,望果]	60	35	146	0.6	0.2	8.3	1.3	—	1342	0.01	0.04	0.3	23	1.21	Tr	11	138	2.8	0.2	0.09	1.44
人参果	88	87	362	0.6	0.7	21.2	3.5	—	8	Tr	0.25	0.3	12	—	13	7	100	7.1	0.2	0.09	1.86
香蕉[甘蕉]	59	93	389	1.4	0.2	22	1.2	—	10	0.02	0.04	0.7	8	0.24	7	28	256	0.8	0.4	0.18	0.87

续表

食物名称	食部/%	能量/kcal	能量/kJ	蛋白质/g	脂肪/g	碳水化合物/g	不溶性纤维/g	胆固醇/mg	总维生素A/μgRE	维生素B_1/mg	维生素B_2/mg	烟酸/mg	维生素C/mg	总维生素E/mg	钙/mg	磷/mg	钾/mg	钠/mg	铁/mg	锌/mg	硒/mg
杨梅	82	30	125	0.8	0.2	6.7	1	—	7	0.01	0.05	0.3	9	0.81	14	8	149	0.7	1	0.14	0.31
椰子	33	241	1007	4	12.1	31.3	4.7	—	—	0.01	0.01	0.5	6	—	2	90	475	556	1.8	0.92	—
枇杷	62	41	170	0.8	0.2	9.3	0.8	—	117	0.01	0.03	0.3	8	0.24	17	8	122	4	1.1	0.21	0.72
西瓜($\bar{X}$)	56	26	108	0.6	0.1	5.8	0.3	—	75	0.02	0.03	0.2	6	0.1	8	9	87	3.2	0.3	0.1	0.17
坚果、种子类																					
核桃(干)[胡桃]	43	646	2704	14.9	58.8	19.1	9.5	—	5	0.15	0.14	0.9	1	43.21	56	294	385	6.4	2.7	2.17	4.62
栗子(干)	73	348	1455	5.3	1.7	78.4	1.2	—	5	0.08	0.15	0.8	25	11.45	—	—	—	8.5	1.2	1.32	—
松子(炒)	31	644	2693	14.1	58.5	21.4	12.4	—	5	…	0.11	3.8	—	25.2	161	227	612	3	5.2	5.49	0.62
花生(炒)	71	601	2516	21.7	48	23.8	6.3	—	10	0.13	0.12	18.9	—	12.94	47	326	563	34.8	1.5	2.03	3.90
葵花子(炒)	52	625	2616	22.6	52.8	17.3	4.8	—	5	0.43	0.26	4.8	—	26.46	72	584	491	1322	6.1	5.91	2.00
莲子(干)	100	350	1463	17.2	2	67.2	3	—	—	0.16	0.08	4.2	5	2.71	97	550	846	5.1	3.6	2.78	3.36
南瓜子(炒)[白瓜子]	68	582	2436	36	46.1	7.9	4.1	—	—	0.08	0.16	3.3	—	27.78	37	—	672	15.8	6.5	7.12	27.03
西瓜子(炒)	43	582	2434	32.7	44.8	14.2	4.5	—	—	0.04	0.08	3.4	—	1.23	28	765	612	187.7	8.2	6.76	23.44
畜肉类及制品																					
猪肉(肥瘦)($\bar{X}$)	100	395	1653	13.2	37	2.4	—	80	—	0.22	0.16	3.5	—	0.49	6	162	204	59.4	1.6	2.06	11.97
猪肉(肥)	100	807	3376	2.4	88.6	0	—	109	29	0.08	0.05	0.9	—	0.24	3	18	23	19.5	1	0.69	7.78
猪肉(瘦)	100	143	598	20.3	6.2	1.5	—	81	44	0.54	0.1	5.3	—	0.34	6	189	305	57.5	3	2.99	9.50
猪小排	72	278	1163	16.7	23.1	0.7	—	146	5	0.3	0.16	4.5	—	0.11	14	135	230	62.6	1.4	3.36	11.05
猪肚	96	110	460	15.2	5.1	0.7	—	165	3	0.07	0.16	3.7	—	0.32	11	124	171	75.1	2.4	1.92	12.76
猪肝	99	129	540	19.3	3.5	5	—	288	4972	0.21	2.08	15	20	0.86	6	310	235	68.6	22.6	5.78	19.21
猪肾[猪腰子]	93	96	402	15.4	3.2	1.4	—	354	41	0.31	1.14	8	13	0.34	12	2151	217	134.2	6.1	2.56	11.77
猪血	100	55	230	12.2	0.3	0.9	—	51	—	0.03	0.04	0.3	—	0.2	4	16	56	56	8.7	0.28	7.94

续表

食物名称	食部/%	能量/kcal	能量/kJ	蛋白质/g	脂肪/g	碳水化合物/g	不溶性纤维/g	胆固醇/mg	总维生素A/μgRE	维生素B_1/mg	维生素B_2/mg	烟酸/mg	维生素C/mg	总维生素E/mg	钙/mg	磷/mg	钾/mg	钠/mg	铁/mg	锌/mg	硒/mg
猪小肠	100	65	272	10	2	1.7	—	183	6	0.12	0.11	3.1	—	0.13	7	95	142	204.8	2	2.77	7.22
牛肉(瘦)	100	106	444	20.2	2.3	1.2	—	58	6	0.07	0.13	6.3	—	0.35	9	172	284	53.6	2.8	3.71	10.55
羊肉(瘦)	90	118	494	20.5	3.9	0.2	—	60	11	0.15	0.16	5.2	—	0.31	9	196	403	69.4	3.9	6.06	7.18
狗肉	80	116	485	16.8	4.6	1.8	—	62	157	0.34	0.2	3.5	—	1.4	52	107	140	47.4	2.9	3.18	14.75
兔肉	100	102	427	19.7	2.2	0.9		59	26	0.11	0.1	5.8		0.42	12	165	284	45.1	2	1.3	10.93
禽肉类及制品																					
鸡($\overline{X}$)	66	167	699	19.3	9.4	1.3	—	106	48	0.05	0.09	5.6	—	0.67	9	156	251	63.3	1.4	1.09	11.75
鸡腿	69	181	757	16.4	13	0	—	162	44	0.02	0.14	6	—	0.03	6	172	242	64.4	1.5	1.12	12.40
鸭($\overline{X}$)	68	240	1004	15.5	19.7	0.2	—	94	52	0.08	0.22	4.2	—	0.27	6	122	191	69	2.2	1.33	12.25
鹅	63	251	1050	17.9	19.9	0	—	74	42	0.07	0.23	4.9	—	0.22	4	144	232	58.8	3.8	1.36	17.68
鸽	42	201	841	16.5	14.2	1.7	—	99	53	0.06	0.2	6.9	—	0.99	30	136	334	63.6	3.8	0.82	11.08
鹌鹑	58	110	460	20.2	3.1	0.2		157	40	0.04	0.32	6.3		0.44	48	179	204	48.4	2.3	1.19	11.67
乳类及制品																					
牛乳($\overline{X}$)	100	54	226	3	3.2	3.4	—	15	24	0.03	0.14	0.1	1	0.21	104	73	109	37.2	0.3	0.42	1.94
全脂牛奶粉	100	478	2000	20.1	21.2	51.7	—	110	141	0.11	0.73	0.9	4	0.48	676	469	449	260.1	1.2	3.14	11.80
酸奶($\overline{X}$)	100	72	301	2.5	2.7	9.3	—	15	26	0.03	0.15	0.2	1	0.12	118	85	150	39.8	0.4	0.53	1.71
蛋类及制品																					
鸡蛋($\overline{X}$)	88	144	602	13.3	8.8	2.8	—	585	234	0.11	0.27	0.2	—	1.84	56	130	154	131.5	2	1.1	14.34
鸡蛋(白皮)	87	138	577	12.7	9	1.5	—	585	310	0.09	0.31	0.2	—	1.23	48	176	98	94.7	2	1	16.55
鸡蛋(红皮)	88	156	653	12.8	11.1	1.3	—	585	194	0.13	0.32	0.2	—	2.29	44	182	121	125.7	2.3	1.01	14.98

续表

食物名称	食部/%	能量/kcal	能量/kJ	蛋白质/g	脂肪/g	碳水化合物/g	不溶性纤维/g	胆固醇/mg	总维生素A/μgRE	维生素B_1/mg	维生素B_2/mg	烟酸/mg	维生素C/mg	总维生素E/mg	钙/mg	磷/mg	钾/mg	钠/mg	铁/mg	锌/mg	硒/mg
鸭蛋	87	180	753	12.6	13	3.1	—	565	261	0.17	0.35	0.2	—	4.98	62	226	135	106	2.9	1.67	15.68
松花蛋(鸭蛋)[皮蛋]	90	171	715	14.2	10.7	4.5	—	608	215	0.06	0.18	0.1	—	3.05	63	165	152	542.7	3.3	1.48	25.24
咸鸭蛋	88	190	795	12.7	12.7	6.3	—	647	134	0.16	0.33	0.1	—	6.25	118	231	184	2706.1	3.6	1.74	24.04
鱼虾蟹贝类																					
草鱼[白鲩,草包鱼]	58	113	473	16.6	5.2	0	—	86	11	0.04	0.11	2.8	—	2.03	38	203	312	46	0.8	0.87	6.66
黄鳝[鳝鱼]	67	89	372	18	1.4	1.2	—	126	50	0.06	0.98	3.7	—	1.34	42	206	263	70.2	2.5	1.97	34.56
鲢鱼[白鲢,胖子,连子鱼]	61	102	427	17.8	3.6	0	—	99	20	0.03	0.07	2.5	—	1.23	53	190	277	57.5	1.4	1.17	15.68
鲫鱼[喜头鱼,海附鱼]	54	108	452	17.1	2.7	3.8	—	130	17	0.04	0.09	2.5	—	0.68	79	193	290	41.2	1.3	1.94	14.31
鳜鱼(桂鱼,花鲫鱼)	61	117	490	19.9	4.2	0	—	124	12	0.02	0.07	5.9	—	0.87	63	217	295	68.6	1	1.07	26.50
带鱼[白带鱼,刀鱼]	76	127	531	17.7	4.9	3.1	—	76	29	0.02	0.06	2.8	—	0.82	28	191	280	15.1	1.2	0.7	36.57
黄姑鱼[黄婆鸡(鱼)]	63	133	556	18.4	7	0	—	166	—	0.04	0.09	3.6	—	1.09	94	196	282	101.9	0.9	0.61	63.60
黄鱼(小黄花鱼)	63	99	414	17.9	3	0.1	—	74	—	0.04	0.04	2.3	—	1.19	78	188	228	103	0.9	0.94	55.20
鲈鱼[鲈花]	58	105	439	18.6	3	0		86	19	0.03	0.17	3.1	—	0.75	138	242	205	144.1	2	2.83	33.06
对虾	61	93	389	18.6	0.8	2.8	—	193	15	0.01	0.07	1.7	—	0.62	62	228	215	165.2	1.5	2.38	33.72
海虾	51	79	331	16.8	0.6	1.5	—	117	—	0.01	0.05	1.9	—	2.79	146	196	228	302.2	3	1.44	56.41
河虾	86	87	364	16.4	2.4	0	—	240	48	0.04	0.03	—	—	5.33	325	186	329	133.8	4	2.24	29.65
龙虾	46	90	377	18.9	1.1	1	—	121	—	Tr	0.03	4.3	—	3.58	21	221	257	190	1.3	2.79	39.36
虾皮	100	153	640	30.7	2.2	2.5		428	19	0.02	0.14	3.1	—	0.92	991	582	617	5057.7	6.7	1.93	74.43
蟹(河蟹)	42	103	431	17.5	2.6	2.3	—	267	389	0.06	0.28	1.7	—	6.09	126	182	181	193.5	2.9	3.68	56.72
鲍鱼[杂色鲍]	65	84	351	12.6	0.8	6.6	—	242	0.01	0.16	0.2	0.2	—	2.2	266	77	136	2011.7	22.6	1.75	21.38

续表

食物名称	食部/%	能量/kcal	能量/kJ	蛋白质/g	脂肪/g	碳水化合物/g	不溶性纤维/g	胆固醇/mg	总维生素A/μgRE	维生素B_1/mg	维生素B_2/mg	烟酸/mg	维生素C/mg	总维生素E/mg	钙/mg	磷/mg	钾/mg	钠/mg	铁/mg	锌/mg	硒/mg
牡蛎	100	73	305	5.3	2.1	8.2	—	100	27	0.01	0.13	1.4	—	0.81	131	115	200	462.1	7.1	9.39	86.64
鲜贝	100	77	322	15.7	0.5	2.5	—	116	—	Tr	0.21	2.5	—	1.46	28	166	226	120	0.7	2.08	57.35
花蛤蜊	46	45	188	7.7	0.6	2.2	—	63	23	Tr	0.13	1.9	—	0.51	59	126	235	309	6.1	1.19	77.10
田螺	26	60	251	11	0.2	3.6	—	154	—	0.02	0.19	2.2	—	0.75	—	93	98	26	19.7	2.71	16.73
海参(干)	93	262	1096	50.2	4.8	4.5	—	62	39	0.04	0.13	1.3	—	—	—	94	356	4968	9	2.24	15.00
海蜇皮	100	33	138	3.7	0.3	3.8	—	8	—	0.03	0.05	0.2	—	2.13	150	30	160	325	4.8	0.55	15.54
海蜇头	100	74	310	6	0.3	11.8	—	10	14	0.07	0.04	0.3	—	2.82	120	22	331	267.7	5.1	0.42	16.60
墨鱼[曼氏无针乌贼]	69	83	347	15.2	0.9	3.4	—	226	—	0.02	0.04	1.8	—	1.49	15	165	400	165.5	1	1.34	37.50
鱿鱼(水浸)	98	75	314	18.3	0.8	0	—	—	16	—	0.03	—	—	0.94	43	60	16	134.7	0.5	1.36	13.65
小吃、甜饼																					
凉粉	100	38	159	0.2	0.3	8.9	0.6	—	—	0.02	0.01	0.2	—	—	9	1	5	2.8	1.3	0.24	0.73
热干面	100	153	639	4.2	2.4	28.7	0.2	—	—	Tr	Tr	—	—	0.29	67	58	46	165.8	2.8	—	5.97
汤泡	100	237	992	8.1	11.6	25.2	0.3	—	—	0.07	0.07	1.4	—	0.9	18	55	48	219	3.5	0.38	—
蛋糕($\overline{X}$)	100	348	1456	8.6	5.1	67.1	0.4	—	86	0.09	0.09	0.8	—	2.8	39	130	77	67.8	2.5	1.01	14.07
月饼(豆沙)	100	411	1721	8.2	13.6	65.6	3.1	—	7	0.05	0.05	1.9	—	8.06	64	95	211	22.4	3.1	0.64	7.10
速食食品																					
面包	100	313	1308	8.3	5.1	58.6	0.5	—	—	0.03	0.06	1.7	—	1.66	49	107	88	230.4	2	0.75	3.15
饼干($\overline{X}$)	100	435	1820	9	12.7	71.7	1.1	81	37	0.08	0.04	4.7	—	4.57	73	88	85	204.1	1.9	0.91	12.47
蜂蜜	100	321	1343	0.4	1.9	75.6	—	—	—	—	0.05	0.1	3	—	4	3	28	0.3	1	0.37	0.15
红糖	100	389	1628	0.7	—	96.6	—	—	—	0.01	—	0.3	—	—	157	11	240	18.3	2.2	0.35	4.20
巧克力	100	589	2463	4.3	40.1	53.4	1.5	—	—	0.06	0.08	1.4	3	1.62	111	114	254	111.8	1.7	1.02	1.20

续表

食物名称	食部/%	能量/kcal	能量/kJ	蛋白质/g	脂肪/g	碳水化合物/g	不溶性纤维/g	胆固醇/mg	总维生素A/μgRE	维生素B_1/mg	维生素B_2/mg	烟酸/mg	维生素C/mg	总维生素E/mg	钙/mg	磷/mg	钾/mg	钠/mg	铁/mg	锌/mg	硒/mg
油脂类																					
猪油(炼)	100	897	3753	…	99.6	0.2	—	—	27	0.02	0.03	…	—	5.21	—	—	—	—	—	—	—
菜籽油[青油]	100	899	3761	…	99.9	0	—	—		…	—	Tr	—	60.89	9	9	2	7	3.7	0.54	—
豆油	100	899	3761	—	99.9	—	—	—	—	—	Tr	Tr	—	93.08	13	7	3	4.9	2	1.09	3.32
胡麻油	100	900	3766	—	100	0	—	—	—	—	—	—	—	—	3	5	Tr	0.6	0.2	0.3	—
花生油	100	899	3761	—	99.9	—	—	—	—	—	Tr	Tr	—	42.06	12	15	1	3.5	2.9	8.48	—
色拉油	100	898	3757	—	99.8	0	—	—	—	—	—	Tr	—	24.01	18	1	3	5.1	1.7	0.23	—
芝麻油[香油]	100	898	3757	…	99.7	0.2	—	—	—	…	…	Tr	—	68.53	9	4	…	1.1	2.2	0.17	—
橄榄油	100	899	3696	Tr	99.9	0	0	0	0	Tr	Tr	Tr	—	—	Tr	Tr	—	Tr	0.4	Tr	Tr
调味品类																					
酱油($\overline{X}$)	100	63	265	5.6	0.1	10.1	0.2	—	—	0.05	0.13	1.7	—	—	66	204	337	5757	8.6	1.17	1.39
醋($\overline{X}$)	100	31	128	2.1	0.3	4.9	—	—	—	0.03	0.05	1.4	—	—	17	96	351	262.1	6	1.25	2.43
酱大头菜	100	41	172	2.4	0.3	8.4	2.4	—	—	0.03	0.08	0.8	5	0.16	77	41	286	4623	6.7	0.78	1.40
酱黄瓜	100	26	108	3.0	0.3	3.4	1.2	—	30	0.06	0.01	0.9	—	—	52	73	299	3769	3.7	0.89	2.42
金钱萝卜	100	45	190	1.6	0.3	10.1	2.1	—	43	0.01	0.02	0.3	Tr	0.99	158	33	365	3232	—	0.78	—
萝卜干	100	67	279	3.3	0.2	14.6	3.4	—	—	0.04	0.09	0.9	17	—	53	65	508	4203	3.4	1.27	—
甜酸皎头	100	98	409	0.5	0.5	23	0.4	—	—	Tr	Tr	0.4	—	0.01	68	6	55	809	7.2	—	1.01
榨菜	100	33	139	2.2	0.3	6.5	2.1	—	83	0.03	0.06	0.5	2	—	155	41	363	4252	3.9	0.63	1.93
精盐	100	0	0	—	—	0	—	—	—	—	—	—	—	—	22	—	14	25127	1	0.24	1.00
味精	100	268	1122	40.1	0.2	26.5	—	—	0	0.08	—	0.3	0	—	100	4	4	21053	1.2	0.31	0.98

附录3　常见食物血糖生成指数和血糖负荷

血糖生成指数（glycemic Index；GI）指进食恒量的食物（含50g碳水化合物）后，2~3小时内的血糖曲线下面积相比空腹时的增幅除以进食50g葡萄糖后的相应增幅。通常定义GI≤55%为低GI食物，55%~70%为中GI食物，GI≥70%为高GI食物。

血糖负荷（glycemic load；GL）指100g重量的食物中可利用碳水化合物（g）与GI的乘积。GL≥20为高GL食物，10~20为中GL食物，GL≤10为低GL食物。

附表1　常见食物食物血糖生成指数

食物类别	食物名称	GI	食物类别	食物名称	GI
糖类	葡萄糖	100.0	乳及乳制品	牛奶	27.6
	蜂蜜	73.0		牛奶（加糖和巧克力）	34.0
	巧克力	49.0		牛奶（加人工甜味剂和巧克力）	24.0
	果糖	23.0		全脂牛奶	27.0
	蔗糖	65.0		脱脂牛奶	32.0
	麦芽糖	105.0		低脂奶粉	11.9
谷类及制品	黑麦（整粒煮）	34.0		降糖奶粉	26.0
	玉米（甜，煮）	55.0		老年奶粉	40.8
	玉米面（粗粉，煮）	68.0		酸奶（加糖）	48.0
	玉米面粥	50.9	速食食品	大米（即食，煮1分钟）	46.0
	玉米糁粥	51.8		大米（即食，煮6分钟）	87.0
	玉米片	78.5		小麦片	69.0
	玉米片（高纤维）	74.0		荞麦方便面	53.2
	小米（煮）	71.0		即食羹	69.4
	小米粥	61.5		营养饼	65.7
	米饼	82.0		白面包	87.9
	荞麦（黄）	54.0		面包（全麦粉）	69.0
	荞麦面条	59.3		面包（小麦粉，含水果干）	47.0
	荞麦面馒头	66.7		燕麦粗粉饼干	55.0
	燕麦麸	55.0		小麦饼干	70.0
	面条（小麦粉，硬，扁，粗）	46.0		梳打饼干	72.0
	面条（硬质小麦粉，加鸡蛋，粗）	49.0		酥皮糕点	59.0
	面条（小麦粉）	81.6		马铃薯片（油炸）	60.3
	面条（硬质小麦粉，细）	55.0		爆玉米花	55.0
	馒头（富强粉）	88.1	饮料类	苹果汁	41.0
	烙饼	79.6		水蜜桃汁	32.7
	油条	74.9		橘子汁	57.0
	大米粥	69.4		可乐饮料	40.3

续表

食物类别	食物名称	GI	食物类别	食物名称	GI
谷类及制品	大米饭	83.2	蔬菜类	胡萝卜［金笋］	71.0
	糙米（煮）	87.0		南瓜［倭瓜，番瓜］	75.0
	稻麸	19.0		麝香瓜	65.0
	糯米饭	87.0		山药［薯蓣］	51.0
	大麦粉	66.0		雪魔芋	17.0
	黑米粥	42.3		芋头（蒸）［芋艿，毛芋］	47.7
	大麦（整粒，煮）	25.0	水果类及制品	苹果	36.0
薯类、淀粉及制品	马铃薯	62.0		梨	36.0
	马铃薯（煮）	66.4		桃	28.0
	马铃薯粉条	13.6		杏干	31.0
	甘薯［山芋］	54.0		李子	24.0
	甘薯（红，煮）	76.7		樱桃	22.0
	藕粉	32.6		葡萄	43.0
	苕粉	34.5		葡萄干	64.0
	粉丝汤（豌豆）	31.6		葡萄（淡黄色，小，无核）	56.0
豆类及制品	黄豆（浸泡，煮）	18.0		猕猴桃	52.0
	黄豆（罐头）	14.0		柑	43.0
	黄豆挂面	66.6		香蕉	52.0
	豆腐（炖）	31.9		香蕉（生）	30.0
	豆腐（冻）	22.3		西瓜	72.0
	豆腐干	23.7		柚	25.0
	绿豆	27.2		菠萝	66.0
	绿豆挂面	33.4		芒果	55.0
	蚕豆（五香）	16.9			
	扁豆	38.0			
	扁豆（红，小）	26.0			
	扁豆（绿，小）	30.0			
	四季豆	27.0			
	四季豆（高压处理）	34.0			

附表 2　常见食物食物血糖负荷（每 100g）

食物名称	GL	食物名称	GL	食物名称	GL
糯米饭	17.8	方便面	7.2	西瓜	9.9
荞麦面包	16.4	苕粉	7.1	香蕉（熟）	8.1
大米饭	16.2	藕粉	6.9	菠萝	6.3
烙饼	14.7	南瓜	5.9	猕猴桃	6.2
苏打饼干	13.7	胡萝X	5.5	豆奶	4.9
白馒头	13.3	绿豆挂面	5	苹果	4.4

续表

食物名称	GL	食物名称	GL	食物名称	GL
小米（煮）	13.3	莲子	5	橙子	4.4
全麦面包	12.1	芋头（蒸）	5	葡萄	4.3
小麦面条	11.8	山药	4.4	草莓	4.3
冰激凌	11.1	绿豆	3.8	芒果	3.9
马铃薯（煮）	11.0	四季豆	3.3	梨子	3.7
汉堡面包	10.7	米线	3.2	桃子	3.1
栗子	10.7	马铃薯粉条	2.7	脱脂牛奶	2.6
黄豆挂面	9.8	蚕豆（五香）	2.5	柚子	2.3
寿司	9.6	豆腐干	1.3	酸奶（原味）	2.3
油条	9.4	洋葱	1.2	樱桃	2.2
玉米面粥	9.4	豆腐（冻）	0.8	李子	1.9
荞麦（黄）	9.0	花生	0.4	全脂牛奶	1.5
粟米（煮）	7.5	腰果	0.4		

附录4　国民营养计划（2017—2030年）

营养是人类维持生命、生长发育和健康的重要物质基础，国民营养事关国民素质提高和经济社会发展。近年来，我国人民生活水平不断提高，营养供给能力显著增强，国民营养健康状况明显改善。但仍面临居民营养不足与过剩并存、营养相关疾病多发、营养健康生活方式尚未普及等问题，成为影响国民健康的重要因素。为贯彻落实《“健康中国2030”规划纲要》，提高国民营养健康水平，制定本计划。

一、总体要求

（一）指导思想

全面贯彻党的十八大和十八届三中、四中、五中、六中全会精神，深入贯彻习近平总书记系列重要讲话精神和治国理政新理念新思想新战略，紧紧围绕统筹推进“五位一体”总体布局和协调推进“四个全面”战略布局，认真落实党中央、国务院决策部署，牢固树立和贯彻落实新发展理念，坚持以人民健康为中心，以普及营养健康知识、优化营养健康服务、完善营养健康制度、建设营养健康环境、发展营养健康产业为重点，立足现状，着眼长远，关注国民生命全周期、健康全过程的营养健康，将营养融入所有健康政策，不断满足人民群众营养健康需求，提高全民健康水平，为建设健康中国奠定坚实基础。

（二）基本原则

坚持政府引导。注重统筹规划、整合资源、完善制度、健全体系，充分发挥市场在配置营养资源和提供服务中的作用，营造全社会共同参与国民营养健康工作的政策环境。

坚持科学发展。探索把握营养健康发展规律，充分发挥科技引领作用，加强适宜技术的研发和应用，提高国民营养健康素养，提升营养工作科学化水平。

坚持创新融合。以改革创新驱动营养型农业、食品加工业和餐饮业转型升级，丰富营养健康产品供给，促进营养健康与产业发展融合。

坚持共建共享。充分发挥营养相关专业学术团体、行业协会等社会组织，以及企业、个人在实施国民营养计划中的重要作用，推动社会各方良性互动、有序参与、各尽其责，使人人享有健康福祉。

（三）主要目标

到2020年，营养法规标准体系基本完善；营养工作制度基本健全，省、市、县营养工作体系逐步完善，基层营养工作得到加强；食物营养健康产业快速发展，传统食养服务日益丰富；营养健康信息化水平逐步提升；重点人群营养不良状况明显改善，吃动平衡的健康生活方式进一步普及，居民营养健康素养得到明显提高。实现以下目标：

——降低人群贫血率。5岁以下儿童贫血率控制在12%以下；孕妇贫血率下降至15%以下；老年人群贫血率下降至10%以下；贫困地区人群贫血率控制在10%以下。

——孕妇叶酸缺乏率控制在5%以下；0—6个月婴儿纯母乳喂养率达到50%以上；5岁以下儿童生长迟缓率控制在7%以下。

——农村中小学生的生长迟缓率保持在5%以下，缩小城乡学生身高差别；学生肥胖率上升趋势减缓。

——提高住院患者营养筛查率和营养不良住院患者的营养治疗比例。

——居民营养健康知识知晓率在现有基础上提高10%。

到2030年，营养法规标准体系更加健全，营养工作体系更加完善，食物营养健康产业持续健康发展，传统食养服务更加丰富，“互联网+营养健康”的智能化应用普遍推广，居民营养健康素养进一步提高，营养健康状况显著改善。实现以下目标：

——进一步降低重点人群贫血率。5岁以下儿童贫血率和孕妇贫血率控制在10%以下。

——5岁以下儿童生长迟缓率下降至5%以下；0—6个月婴儿纯母乳喂养率在2020年的基础上提高10%。

——进一步缩小城乡学生身高差别；学生肥胖率上升趋势得到有效控制。

——进一步提高住院患者营养筛查率和营养不良住院患者的营养治疗比例。

——居民营养健康知识知晓率在2020年的基础上继续提高10%。

——全国人均每日食盐摄入量降低20%，居民超重、肥胖的增长速度明显放缓。

二、完善实施策略

（一）完善营养法规政策标准体系

推动营养立法和政策研究。开展营养相关立法的研究工作，进一步健全营养法规体系。研究制定临床营养管理、营养监测管理等规章制度。制定完善营养健康相关政策。研究建立各级营养健康指导委员会，加强营养健康法规、政策、标准等的技术咨询和指导。

完善标准体系。加强标准制定的基础研究和措施保障，提高标准制修订能力。科学、及时制定以食品安全为基础的营养健康标准。制修订中国居民膳食营养素参考摄入量、膳食调查方法、人群营养不良风险筛查、糖尿患者膳食指导、人群营养调查工作规范等行业标准。研究制定老年人群营养食品通则、餐饮食品营养标识等标准，加快修订预包装食品营养标签通则、食品营养强化剂使用标准、婴儿配方食品等重要食品安全国家标准。

（二）加强营养能力建设

加强营养科研能力建设。加快研究制定基于我国人群资料的膳食营养素参考摄入量，改变依赖国外人群研究结果的现状，优先研究铁、碘等重要营养素需要量。研究完善食物、人群营养监测与评估的技术与方法。研究制定营养相关疾病的防控技术及策略。开展营养与健康、营养与社会发展的经济学研究。加强国家级营养与健康科研机构建设，以国家级和省级营养专业机构为基础，建立3—5个区域性营养创新平台和20—30个省部级营养专项重点实验室。

加强营养人才培养。强化营养人才的专业教育和高层次人才培养，推进对医院、妇幼保健机构、基层医疗卫生机构的临床医生、集中供餐单位配餐人员等的营养培训。开展营养师、营养配餐员等人才培养工作，推动有条件的学校、幼儿园、养老机构等场所配备或聘请营养师。充分利用社会资源，开展营养教育培训。

（三）强化营养和食品安全监测与评估

定期开展人群营养状况监测。定期开展具有全国代表性的人群营养健康状况、食物消费状况监测，收集人群食物消费量、营养素摄入量、体格测量、实验室检测等信息。针对区域特点，根据需要逐步扩大监测地区和监测人群。

加强食物成分监测工作。拓展食物成分监测内容，定期开展监测，收集营养成分、功能成分、与特殊疾病相关成分、有害成分等数据。持续更新、完善国家食物成分数据库。建立实验室参比体系，强化质量控制。

开展综合评价与评估工作。抢救历史调查资料，及时收集、系统整理各类监测数据，建立数据库。开展人群营养健康状况评价、食物营养价值评价。开展膳食营养素摄入、污染物等有害物质暴露的风险—受益评估，为制定科学膳食指导提供依据。

强化碘营养监测与碘缺乏病防治。持续开展人群尿碘、水碘、盐碘监测以及重点食物中的碘调查，逐步扩大覆盖地区和人群，建立中国居民碘营养状况数据库。研究制定人群碘营养状况科学评价技术与指标。制定差异化碘干预措施，实施精准补碘。

（四）发展食物营养健康产业

加大力度推进营养型优质食用农产品生产。编制食用农产品营养品质提升指导意见，提升优质农产品的营养水平，将“三品一标”（无公害农产品、绿色食品、有机农产品和农产品地理标志）在同类农产品中总体占比提高至80%以上。创立营养型农产品推广体系，促进优质食用农产品的营养升级扩版，推动广大贫困地区安全、营养的农产品走出去。研究与建设持续滚动的全国农产品营养品质数据库及食物营养供需平衡决策支持系统。

规范指导满足不同需求的食物营养健康产业发展。开发利用我国丰富的特色农产品资源，针对不同人群的健康需求，着力发展保健食品、营养强化食品、双蛋白食物等新型营养健康食品。加强产业指导，规范市场秩序，科学引导消费，促进生产、消费、营养、健康协调发展。

开展健康烹饪模式与营养均衡配餐的示范推广。加强对传统烹饪方式的营养化改造，研发健康烹饪模式。结合人群营养需求与区域食物资源特点，开展系统的营养均衡配餐研究。创建国家食物营养教育示范基地，开展示范健康食堂和健康餐厅建设，推广健康烹饪模式与营养均衡配餐。

强化营养主食、双蛋白工程等重大项目实施力度。继续推进马铃薯主食产品研发与消费引导，以传统大众型、地域特色型、休闲及功能型产品为重点，开展营养主食的示范引导。以优质动物、植物蛋白为主要营养基料，加大力度创新基础研究与加工技术工艺，开展双蛋白工程重点产品的转化推广。

加快食品加工营养化转型。优先研究加工食品中油、盐、糖用量及其与健康的相关性，适时出台加工食品中油、盐、糖的控制措施。提出食品加工工艺营养化改造路径，集成降低营养损耗和避免有毒有害物质产生的技术体系。研究不同贮运条件对食物营养物质等的影响，控制食物贮运过程中的营养损失。

（五）大力发展传统食养服务

加强传统食养指导。发挥中医药特色优势，制定符合我国现状的居民食养指南，引导养成符合我国不同地区饮食特点的食养习惯。通过多种形式促进传统食养知识传播，推动传统食养与现代营养学、体育健身等有效融合。开展针对老年人、儿童、孕产妇及慢性患者群的食养指导，提升居民食养素养。实施中医药治未病健康工程，进一步完善适合国民健康需求的食养制度体系。

开展传统养生食材监测评价。建立传统养生食材监测和评价制度，开展食材中功效成分、污染物的监测及安全性评价，进一步完善我国既是食品又是中药材的物品名单。深入调研，筛选一批具有一定使用历史和实证依据的传统食材和配伍，对其养生作用进行实证研究。建设养生食材数据库和信息化共享平台。

推进传统食养产品的研发以及产业升级换代。将现代食品加工工业与传统食养产品、配方等相结合，推动产品、配方标准化，推进产业规模化，形成一批社会价值和经济价值较大的食养产品。建立覆盖全国养生食材主要产区的资源监测网络，掌握资源动态变化，为研发、生产、消费提供及时的信息服务。

（六）加强营养健康基础数据共享利用

大力推动营养健康数据互通共享。依托现有信息平台，加强营养与健康信息化建设，完善食物成分与人群健康监测信息系统。构建信息共享与交换机制，推动互联互通与数据共享。协同共享环境、农业、食品药品、医疗、教育、体育等信息数据资源，建设跨行业集成、跨地域共享、跨业务应用的基础数据平台。建立营养健康数据标准体系和电子认证服务体系，切实提高信息安全能力。积极推动“互联网＋营养健康”服务和促进大数据应用试点示范，带动以营养健康为导向的信息技术产业发展。

全面深化数据分析和智能应用。建立营养健康数据资源目录体系，制定分级授权、分类应用、安全审查的管理规范，促进数据资源的开放共享，强化数据资源在多领域的创新应用。推动多领域数据综合分析与挖掘，开展数据分析应用场景研究，构建关联分析、趋势预测、科学预警、决策支持模型，推动整合型大数据驱动的服务体系，支持业务集成、跨部门协同、社会服务和科学决策，实现政府精准管理和高效服务。

大力开展信息惠民服务。发展汇聚营养、运动和健康信息的可穿戴设备、移动终端（APP），推动“互联网＋”、大数据前沿技术与营养健康融合发展，开发个性化、差异化的营养健康电子化产品，如营养计算器，膳食营养、运动健康指导移动应用等，提供方便可及的健康信息技术产品和服务。

（七）普及营养健康知识

提升营养健康科普信息供给和传播能力。围绕国民营养、食品安全科普宣教需求，结合地方食物资源和饮食习惯，结合传统食养理念，编写适合于不同地区、不同人群的居民膳食指南等营养、食品安全科普宣传资料，使科普工作更好落地。创新科普信息的表达形式，拓展传播渠道，建立免费共享的国家营养、食品安全科普平台。采用多种传播方式和渠道，定向、精准地将科普信息传播到目标人群。加强营养、食品安全科普队伍建设。发挥媒体的积极作用，坚决反对伪科学，依法打击和处置各种形式的谣言，及时发现和纠正错误营养宣传，避免营养信息误导。

推动营养健康科普宣教活动常态化。以全民营养周、全国食品安全宣传周、“5·20”全国学生营养日、“5·15”全国碘缺乏病防治日等为契机，大力开展科普宣教活动，带动宣教活动常态化。推动将国民营养、食品安全知识知晓率纳入健康城市和健康村镇考核指标。建立营养、食品安全科普示范工作场所，如营养、食品安全科普小屋等。定期开展科普宣传的效果评价，及时指导调整宣传内容和方式，增强宣传工作的针对性和有效性。开展舆情监测，回应社会关注，合理引导舆论，为公众解疑释惑。

三、开展重大行动

（一）生命早期1000天营养健康行动

开展孕前和孕产期营养评价与膳食指导。推进县级以上妇幼保健机构对孕妇进行营养指导，将营养评价和膳食指导纳入我国孕前和孕期检查。开展孕产妇的营养筛查和干预，降低低出生体重儿和巨大儿出生率。建立生命早期1000天营养咨询平台。

实施妇幼人群营养干预计划。继续推进农村妇女补充叶酸预防神经管畸形项目，积极引导围孕期妇女加强含叶酸、铁在内的多种微量营养素补充，降低孕妇贫血率，预防儿童营养缺乏。在合理膳食基础上，推动开展孕妇营养包干预项目。

提高母乳喂养率，培养科学喂养行为。进一步完善母乳喂养保障制度，改善母乳喂养环境，在公共场所和机关、企事业单位建立母婴室。研究制定婴幼儿科学喂养策略，宣传引导合理辅食喂养。加强对婴幼儿腹泻、营养不良病例的监测预警，研究制定并实施婴幼儿食源性疾病（腹泻等）的防控策略。

提高婴幼儿食品质量与安全水平，推动产业健康发展。加强婴幼儿配方食品及辅助食品营养成分和重点污染物监测，及时修订完善婴幼儿配方食品及辅助食品标准。提高研发能力，持续提升婴幼儿配方食品和辅助食品质量。

（二）学生营养改善行动

指导学生营养就餐。鼓励地方因地制宜制定满足不同年龄段在校学生营养需求的食谱指南，引导学生科学营养就餐。制定并实施集体供餐单位营养操作规范。

学生超重、肥胖干预。开展针对学生的“运动＋营养”的体重管理和干预策略，对学生开展均衡膳食和营养宣教，增强学生体育锻炼。加强对校园及周边食物售卖的管理。加强对学生超重、肥胖情况的监测与评价，分析家庭、学校和社会等影响因素，提出有针对性的综合干预措施。

开展学生营养健康教育。推动中小学加强营养健康教育。结合不同年龄段学生的特点，开展形式多样的课内外营养健康教育活动。

（三）老年人群营养改善行动

开展老年人群营养状况监测和评价。依托国家老年医学研究机构和基层医疗卫生机构，建立健全中国老年人群营养筛查与评价制度，编制营养健康状况评价指南，研制适宜的营养筛查工具。试点开展老年人群的营养状况监测、筛查与评价工作并形成区域示范，逐步覆盖全国80%以上老年人群，基本掌握我国老年人群营养健康状况。

建立满足不同老年人群需求的营养改善措施，促进“健康老龄化”。依托基层医疗卫生机构，为居家养老人群提供膳食指导和咨询。出台老年人群的营养膳食供餐规范，指导医院、社区食堂、医养结合机构、养老机构营养配餐。开发适合老年人群营养健康需求的食品产品。对低体重高龄老人进行专项营养干预，逐步提高老年人群的整体健康水平。

建立老年人群营养健康管理与照护制度。逐步将老年人群营养健康状况纳入居民健康档案，实现无缝对接与有效管理。依托现有工作基础，在家庭保健服务中纳入营养工作内容。推进多部门协作机制，实现营养工作与医养结合服务内容的有效衔接。

（四）临床营养行动

建立、完善临床营养工作制度。通过试点示范，进一步全面推进临床营养工作，加强临床营养科室建设，使临床营养师和床位比例达到1：150，增加多学科诊疗模式，组建营养支持团队，开展营养治疗，并逐步扩大试点范围。

开展住院患者营养筛查、评价、诊断和治疗。逐步开展住院患者营养筛查工作，了解患者营养状况。建立以营养筛查—评价—诊断—治疗为基础的规范化临床营养治疗路径，依据营养阶梯治疗原则对营养不良的住院患者进行营养治疗，并定期对其效果开展评价。

推动营养相关慢性病的营养防治。制定完善高血压、糖尿病、脑卒中及癌症等慢性病的临床营养干预指南。对营养相关慢性病的住院患者开展营养评价工作，实施分类指导治疗。建立从医院、社区到家庭的营养相关慢性病患者长期营养管理模式，开展营养分级治疗。

推动特殊医学用途配方食品和治疗膳食的规范化应用。进一步研究完善特殊医学用途配方食品标准，细化产品分类，促进特殊医学用途配方食品的研发和生产。建立统一的临床治疗膳食营养标准，逐步完善治疗膳食的配方。加强医护人员相关知识培训。

（五）贫困地区营养干预行动

将营养干预纳入健康扶贫工作，因地制宜开展营养和膳食指导。试点开展各类人群营养健康状况、食物消费模式、食物中主要营养成分和污染物监测。因地制宜制定膳食营养指导方案，开展区域性的精准分类指导和宣传教育。针对改善居民营养状况和减少特定污染物摄入风险，研究农业种植养殖和居民膳食结构调整的可行性，提出解决办法和具体措施，并在有条件的地区试点先行。

实施贫困地区重点人群营养干预。继续推进实施农村义务教育学生营养改善计划和贫困地区儿童营养改善项目，逐步覆盖所有国家扶贫开发工作重点县和集中连片特困地区县。鼓励贫困地区学校结合本地资源、因地制宜开展合理配餐，并改善学生在校就餐条件。持续开展贫困地区学生营养健康状况和食品安全风险监测与评估。针对贫困地区人群营养需要，制定完善营养健康政策、标准。对营养干预产品开展监测，定期评估改善效果。

加强贫困地区食源性疾病监测与防控，减少因食源性疾病导致的营养缺乏。加强贫困地区食源性疾病监测网络和报告系统建设，了解贫困地区主要食源性疾病病种、流行趋势、对当地居民营养和健康状况的影响，重点加强腹泻监测及溯源调查，掌握食品污染来源、传播途径。针对食源性疾病发生的关键点，制定防控策略。开展营养与健康融合知识宣传教育。

（六）吃动平衡行动

推广健康生活方式。积极推进全民健康生活方式行动，广泛开展以“三减三健”（减盐、减油、减糖，健康口腔、健康体重、健康骨骼）为重点的专项行动。推广应用《中国居民膳食指南》指导日常饮食，控制食盐摄入量，逐步量化用盐用油，同时减少隐性盐摄入。倡导平衡膳食的基本原则，坚持食物多样、谷类为主的膳食模式，推动国民健康饮食习惯的形成和巩固。宣传科学运动理念，培养运动健身习惯，加强个人体重管理，对成人超重、肥胖者进行饮食和运动干预。定期修订和发布居民膳食指南、成年人身体活动指南等。

提高运动人群营养支持能力和效果。建立运动人群营养网络信息服务平台，构建运动营养处方库，推进运动人群精准营养指导，降低运动损伤风险。及时修订运动营养食品相关国家标准和行业标准，提升运动营养食品技术研发能力，推动产业发展。

推进体医融合发展。调查糖尿病、肥胖、骨骼疾病等营养相关慢性患者群的营养状况和运动行为，构建以预防为主、防治结合的营养运动健康管理模式。研究建立营养相关慢性病运动干预路径。构建体医融合模式，发挥运动干预在营养相关慢性病预防和康复等方面的积极作用。

四、加强组织实施

（一）强化组织领导

地方各级政府要结合本地实际，强化组织保障，统筹协调，制定实施方案，细化工作措施，将国民营养计划实施情况纳入政府绩效考评，确保取得实效。各级卫生计生部门要会同有关部门明确职责分工，加强督查评估，将各项工作任务落到实处。

（二）保障经费投入

要加大对国民营养计划工作的投入力度，充分依托各方资金渠道，引导社会力量广泛参与、多元化投入，并加强资金监管。

（三）广泛宣传动员

要组织专业机构、行业学会、协会以及新闻媒体等开展多渠道、多形式的主题宣传活动，增强全社会对国民营养计划的普遍认知，争取各方支持，促进全民参与。

（四）加强国际合作

加强与国际组织和相关国家营养专业机构的交流，通过项目合作、教育培训、学术研讨等方式，提升我国在营养健康领域的国际影响力。

附录5　营养素补充剂使用科学共识

中国营养学会营养素补充剂使用科学共识工作组

一、关于营养素补充的推荐意见

1. 每个人保持良好营养状况的基本条件是食物多样、膳食合理。2 岁以上健康个体，按照《中国居民膳食指南》践行平衡膳食原则，能够满足充足营养需要，维持良好身体健康状况，不推荐以任何形式额外补充营养素。（A）

2. 膳食营养素为维持机体繁殖、生长发育和生存等一切生命活动和过程所必需，人体每天摄入的各种营养素的数量及其相互间的比例应该满足机体在不同生理阶段、不同劳动环境及不同劳动强度下的需要，并使机体处于良好的健康状态。不同营养素在机体代谢过程中作用不同，不能互相替代，因此营养素的种类应该齐全，数量充足，满足机体的需要，但过量也会造成健康危害。(A)

3. 由于各种原因引起的膳食营养素摄入不足人群，营养素补充剂的使用具有预防相应的营养素缺乏的作用；对于已经出现营养素缺乏临床表现的个体，营养素补充是最快速有效的治疗措施，建议在专业人员指导下进行营养治疗，补充剂量应依据中国居民膳食营养素参考摄入量（DRIs）。(A)

二、营养素补充与疾病关系新证据

1. 维生素类

（1）维生素 A

- 1 次高剂量补充维生素 A（200000IU/d，60000μgRAE）观察 6～12 月或每天补充维生素 A（1500IU/d，450μgRAE）1 次，持续 14 天，很可能辅助改善儿童腹泻症状。
- 1 次高剂量补充维生素 A（200000IU/d，60000μgRAE），观察 6～12 月，很可能辅助改善儿童呼吸道感染症状。(B)
- 对缺铁性贫血的儿童，1 次高剂量补充维生素 A（200000IU/d，60000μgRAE）观察 3～6 月或每 14 日补充维生素 A（25000IU/d，7500μgRAE）1 次，持续 6 月，很可能辅助改善儿童贫血症状。(B)

（2）维生素 D

- 维生素 D 补充（1000～2000IU/d，25～50μg/d）很可能有助于糖尿病患者的血糖控制和/或改善胰岛素抵抗及胰岛功能。(B)
- 维生素 D（单次高剂量 250000IU，6250μg）补充可能对骨折有辅助治疗作用。
- 维生素 D（500IU/d～60000IU/m，12.5μg/d～1500μg/m）补充很可能有助于改善哮喘患者的临床症状和肺功能。(B)

（3）维生素 E

- 维生素 E（75～800IU/d，50～534.4mg/d）补充可能降低心肌梗死发病风险。

（4）维生素 B_1

- 补充维生素 B_1（150～300mg/d，1～3 月）可能降低并发微量白蛋白尿的 2 型糖尿病患者体内的尿白蛋白排泄量。补充维生素 B_1 衍生物苯磷硫胺（300～600mg/d，6w）可能改善糖尿病性周围神经病理症状。(C)
- 维生素 B_1（300mg/d，18 月）或维生素 B_1 衍生物呋喃硫胺（100mg/d，12w）可能对轻度阿尔茨海默病患者具有认知改善效应。(C)

（5）维生素 B_2

- 补充维生素 B_2（1.6mg/d）可能具有降低特定人群（携带 MTHFR677TT 基因）血压的作用。(C)

（6）叶酸

- 孕期妇女补充叶酸（0.4～15mg/d）很可能降低其新生儿低出生体重的发生风险。(B)

● 补充叶酸（0.4～0.8mg/d）很可能降低妊娠期高血压疾病的发生风险。（B）

● 补充叶酸（0.5～15mg/d）很可能辅助降低脑卒中的发生风险。（B）

（7）维生素C

● 维生素C补充（200～1000mg/d）很可能具有辅助治疗感冒的作用，可辅助改善感冒症状、缩短感冒持续时间。（B）

● 维生素C（500mg/d）补充很可能降低高尿酸血症患者血尿酸水平。（B）

● 维生素C补充（200～1000mg/d）很可能辅助降低2型糖尿病患者的空腹血糖和糖化血红蛋白水平。（B）

● 维生素C补充（250～1000mg/d）很可能具有辅助改善不同人群（包括健康人、糖尿病患者、动脉粥样硬化患者、心力衰竭患者、慢性肾功能衰竭者、川崎病患者）血管内皮功能的作用。（B）

2. 矿物质类

（1）钙

● 钙补充（1000～1200mg/d）很可能具有增强儿童青少年骨密度的作用；500～1200mg/d很可能具有增加老年人群骨密度，预防和治疗老年人骨质疏松的作用；钙和VD联合补充[（1000～1200mg）+（400～1200IU，10～30μg/d）] 很可能具有预防和治疗骨质疏松的作用。（B）

● 补充钙（500～1000mg/d）很可能降低孕产妇发生先兆子痫的危险度。（B）

（2）铁

● 铁补充很可能对慢性肾病患者预后具有改善作用，30～975mg/d口服或10～9600mg静脉铁总补充量改善肾性贫血相关指标，750mg/d口服或427～1557mg静脉铁总补充量降低患者对促红细胞生成素的需求剂量，600mg/d口服或200mg/wk静脉铁补充改善生活质量。（B）

● 铁补充很可能对心力衰竭患者预后具有改善作用，65～150mg/d口服或500～4800mg静脉铁总补充量改善心功能水平，65～150mg/d口服或500～4800mg静脉铁总补充量提高患者生命质量，65～150mg/d口服或200～2000mg静脉铁总补充量降低再入院率和不良事件发生率。（B）

● 女性孕期进行铁补充（9～240mg/d口服）可能降低分娩出低出生体重儿、早产儿的风险。（C）

（3）锌

● 锌补充（2.5～45mg/d）很可能具有辅助治疗儿童腹泻的作用，可辅助改善腹泻症状、缩短腹泻持续时间。（B）

● 锌补充（10～40mg/d）补充很可能具有辅助治疗儿童肺炎的作用，可改善儿童肺炎症状、缩短肺炎康复时间。（B）

● 补充锌（9～266mg/d）很可能降低糖尿病患者的血糖和糖化血红蛋白水平。（B）

● 锌补充（7～25mg/d）很可能有助于减轻抑郁症状、降低抑郁患者的抑郁症状评分。（B）

● 锌补充（9～266mg/d）很可能改善血脂异常，降低血脂中的总胆固醇、低密度脂蛋白和甘油三酯。（C）

（4）硒

- 硒补充（60～300μg/d）很可能对自身免疫性甲状腺疾病有辅助性治疗作用。（B）
- 硒补充（200～400μg/d）很可能对糖尿病有辅助性治疗作用，可辅助降低2型糖尿病的血清胰岛素水平以及改善胰岛素抵抗状态。（C）
- 硒补充（新生儿：10μg/d，成人：30～2000μg/d）可能降低败血症死亡风险，预防新生儿败血症的发生和辅助性治疗败血症。（C）
- 硒补充（12.5～200μg/d）可能降低心血管疾病死亡风险。（C）
- 硒补充（12.5～400μg/d）可能降低全因死亡风险。（C）

注：证据分级说明如下。

A级：证据体指导实践是可信的。

B级：在大多数情况下证据体指导实践是可信的。

C级：证据体为推荐意见提供了一些支持，但是在应用时应加以注意。

D级：证据体弱，在应用建议时必须要非常谨慎或不使用该证据。

参考答案

模块一　营养学基础知识

项目一　绪论

1. B　2. E　3. D　4. A　5. B　6. C　7. D　8. C　9. C　10. D
11. D　12. E　13. A

项目二　营养素和热能与老年健康

1. A　2. B　3. E　4. E　5. A　6. D　7. D　8. C　9. B　10. C
11. E　12. D　13. B　14. D　15. B

项目三　常见食物营养与保健价值

1. A　2. A　3. D　4. B　5. D　6. A　7. A　8. C　9. D　10. B
11. D　12. C　13. A　14. C　15. A　16. E　17. B　18. E

项目四　老年人食物烹饪指导

1. E　2. B　3. A　4. E　5. E　6. A　7. D　8. A　9. E　10. E
11. D　12. C　13. E　14. E　15. A　16. B　17. C

项目五　食品安全问题

1. D　2. B　3. A　4. B　5. C　6. E　7. C　8. A　9. D　10. B
11. D

模块二　健康老人膳食指导

项目一　老年人生理和心理特点

1. D　2. B　3. D　4. C　5. D　6. E　7. B　8. B　9. B　10. A

项目二　健康老人平衡膳食要求

1. C　2. C　3. E　4. A　5. B　6. B　7. A　8. D　9. D

项目三　老年人营养状况评估

1. A　2. C　3. A　4. B　5. C　6. C　7. C　8. A　9. C　10. B
11. A　12. C　13. A　14. A　15. D　16. D　17. D　18. C　19. C　20. C
21. D

项目四　健康老年人食谱编制

1. D　2. B　3. C　4. D　5. A　6. A　7. D　8. A　9. C　10. B
11. D　12. E　13. C　14. A　15. C　16. E　17. B　18. D　19. C　20. D

模块三　老年常见病的营养指导

项目一　老年患者营养支持

1. D	2. C	3. C	4. A	5. C	6. C	7. C	8. B	9. E	10. E
11. C	12. B	13. A	14. A	15. C	16. C	17. E	18. D	19. B	20. A

项目二　老年常见病的营养指导

1. B	2. D	3. D	4. A	5. C	6. D	7. C	8. B	9. A	10. E
11. A	12. A	13. B	14. D	15. B	16. A	17. D	18. E	19. D	20. C
21. D	22. D	23. D	24. C	25. C	26. C	27. B	28. E	29. D	30. C

模块四　老年人常用家庭药膳

项目一　药膳概述

1. E	2. C	3. A	4. C	5. B	6. C	7. B	8. C	9. E	10. A

项目二　常见疾病药膳方

1. C	2. A	3. D	4. B	5. E	6. E	7. C	8. D	9. B	10. A

模块五　营养在老年健康促进与疾病预防中的作用

项目一　营养在健康老龄化中的作用

1. C	2. A	3. A	4. D	5. B	6. A	7. E	8. A	9. D	10. E

项目二　营养在老年健康促进与疾病预防中的作用

1. B	2. D	3. B	4. C	5. D	6. D	7. D	8. E	9. D	10. B
11. D	12. C	13. A	14. E	15. B	16. E	17. B	18. E	19. D	20. B
21. C	22. A	23. B	24. D	25. B					

参考文献

[1] 杜庆．老年膳食与营养配餐［M］．北京：机械工业出版社，2017.
[2] 封苏琴．营养与膳食［M］．南京：江苏科学技术出版社，2010.
[3] 樊永华．膳食调查方法比较研究［J］．江苏调味副食品，2018，153（2）：6－8.
[4] 葛可佑．中国营养师培训教材［M］．北京：人民卫生出版社，2005.
[5] 顾景范，杜寿玢，郭长江．现代临床营养学［M］．北京：科学出版社，2016.
[6] 高永清．营养与食品卫生学［M］．北京：科学出版社，2014.
[7] 焦广宇．临床营养学［M］．3版．北京：人民卫生出版社，2010.
[8] 季兰芳．营养与膳食［M］．北京：人民卫生出版社，2014.
[9] 孙长颢．营养与食品卫生学［M］．8版．北京：人民卫生出版社，2017.
[10] 孙建琴．老年营养学［M］．上海：复旦大学出版社，2012.
[11] 沈荣，徐希柱．公共营养师培训教材［M］．北京：海洋出版社，2017.
[12] 徐晓巍，郭臻，王举，等．面向健康管理的食物营养成分数据表达方法研究［J］．中国食物与营养，2016，22（12）：5－9.
[13] 余华．公共基础营养［M］．成都：四川大学出版社，2006.
[14] 于普林，李增金，郑宏，等．老年人便秘流行病学特点的初步分析［J］．中华老年医学杂志，2001，20（2）：132－134.
[15] 中国疾病预防控制中心营养与食品安全所．中国食物成分表（2004）［M］．北京：北京大学医学出版社，2004.
[16] 中国疾病预防控制中心营养与食品安全所．中国食物成分表［M］．2版．北京：北京大学医学出版社，2009.
[17] 中国疾病预防控制中心．中国居民营养与慢性病状况及慢性病防控规划编制进展（2015）［M］．北京：人民卫生出版社，2015.
[18] 周芸．临床营养学［M］．北京：人民卫生出版社，2017.
[19] 中国营养学会．中国居民膳食营养素参考摄入量［M］．北京：科学出版社，2014.
[20] 中国营养学会．中国居民膳食指南（2016）［M］．北京：人民卫生出版社，2016.

参考文献